AF332514

E. DOYEN

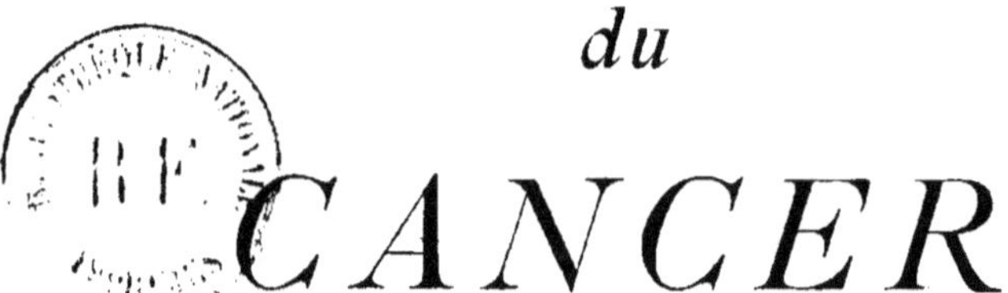

Étiologie et Traitement

du

CANCER

Avec 174 Photo-Micrographies

PARIS

A. MALOINE, ÉDITEUR

25-27, RUE DE L'ÉCOLE-DE-MÉDECINE, 25-27

1904

Étiologie et Traitement

du

CANCER

E. DOYEN

Étiologie et Traitement

du

CANCER

Avec 174 Photo-Micrographies

PARIS

A. MALOINE, ÉDITEUR

25-27, RUE DE L'ÉCOLE-DE-MÉDECINE, 25-27

—

1904

INTRODUCTION

Les recherches sur l'étiologie et la thérapeutique du cancer et des tumeurs malignes en général, que j'ai poursuivies depuis dix-huit ans, m'ont donné depuis trois ans des résultats appréciables et qui méritent d'être connus.

Mes premières observations sur le microbe pathogène des tumeurs malignes, que j'ai nommé en 1901 le « micrococcus neoformans », ont été consignées dans une note envoyée sous pli cacheté le 15 août 1886 à l'Académie des Sciences et enregistrée sous le nº 4081.

Ce pli cacheté a été ouvert, sur ma demande, le 22 février 1904, par M. Mascart, président de l'Académie des Sciences.

Cette note, la première en date, démontre que mes expériences actuelles sont la confirmation et la conséquence de ces premières recherches.

Ma communication au Congrès de Madrid, faite en avril 1903, résume mes premières observations sur le micrococcus neoformans, qui avaient été antérieurement communiquées à l'Académie de Médecine en décembre 1901 et au Congrès de Chirurgie de Berlin en avril 1902.

On trouvera à la suite de ces communications le texte de mes lectures du 22 février 1904 à l'Académie des Sciences et du 23 février 1904 à l'Académie de médecine, puis les observations cliniques.

Ces observations, au nombre de 242, comprennent : 1º les 126 cas présentés le 22 et le 23 février 1904 à l'Académie des Sciences et à l'Académie de médecine ; 2º les 116 observations postérieures au 20 janvier 1904, date à laquelle avait été arrêtée la première statistique.

Toutes les observations, y compris celles des 126 premiers cas qu'il a été possible de compléter, sont arrêtées à la date du 30 septembre 1904.

I

Académie des Sciences

TEXTE DU PLI CACHETÉ N° 4081 DÉPOSÉ LE 16 AOUT 1886
PAR M. DOYEN ET OUVERT EN SÉANCE
SUR LA DEMANDE DE L'AUTEUR, LE 22 FÉVRIER 1904

Quelques points nouveaux

de

l'Anatomie pathologique des Tumeurs

Si l'on étudie à 1 000 diamètres une préparation de suc cancéreux simplement recouvert d'une lamelle, on y remarque, soit dans l'intérieur même des cellules épithéliales dégénérées, soit dans le liquide ambiant, une quantité de granulations réfringentes de différents diamètres.

Quelques-unes sont de simples gouttelettes graisseuses.

D'autres présentent à peu près le même diamètre que les microcoques pyogènes et se trouvent fréquemment groupées en amas, ou bien réunies en diplocoques ou en triades; on observe parfois une courte chaînette. Ces granulations, immobiles dans l'intérieur des cellules, sont au contraire très mobiles dans le liquide séreux qui remplit les interstices de laréparation.

Leurs mouvements ne diffèrent guère de ceux des microcoques ordinaires et l'on peut les comparer, en examinant tour à tour des préparations de microbes fraîches et non colorées, à ceux des éléments du staphylococcus pyogenes albus par exemple.

Les éléments mobiles du suc cancéreux sont très fragiles. Ils se déforment et deviennent méconnaissables par la dessiccation.

Après un grand nombre d'examens comparatifs, j'ai pu m'assurer que ces éléments se retrouvaient dans les tumeurs les plus variées :

Carcinome.

Epithéliome cylindrique et pavimenteux.

Lymphosarcome.

Sarcome.

Lipome.

On les rencontre aussi dans le suc cancéreux des ganglions dégénérés.

Leurs mouvements paraissent être des mouvements actifs. Les sphérules se meuvent dans les liquides de la préparation et présentent, en outre des mouvements de translation analogues à ceux de tous les microcoques, quelques contractions sarcodiques ayant pour effet de raccourcir successivement leurs différents diamètres.

Leur volume varie de 1 à 6 et les plus petites sont les plus mobiles. Souvent on voit une granulation de moyen diamètre et une autre plus petite, réunies par un pont rétréci.

J'ai cru même surprendre le moment de leur séparation et les voir se multiplier par scissiparité.

Leurs mouvements leur appartiennent en propre et sont indépendants des courants qui s'effectuent dans la préparation.

Ils persistent même assez longtemps et je les ai encore observés au bout de huit, de quinze et de trente jours, sur des préparations conservées à la chambre humide entre 24° et 30°.

Ces mouvements finissent par se ralentir. Quand ils n'existent plus, l'aspect de la préparation s'altère beaucoup.

Quelle est la nature de ces éléments ; s'agit-il :

1° de corpuscules sans importance liés à la vie des cellules des tumeurs comme à celle de tous les épithéliums et des autres éléments anatomiques?

2° ou bien d'un ferment spécial, d'éléments analogues aux microbes pathogènes, susceptibles de se reproduire, d'avoir une vie propre et de vivre leur vie de parasites sans déterminer la mort des éléments anatomiques qui sont le point de départ des tumeurs?

Ces questions sont encore à résoudre.

L'analogie de ces granulations avec certains microcoques m'a fait chercher un procédé de coloration.

Elles sont absolument réfractaires, soit à l'état frais, soit après dessiccation, à tous les réactifs colorants en usage.

J'ai du m'arrêter au liquide suivant :

Eau distillée stérilisée . . . . 2 vol.
Solution alcoolique de violet cristallisé . . . . : 1 —
Chloral à 20 p. 100. . . . . 1 —
Acide osmique à 1 p. 100. . . . . 1 —

Une goutte de cette solution, ajoutée au suc cancéreux, colore en quelques instants ces éléments mobiles, qui deviennent alors très visibles.

Si l'on veut une préparation persistante, il faut étaler un peu de suc cancéreux sur une lamelle et la plonger, au moment où la dessiccation commence, dans le mélange colorant, pendant une demi-heure. On lave alors à l'eau distillée, puis à l'alcool absolu pendant quelques secondes.

On verse sur la lamelle une goutte de solution alcoolique concentrée, de safranine, on lave à l'eau distillée et on examine soit dans l'eau distillée, soit dans la gélatine.

Par ce dernier procédé on obtient une préparation persistante.

Les granulations restent colorées en violet foncé ; le fond de la préparation est jaunâtre.

Les granulations existent soit libres, soit dans l'intérieur des cellules cancéreuses.

Je suis arrivé à les colorer régulièrement sur beaucoup de tumeurs cancéreuses et de ganglions dégénérés en plongeant une demi-heure dans le bain colorant des coupes obtenues à l'état frais par la congélation et en les traitant comme les lamelles.

Les mêmes granulations s'y rencontrent soit dans l'intérieur des épithéliums, soit entre les cellules fusiformes des travées conjonctives.

On peut distinguer également ces éléments par l'action simple de l'acide osmique, mais ils sont moins évidents.

Je reviendrai d'ailleurs sur tous ces points quand j'aurai pu faire une étude plus complète des éléments décrits dans cette note.

Jusqu'ici, en effet, ni la culture, ni les inoculations n'ont donné de résultats positifs.

Je me permets, cependant, d'émettre l'hypothèse qu'il peut s'agir d'éléments analogues aux microbes, ces éléments servant d'irritant aux cellules normales de l'économie, de manière à provoquer chez elles une prolifération anormale et, par suite, les différentes tumeurs.

La généralisation des tumeurs avec conservation du type primitif s'expliquerait ainsi par ce fait, que la tumeur secondaire serait consécutive, non plus à la migration du microbe seul, mais de la cellule dite autrefois cellule cancéreuse, portant avec elle l'élément irritant qui la fera reproduire à l'infini.

E. DOYEN.

13 Août 1886.

Congrès international de Médecine de Madrid

COMMUNICATION DU 25 AVRIL 1903[1]

Le Micrococcus Neoformans

et les Néoplasmes

La question du parasitisme du cancer a donné lieu à des discussions stériles, parce qu'elles n'étaient appuyées sur aucune observation scientifique.

Actuellement il paraît hors de doute :

1° Que les néoplasmes, sans exception, sont la manifestation d'une infection parasitaire ;

2° Que le processus qui préside à la formation des néoplasmes est, dans son essence, un processus inflammatoire très voisin du processus qui préside à la formation des tubercules et des masses actinomycosiques, lésions nettement parasitaires.

L'inflammation est la réaction des cellules normales contre les irritants physiques et chimiques aussi bien que contre les irritants de nature parasitaire.

On la retrouve dans l'évolution des divers néoplasmes tout aussi bien que dans le furoncle, dans le tubercule, dans la lèpre, dans la syphilis, dans l'actinomycose, mais il y a des inflammations de types différents. De ce que le cancer aurait une évolution différente de celle des lésions parasitaires bien connues et bien déterminées, il ne s'ensuit pas naturellement que le processus initial qui aboutira à la lésion

1. Cette communication a été distribuée à 1 000 exemplaires aux membres du Congrès et se trouve en vente chez Schleicher et Cie, éditeurs. Paris, avril 1903.

confirmée dût être séparé de l'ensemble des phénomènes inflammatoires. Il serait aussi peu logique de prétendre que, des tubercules et du furoncle, le second seul appartînt à la classe des lésions inflammatoires, parce que l'évolution de chacun d'eux est absolument différente.

Nous allons étudier successivement les propositions suivantes :

1° Les néoplasmes à marche rapide contiennent dans leurs tissus un microbe particulier, le « micrococcus neoformans », qui peut être décelé sur les lamelles, dans les coupes et par la culture.

2° L'inoculation du micrococcus neoformans à diverses espèces animales détermine l'évolution de lésions toutes spéciales, soit simplement inflammatoires, soit nettement néoplasiques, et absolument identiques à certaines lésions néoplasiques chez l'homme.

3° Les toxines du micrococcus neoformans déterminent chez les cancéreux une réaction analogue à celle de la tuberculine chez les tuberculeux. Les essais de sérothérapie préventive et curative ont donné depuis deux ans des résultats suffisants pour qu'il soit impossible de leur refuser toute importance.

1° **Recherche du micrococcus neoformans dans les différents types de néoplasmes.** — Ensemencez dans un bouillon approprié[1], avec toutes les précautions de rigueur, de volumineux fragments de la zone d'accroissement d'une tumeur non ulcérée, vous verrez se développer, au bout de 18 à 24 heures au plus tôt, de trois à six jours au plus tard, un microcoque facile à mettre en évidence par les couleurs d'aniline, et susceptible d'être transplanté de la première culture sur des milieux solides : gélose simple et glucosée, gélatine-peptone, sérum gélatinisé, pomme de terre, carotte, etc.

Les cultures positives donnent, sans exception et à l'état de *pureté*, un microcoque qui ne se développe le plus souvent qu'au bout de vingt-quatre à quarante-huit heures, parfois au bout de quatre ou cinq jours. On trouve alors dans le bouillon des diplocoques et des courtes chaînettes d'éléments de grosseur très variable. Ces chaînettes se bifurquent fréquemment en Y. Transplanté sur un milieu solide approprié, ce microcoque donne sur gélose une culture d'un blanc grisâtre, uniforme, et qui s'attache à l'aiguille de platine en gros filaments visqueux.

Ce microcoque liquéfie très lentement la gélatine, et la partie liquéfiée présente une consistance oléagineuse.

Sur sérum gélatinisé, on observe une culture fine, d'un blanc

____

1. Voir p. 43.

grisâtre; sur carotte une fine couche blanchâtre; sur pomme de terre, la culture est à peu près invisible et se présente sous l'aspect d'une mince couche humide, qui ne se voit qu'à l'examen oblique.

Le micrococcus neoformans se conserve en piqûre verticale sur les tubes de gélose glucosée à 2 p. 100. Il est facultativement anaérobie.

Dans le bouillon, la culture est très analogue à celle du streptocoque pyogène et le milieu se clarifie rapidement. On obtient dans les ballons d'un litre la formation d'un voile épais, qui tombe petit à petit au fond du récipient.

Le bouillon le plus convenable est du bouillon peptonisé glycériné à 4 p. 100. Les ballons commencent à se clarifier au bout de 3 à 4 mois. Au bout de 6 mois la culture a presque entièrement perdu la faculté de se reproduire.

Le *micrococcus neoformans* est très petit. Dans le suc cancéreux ou sarcomateux frais, il se présente sous l'aspect de petits diplocoques mobiles, dont une sphérule est fréquemment plus volumineuse que l'autre. Parfois trois coccus en triangle ou bien une courte chaînette.

On obtient assez facilement des préparations de coccus colorés en étendant rapidement sur une lame de verre le produit du raclage d'une tumeur fraîche et en colorant douze heures au violet phéniqué, après fixation par l'alcool absolu ou par le sublimé acétique. On décolore à l'eau pendant une heure et on monte, après dessiccation, dans la résine dammar au xylol.

Les coccus isolés, qui sont plus nombreux que les diplocoques, sont très petits et mesurent fréquemment moins de 5 dix millièmes de millimètre de diamètre.

Un très petit nombre seulement des coccus qui prennent le violet phéniqué sont susceptibles de rester colorés, après action du carmin picrique phéniqué, par la méthode de Gram. Le sédiment des tubes infertiles doit être examiné par les mêmes procédés.

Si l'on examine heure par heure un des tubes qui donnera une culture, et de préférence un tube ensemencé avec une certaine quantité de suc cancéreux recueilli à la pipette, on observe uniquement, dans les premières heures, les coccus et les diplocoques décrits plus haut et qui se colorent à peine au violet phéniqué, puis, au bout de quinze à dix-huit heures, on remarque que ces coccus deviennent plus nombreux et prennent mieux le violet; au bout de dix-huit à vingt-quatre heures, il y a des diplocoques nombreux et la plupart des éléments se colorent par la méthode de Gram (fig. 1).

Il suffit d'une très petite différence dans la composition du milieu de culture pour ne pouvoir obtenir aucun résultat positif. Au bout de quarante-huit heures, la culture contient de courtes chaînettes et des amas d'éléments de grosseur très variable (fig. 2, 3, 4, 5), dont une partie déjà cesse de demeurer nettement colorée par la méthode de Gram (fig. 9, 10).

Les chaînettes se bifurquent fréquemment en Y (fig. 4, 5) et les grains, dont le diamètre varie de 4 à 20 dix millièmes de millimètre, paraissent réunis par une sorte de gaine presque translucide, comme on l'observe, d'ailleurs, pour d'autres streptocoques.

Le micrococcus neoformans est assez difficile à mettre en évidence sur les coupes, où il existe en petit nombre.

On le trouve de préférence dans les ganglions de la zone d'envahissement et dans les noyaux secondaires les plus éloignés de la tumeur originale.

Il existe dans le sang, dans les cas exceptionnels de «fièvre cancéreuse» et dans les lymphangites de la peau, dans les cas de « pseudo-érysipèle cancéreux ». Nous l'avons trouvé à l'état de pureté dans une tumeur secondaire du péricrâne survenue deux ans après l'ablation d'un cancer du sein sans récidive locale et *dans un écoulement séreux d'un mamelon* chez une femme n'ayant pas de tumeur du sein et qui est en observation.

Ce microcoque, en vieillissant, perd rapidement la faculté de se colorer, soit par la méthode de Gram, soit par les couleurs d'aniline.

Son inoculation détermine chez les animaux une inflammation épithéliale intense, suivie de la formation d'adénomes.

On observe dans les cellules épithéliales envahies une phagocytose intense. L'étude des coupes histologiques chez l'homme démontre que le cancer débute par un processus inflammatoire analogue. Les cellules épithéliales paraissent se multiplier pour détruire par phagocytose les éléments infectieux, qui bientôt y prennent l'aspect de granulations indifférentes et deviennent incapables, soit de prendre les couleurs d'aniline, soit de se reproduire sur les milieux de culture.

Nous allons revenir sur quelques-unes de ces particularités. Nous insisterons d'abord sur ce fait, que le micrococcus neoformans ne part sur le milieu qui lui convient qu'au bout de dix-huit à vingt-quatre heures au plus tôt, parfois au bout de trois, quatre, cinq et même de six jours.

Cette particularité m'a frappé dès mes premières cultures : le bouillon des tubes ensemencés demeurait limpide pendant vingt-quatre, trente-six ou quarante-huit heures avant de commencer à se troubler. Tout à coup, en deux ou trois heures, la culture apparaissait, comme s'il s'était développé dans le milieu liquide un microbe primitivement enfoui au centre des fragments ensemencés, et qui ne pouvait commencer à se multiplier qu'au moment où le bouillon nutritif était arrivé à pénétrer jusqu'à lui. Un tube qui se trouble dans les dix-huit premières heures est presque *a priori* un tube infecté de staphylocoques ou de bactéries saprophytes.

J'avais déjà décrit, en 1886[1], la présence habituelle dans le suc des tumeurs d'un microbe arrondi, facile à différencier avec un peu d'habitude des granulations graisseuses et protéiques, et le plus souvent groupé en diplocoques ou en triades. Parfois j'avais remarqué de courtes chaînettes.

Les essais de culture faits à cette époque étaient demeurés infructueux. J'avais cependant conservé dans des tubes stérilisés contenant de la gélatine-peptone ou de l'agar-agar, et en empêchant leur dessiccation, des fragments assez volumineux de cancer du sein, et il m'était arrivé, en examinant le suc de ces fragments de tumeurs au bout de deux ou trois mois, de retrouver mes sphérules mobiles. Les éléments cellulaires étaient alors réduits à des détritus informes. Cette persistance d'éléments sphériques mobiles au bout de deux ou trois mois, sur des fragments de tumeurs isolés de l'organisme, me paraissait un argument sérieux en faveur de la nature parasitaire de ces éléments.

Il m'avait été impossible de déceler sur ces préparations, parmi les éléments qui me paraissaient être des parasites, des formes bacillaires quelconques.

Lorsque j'ai obtenu en 1901 sur un bouillon spécial mes premières cultures positives de micrococcus neoformans, je possédais en réserve une dizaine de tubes de gélose contenant depuis un mois, deux mois et six mois des fragments de tumeurs de sein demeurés stériles. Ces fragments furent transplantés dans le même bouillon, et donnèrent des cultures positives en moins de douze heures. L'un d'eux, qui datait de six mois, troubla le bouillon au bout de six heures. C'était une preuve nouvelle que les sphérules mobiles observées en 1886 étaient bien des éléments parasitaires susceptibles de continuer à vivre sur les fragments de tumeurs détachés de l'organisme et conservés aseptiques, à l'abri de la dessiccation. J'ensemençai de nouveaux fragments de tumeurs fraîches et de ganglions cancéreux : les cultures positives parurent au plus tôt après 36 ou 48 heures d'ensemencement.

Les ensemencements de suc cancéreux recueillis à la pipette dans des tumeurs ou dans des ganglions néoplasiques donnaient des cultures un peu plus rapides, mais jamais cependant avant la dix-huitième heure. Quatre tubes ensemencés à la pipette ne se troublèrent qu'au

---

1. Pli cacheté déposé à l'Académie des Sciences. Voir p. 7.

bout de 24 heures, 1 autre tube au bout de 36 heures et 2 tubes au bout de 48 heures seulement; ces deux derniers tubes avaient été ensemencés avec du suc cancéreux provenant de la masse de la tumeur primitive, les autres avec le suc de ganglions lymphatiques ou de noyaux secondaires à développement rapide. Il était donc évident que l'apparition de cultures positives six à douze heures après l'ensemencement de plusieurs fragments de tumeurs conservés aseptiques et sans dessiccation, depuis six mois, depuis deux mois et depuis un mois, prouvait que le microbe s'était cultivé dans les *fragments eux-mêmes* et se trouvait prêt à se multiplier rapidement sur un milieu favorable.

Les essais de culture furent multipliés; il y a des semaines où j'ai ensemencé au laboratoire près d'une centaine de tubes de bouillon, avec des fragments et du suc cancéreux provenant de 8 ou 10 tumeurs différentes.

Actuellement, les cas différents de tumeurs ensemencées sont au nombre de 100 dont voici la récapitulation :

1° TUMEURS FERTILES.	TUBES FERTILES ENSEMENCÉS AVEC :	
	PLEINE TUMEUR.	GANGLIONS ET NOYAUX SECONDAIRES. Fragments ou suc recueilli à la pipette.

A. — Cancers du sein :
   1901 . . 15 cas fertiles.
   1902 . . 9 — —
   1903 . . 2 — —
           26 — —
   1 cas de Berlin, du
   P Von Bergmann.
   1 cas de Nice, du D Grinda.
	14 tumeurs.	20 ganglions et 1 noyau
		secondaire péri-cranien.

B. — Adénome kystique du sein :
   1901 . . 2 cas fertiles.
   1902 . . 1 — —
           3 — —
		3 ganglions.

C. — Petit adénome traumatique du
  sein du volume d'une noisette
  (coup par balle de tennis) :
   1902 . . 1 cas fertile.
	1 tumeur.	

D. — Écoulement spontané du mamelon, sans tumeur appréciable :
   1 cas. 2 examens. Mars et
   —   — Novembre.
   1901 . . 2 cas fertiles.		

TUMEURS FERTILES.	TUBES FERTILES ENSEMENCÉS AVEC :	
	PLEINE TUMEUR.	GANGLIONS ET NOYAUX SECONDAIRES. Fragments ou suc recueilli à la pipette.

E. — Cancer de l'estomac :
    1901 . .   2 cas fertiles.
    1902 . .   4 —   —
    1903 . .   1 —   —
           7 —   —   2 tumeurs.   6 ganglions et noyaux secondaires de l'épiploon.
1 cas de Moscou, du Dr Modlinski.

F. — Adénome de l'intestin (12 ans) :
    1902 . .   1 cas fertile.   1 noyau périphérique.

G. — Kystes végétants de l'ovaire :
    1901 . .   1 cas fertile.
    1902 . .   3 —   —
           4 —   —   3 tumeurs.   2 noyaux épiploïques.

H. — Kyste végétant de l'ovaire et cancer du rectum simultanés :
    1902 . .   1 cas fertile.   1 tumeur végétante.   1 noyau secondaire péritonéal.

I. — Cancer de l'utérus :
    1901 . .   1 cas fertile.
    1902 . .   1 —   —
           2 —   —   1 noyau périphérique.   1 noyau secondaire péritonéal.

J. — Épithélioma tubulé de la jambe :
    1903 . .   1 cas fertile.   1 ganglion inguinal.

K. — Goitre parenchymateux :
    1901 . .   1 cas fertile.   1 tumeur.

L. — Tumeur péri-cranienne secondaire à un sarcome du testicule :
    1902 . .   1 cas fertile.   1 tumeur

M. — Sarcome du maxillaire supérieur :
    1902 . .   1 cas fertile.   1 tumeur.

N. — Sarcome de l'amygdale :
    1902 . .   1 cas fertile.   1 ganglion carotidien.

O. — Lymphadénome du cou :
    1902 . .   1 cas fertile.   1 ganglion carotidien.

TUMEURS FERTILES	TUBES FERTILES ENSEMENCÉS AVEC :	
	PLEINE TUMEUR.	GANGLIONS ET NOYAUX SECONDAIRES. Fragments ou suc recueilli à la pipette.

P. — Myxosarcome du poumon :
  1902. . 1 cas fertile. 1 tumeur.

Q. — Sarcome musculaire de l'avant-bras et du bras (enfant) :
  1902. . 1 cas fertile. 1 tumeur. 1 noyau secondaire de l'aisselle.

R. — Sarcome du triceps brachial récidivé :
  1903. . 1 cas fertile. 1 tumeur.

S. — Sarcome sous-cutané de la cuisse :
  1902. . 1 cas fertile. 1 tumeur. 1 ganglion secondaire.
  Nice (Dr Grinda).

T. — Lipome du cordon spermatique à marche rapide :
  1901. . 1 cas fertile. 1 tumeur.

U. — Sarcome du testicule récidivé :
  1901. . 1 cas fertile. 1 tumeur.

Quatre de ces cultures ont été faites : à Berlin, une tumeur du sein, opérée par le Pr Von Bergmann; à Moscou, une tumeur de l'estomac opérée par les Drs Doyen et Modlinski, et à Nice, un cancer du sein et un sarcome de la cuisse, opérés par les Drs Doyen et Grinda.

2° TUMEURS INFERTILES. — Parmi les tumeurs qui n'ont pas donné de culture, nous signalerons 15 tumeurs du sein, pour la plupart ensemencées tardivement (nous avons vérifié, en analysant ces cas, qu'au bout de deux ou trois heures déjà les cultures sont très difficiles à obtenir), 1 lipome sous-cutané de l'épaule, 1 gros kyste ovarique multiloculaire, 1 cas de fibrome utérin, 2 cas de noyaux cancéreux secondaires du foie, aspirés à la pipette, deux gros sarcomes, l'un musculaire, qui n'a pas récidivé, l'autre abdominal, chez une enfant de 10 ans, non opéré, enfin 1 sarcome massif de l'ovaire et plusieurs cas d'épithéliomas,

3° TUMEURS AYANT DONNÉ DES CULTURES IMPURES. — Les tumeurs qui ont donné des cultures impures ou des bactéries quelconques étaient presque sans exception des tumeurs ulcérées : épithéliomas cutanés, épithéliomas du vagin, cancers de la langue, de l'amygdale, de la lèvre, de l'estomac, de l'intestin, du rectum, de la prostate.

Nous avons obtenu en résumé :

En 1901, sur 41 tumeurs ayant servi à ensemencer 345 tubes, 57 cultures pures du micrococcus neoformans.

En 1902, sur 52 tumeurs ayant servi à ensemencer 284 tubes, 64 cultures pures du micrococcus neoformans.

En 1903, sur 7 tumeurs ayant servi à ensemencer 20 tubes, 5 cultures pures du micrococcus neoformans.

Sur ces 100 cas nous relevons, comme tumeurs fertiles, ayant donné des cultures pures :

1° Tumeurs épithéliales :

26 cancers du sein ;
3 adénomes kystiques du sein ;
1 adénome traumatique du sein ;
1 goitre parenchymateux ;
7 cancers de l'estomac ;
1 adénome de l'intestin ;
1 épithélioma cutané de la jambe ;
5 kystes végétants de l'ovaire, dont 1 compliqué de cancer du rectum ;
2 cancers de l'utérus.

Total 47

2° Sarcomes :

1 tumeur péri-cranienne secondaire.
1 sarcome du maxillaire supérieur ;
1 sarcome de l'amygdale ;
1 lymphadénome du cou ;
1 myxosarcome du poumon ;
2 sarcomes musculaires du bras à marche rapide ;
1 sarcome sous-cutané de la cuisse ;
1 lipome à marche rapide du cordon spermatique ;
1 récidive d'un sarcome du testicule.

Total 10

Soit 47 cas de tumeurs épithéliales et 10 cas de tumeurs sarcomateuses, en tout 57 cas différents de néoplasmes de types variés, ayant donné 126 cultures pures, dont 32 provenant de la masse des tumeurs primitives, et 94 provenant soit de ganglions éloignés, soit de noyaux secondaires péritonéaux, épiploïques, péri-craniens ou autres. Nous devons ajouter les deux ensemencements positifs de liquide séro-sanguinolent provenant d'un écoulement spontané du mamelon, qui seront signalés plus loin, et deux autres ensemencements positifs du liquide provenant d'un cas de maladie kystique expérimentale du sein, obtenue après inoculation du micrococcus neoformans chez une espèce animale très voisine de l'homme.

Nous constaterons donc en résumé :

1° Que les tumeurs les plus malignes sont celles qui ont donné le plus de cultures positives ;

2° Que la masse des tumeurs a donné beaucoup moins de cultures positives que les fragments prélevés dans la zone d'envahissement et plus particulièrement aux dépens des ganglions hypertrophiés les plus éloignés du foyer d'infection primitif.

3° Certains tubes, qui se troublent légèrement sans que les microcoques visibles sur les lamelles soient transplantables sur d'autres milieux, sont le siège d'un commencement de culture, qui s'arrête bientôt par suite du peu de vitalité des éléments contenus dans les fragments ensemencés (fig. 6, 7 et 8).

4° Si l'on examine avec soin sur les lamelles le sédiment des tubes dont le bouillon reste clair, on y trouve sans exception des cocci et des diplocoques, susceptibles d'être mis en évidence soit par une simple coloration, soit, pour ceux qui supportent l'action de l'iode, par la méthode de Gram.

La présence du micrococcus neoformans à l'état virulent dans le lipome du cordon spermatique que nous avons signalé plus haut a donné une importance toute particulière à une de nos expériences de l'été dernier. Nous avions obtenu, en effet, chez une chienne, morte accidentellement le 9 juillet 1902, deux mois et demi après l'inoculation au voisinage des mamelles d'une culture provenant de deux cas de tumeurs du sein, deux lipomes encapsulés d'un certain volume. Nous avions suivi le développement de ces tumeurs, espérant qu'il s'agissait d'épithéliomes. L'observation récente prouve que notre microbe peut également produire des lipomes.

Toutes ces tumeurs, d'origine si diverse, contiennent un seul et même microbe, celui que nous avons décrit plus haut : c'est le microbe des néoplasmes. Je l'ai nommé *micrococcus neoformans*.

Ce microbe, comme nous l'avons vu, provoque la multiplication des cellules normales avec lesquelles il se trouve en contact. Ces cellules paraissent se multiplier par une sorte d'inflammation, mais sans que les globules blancs présentent les phénomènes habituels de phagocytose. Ces phénomènes se produisent exclusivement au sein des cellules épithéliales ou sarcomateuses en voie de prolifération. On constate dans les ganglions déjà tuméfiés, mais non encore envahis d'une manière appréciable, des cellules remplies de microcoques très difficiles à colorer, et dont un tout petit nombre a conservé à la décoloration une teinte violette.

La prolifération cellulaire est d'autant plus active que le microbe est plus virulent : les tubes glandulaires du sein se gonflent de cellules ou deviennent kystiques, puis se rompent, laissant échapper à la fois dans le tissu conjonctif des microbes libres et des cellules protectrices en voie de phagocytose. Souvent, c'est le cas de beaucoup de lipomes, la tumeur primitive est arrêtée dans son développement. Combien de cancers du sein s'atrophient et deviennent stationnaires tandis que se propage au loin l'infection ganglionnaire !

Ces tumeurs *stationnaires* sont des tumeurs *mortes* et *infertiles*. Souvent elles s'ulcèrent et se *sphacèlent*. La bénignité ou la malignité d'une tumeur dépend de la réaction réciproque des cellules protectrices qui la composent et du microbe pathogène. N'y a-t-il pas des myxomes bénins et des myxomes malins, des lipomes à marche envahissante, des kystes végétants de l'ovaire qui ne récidivent pas, et d'autres, identiques histologiquement, qui se comportent comme des cancers ? Toute tumeur bénigne est ainsi le siège d'un foyer de microbisme latent et peut, à un moment déterminé, se transformer en tumeur maligne.

Nous avons retrouvé le micrococcus neoformans dans le suc d'une tumeur de la mamelle chez la chienne et dans le suc de plusieurs tumeurs de l'homme : sarcomes, maladies kystiques du sein, tumeurs épithéliales à transformation scléreuse et à marche lente, et qui n'avaient pas donné de cultures.

Les cas sans exception qui ont donné, pour presque tous les tubes ensemencés, des cultures positives, ont récidivé très rapidement. Les points récidivés, tumeurs secondaires et ganglions, ont donné les mêmes cultures que la tumeur primitive. Dans les cas de tumeurs très malignes, il est rare, si l'on possède un milieu de culture approprié, qu'on n'obtienne pas des cultures positives au bout de vingt-quatre à quarante-huit heures.

Certaines tumeurs peuvent s'arrêter définitivement dans leur développement. C'est ainsi que certains cancers subissent la transformation fibreuse. Ces tumeurs, devenues stationnaires, vivent aux dépens de notre organisme comme des parasites assez peu exigeants, tels certains cas de lipomes multiples et de fibromes bénins.

Les tumeurs ne sont donc qu'une modalité de l'inflammation. Le micrococcus neoformans provoque autour de lui un processus inflammatoire spécial qui crée le lipome dans le tissu cellulo-adipeux, dans l'ovaire le kyste végétant soit bénin, soit malin, dans le sein, l'adénome simple ou kystique et le cancer, probablement, dans l'utérus, le fibromyome, etc.

Toute tumeur bénigne peut se transformer en tumeur maligne : telle l'évolution des myxomes et des chondromes malins, la transformation en sarcomes des lipomes ou des fibromyomes, ou même la production, si fréquente à la *surface ou sur le pédicule* des polypes utérins, d'un épithélioma de la muqueuse.

Tous ces faits sont d'ordre identique. Il n'y a pas *hétéroplasie*, mais seulement *néoplasie*, c'est-à-dire végétation des cellules normales de l'organisme. Ces cellules, lorsqu'elles sont bien différenciées, par exemple les épithéliums cutanés ou glandulaires, reproduisent, sous l'influence de l'action irritante du microccus neoformans, qui excite leur prolifération comme le spermatozoïde excite la multiplication des cellules de l'embryon, des tissus analogues aux tissus normaux dont elles dérivent. Il est probable que les kystes sébacés, les papillomes envahissants, ont pour cause efficiente un microbe analogue sinon identique.

Il ne s'agit donc pas moins que de constituer et d'édifier sur des bases nouvelles l'anatomie et la physiologie pathologiques de l'ensemble des tumeurs bénignes et des tumeurs malignes, qui viennent se grouper logiquement dans le cadre immense et si varié de l'inflammation, à la suite de la tuberculose et de l'actinomycose.

Caractère du micrococcus neoformans. — Nous avons vu que le micrococcus neoformans, que l'on ait ensemencé dans les tubes de bouillon des fragments de tumeurs et des ganglions infectés, ou bien du suc cancéreux provenant de la masse néoplasique et des ganglions et recueilli avec la pipette, ne se développe pas avant *dix-huit ou vingt-quatre heures.*

Le suc cancéreux obtenu à la pipette, et mêlé par agitation avec le bouillon, n'a jamais donné de culture *avant dix-huit heures.*

Il paraît donc évident que le micrococcus neoformans se trouve, dans l'intérieur des tissus néoplasiques, dans un état particulier qui ne lui permet pas de se multiplier avant de s'être modifié par un séjour de plus de douze heures dans le bouillon de culture qui lui est favorable. Cette opinion est corroborée par les faits suivants :

A deux reprises différentes, le 21 mars et le 5 novembre 1901, j'ai obtenu des cultures de micrococcus neoformans d'un écoulement spontané du mamelon survenu chez une femme n'ayant pas de tumeur et actuellement en observation.

Le liquide, recueilli aseptiquement du mamelon, s'est développé dans le bouillon, la première fois au bout de douze heures et la deuxième fois au bout de dix-huit heures seulement.

Une autre observation, plus intéressante peut-être, est celle qui se rapporte à la pièce expérimentale représentée fig. 29 à 32. Une première ponction exploratrice, faite au bout de trois mois, avait donné une très petite quantité d'un liquide lactescent qui s'est développé sur le bouillon au bout de vingt-quatre heures; c'était une culture pure de micrococcus neoformans; ce microbe avait été inoculé dans la mamelle trois mois auparavant. Trois mois plus tard, c'est-à-dire six mois après l'inoculation, la tumeur fut enlevée partiellement pour l'examen histologique. Elle était, à ce moment, de la grosseur d'une noix. Le liquide de la glande mammaire, recueilli, sur la surface de section, dans une pipette stérilisée, fut ensemencé.

Le bouillon ne commença à se troubler qu'au bout de vingt-quatre heures. Le micrococcus neorformans s'était donc modifié, par son séjour dans les tissus, de manière à ne pas pouvoir se développer dans le bouillon d'où il avait été inoculé avant d'y avoir subi une certaine transformation.

L'examen, de six heures en six heures, d'un certain nombre de tubes de bouillon ensemencés, dénote également certaines particularités et confirme cette hypothèse, que le micrococcus neoformans se trouve, pour ainsi dire, au sein des tumeurs, dans un état de vie latente, et qu'il lui faut subir une certaine transformation pour se développer dans les tubes de bouillon.

Prenons cinq ou six tubes ensemencés avec des ganglions cancéreux à évolution rapide; il est habituel que quatre ou cinq de ces tubes donnent des cultures positives. Supposons que nous ayons examiné de six heures en six heures un tube qui se troublera au bout de trente-six heures : les premiers examens sur lamelle ne donnent rien. Au bout de dix-huit à vingt heures, dès que le fragment néoplasique a macéré, le sédiment laisse voir un certain nombre de microcoques isolés et des diplocoques, dont un très petit nombre, trois ou quatre sur toute une lamelle, restent colorés par la méthode de Gram.

Les autres microcoques ne se laissent colorer que par le violet aqueux ou phéniqué et sont décolorés instantanément par l'alcool, même dilué.

Au bout de douze à quinze heures, le nombre de sphérules qui prennent le Gram augmente sensiblement, et tout à coup, le bouillon se trouble en deux ou trois heures.

A ce moment, la culture est fertile, et peut se transplanter sur d'autres milieux.

Il en est de même des tubes ensemencés avec du suc cancéreux recueilli avec la pipette. Le sédiment contient des microcoques non colorables par le Gram et de rares sphérules qui conservent le violet après l'action de l'iode.

Au bout de douze à quinze heures, l'examen sur lamelle donne un plus grand nombre de microcoques colorables par le Gram, et, tout à coup, en trois ou quatre heures, le tube est complètement troublé.

Dans certains autres cas, les microcoques commencent à se multiplier dans une certaine mesure, et la culture meurt avant d'avoir pris une virulence suffisante pour pouvoir être transplantée sur d'autres milieux avec ses caractères habituels.

Nous noterons également que deux tumeurs de la chienne et une tumeur de la souris, qui ont été ensemencées trop tardivement et n'ont pas donné de culture, ont laissé constater dans le sédiment des tubes de bouillon stériles les mêmes microcoques non colorables par le Gram que les tumeurs stériles de l'homme.

Présence du micrococcus neoformans sur les coupes de tissus néoplasiques. — Les particularités que nous avons signalées à propos des cultures du micrococcus neoformans nous ont porté à rechercher cet organisme sur les coupes des tumeurs, après de simples colorations par l'hématéine, par la safranine ou par la fuchsine. L'examen de la zone d'envahissement des tumeurs permet de reconnaître, sur les coupes très fines, des diplocoques en grains inégaux et de courtes chaînettes, qui paraissent être des éléments parasitaires. L'examen du suc cancéreux, fixé à l'état frais, en couche très mince, par l'alcool absolu, et coloré par le violet simple ou par la méthode de Gram, permet de mettre en évidence des coccus isolés et des diplocoques composés de sphérules inégales. Les diplocoques et les coccus qui se colorent par la méthode de Gram sont très rares, et il y a des lamelles où l'on ne peut en découvrir que deux ou trois. La recherche de ces éléments doit être faite avec un objectif apochromatique de 1 m. 5 de foyer et l'oculaire compensateur 4 ou 6. Nous avons vu que l'on retrouve les mêmes éléments dans le sédiment des tubes de bouillon où l'on a ensemencé des fragments de tumeurs et de ganglions cancéreux ou bien du suc cancéreux recueilli à la pipette, et qui n'ont pas cultivé. Les microcoques sont plus faciles à mettre en évidence dans le sédiment des tubes de bouillon que sur les lamelles de suc cancéreux frais, parce qu'ils s'y sont déposés petit à petit et se trouvent réunis sous un petit volume.

Cette constatation faite à maintes reprises de coccus, et de diplocoques colorables soit par le violet simple, soit par la méthode de Gram, dans le suc cancéreux frais et dans le sédiment des tubes ensemencés, nous fit espérer la découverte d'un procédé de coloration capable de mettre en évidence le micrococcus neoformans sur les coupes. Nous avons choisi de préférence des petits noyaux cancéreux secondaires de l'épiploon à marche rapide, et dont les nodules cancéreux voisins avaient donné en 18 à 24 heures des cultures positives, très virulentes.

Les coupes, de 1/300° de millimètre d'épaisseur, furent soumises à divers bains colorants : il était très difficile de chasser assez complètement, après l'action de l'iode, le violet phéniqué, pour ne plus avoir sur les coupes aucun élément coloré qui fût autre chose qu'un microbe.

M. Herteloup, mon chef de laboratoire, après de nombreux essais infructueux, réussit à préparer un carmin absolument dépourvu de microbes, et dont l'action sur les tissus empêche le violet de demeurer fixé, après l'action de l'iode, sur les granulations cellulaires.

Les pièces en expérience avaient été fixées et durcies dans des liquides filtrés, et montées dans une solution de paraffine préparée spécialement pour empêcher la pénétration de microbes par endosmose dans les tissus.

Nous sommes arrivés ainsi à mettre en évidence, dans toutes les tumeurs à marche rapide, le micrococcus neoformans.

Les pièces les plus intéressantes à étudier sont, comme nous l'avons signalé plus haut, les très petits noyaux cancéreux épiploïques à développement rapide. La figure 11 montre un diplocoque très net dans une cellule, près du noyau et, à côté, un autre diplocoque mal coloré, en voie de destruction. Les figures 12, 13 et 14, qui représentent un autre point de la même coupe à divers grossissements, font constater la présence dans une trabécule conjonctive, entre deux lacunes graisseuses, d'un diplocoque très net, et qui est représenté au grossissement de 3 000 diamètres sur la figure 12, avec ses deux sphérules de dimensions très inégales. Les clichés 13 et 14 ont été faits pour démontrer la situation exacte de ce diplocoque, qui accompagne une cellule cancéreuse en train de dissocier une trabécule conjonctive.

Chacune de ces coupes contient quinze ou vingt diplocoques faciles à repérer lorsqu'on a quelque habitude de cette recherche délicate, et, si l'on n'en trouve pas davantage, c'est que la grande majorité des sphérules du micrococcus neoformans, comme nous l'avons démontré par l'étude du suc cancéreux et du sédiment des tubes de culture infertiles, ne se colorent pas par la méthode de Gram. Mais nous ferons observer qu'il existe des tissus tuberculeux dont personne ne conteste la nature, et où les bacilles de Koch sont beaucoup plus rares que le micrococcus neoformans dans nos coupes de tumeurs malignes.

Étude expérimentale du micrococcus neoformans. —
1° Quelle est la valeur de la présence habituelle du micrococcus
neoformans dans les tumeurs ?

2° Quel rôle respectif jouent les cellules normales d'une part, et le
microbe, d'autre part, dans la formation des tumeurs ?

On nous objectera que seules les inoculations positives aux animaux peuvent donner quelque vraisemblance à la découverte du microbe du cancer,

Nous répondrons que, malgré l'analogie apparente de certains cancers des animaux avec le cancer de l'homme, il n'est pas démontré que
cette maladie soit inoculable de l'homme aux animaux ou récipro-
quement. J'ai observé de 1885 à 1888 que les fragments de tumeurs
malignes de l'homme, introduits dans le péritoine des cobayes et des
lapins, se résorbent sans les incommoder. J'ai introduit en 1902, dans le
canal médullaire des deux fémurs d'un lapin, de gros fragments d'ostéo-
sarcome malin, provenant de l'homme. Il se produisit un gonflement de
la cuisse, mais la réparation se fit si bien que six mois après il n'existait
plus d'autre trace du traumatisme que la petite cicatrice de trépanation.

Exiger, pour caractériser le microbe du cancer, des inoculations
positives aux animaux, nous paraît d'ailleurs une prétention exagérée.

Est-ce qu'on a réussi à donner aux animaux, en leur inoculant le
bacille typhique ou le bacille virgule de Koch, une attaque véritable de
fièvre typhoïde ou de choléra asiatique, telles qu'on les observe chez
l'homme ? L'inoculation à la surface de la peau, chez l'homme, des
cultures du staphylocoque doré, n'a jamais déterminé, à notre connaissance, l'évolution d'un furoncle ou d'un anthrax tout à fait ty-
piques. Or, nous nous trouvons bien loin, dans l'étude du cancer, des
conditions relativement simples de l'expérimentation sur la valeur pathogène des microbes du charbon bactéridien, de l'érysipèle, du furoncle,
de l'ostéomyélite, du rouget du porc, du choléra des poules, etc.,
qui déterminent facilement chez les animaux appropriés des lésions
caractéristiques et qui ont été expérimentés sur l'espèce animale où
ils ont été recueillis.

Le micrococcus neoformans a donc désormais droit de cité en
bactériologie au même titre que le bacille d'Eberth et le bacille virgule de Koch, par ce fait qu'il existe avec constance et à l'état de
pureté dans toute une série de tumeurs, sinon dans toutes les tumeurs,
comme le bacille typhique et le bacille virgule du choléra asiatique
existent dans ces maladies.

Mes recherches sur les animaux sont jusqu'ici insuffisantes, car je n'ai jamais cultivé de véritables tumeurs malignes de provenance animale. J'ai cependant observé deux fois des microcoques analogues au micrococcus neoformans dans le sédiment de tubes demeurés stérites et où avaient été plongés des fragments de deux cas de tumeurs de la mamelle chez la chienne. C'étaient des tumeurs anciennes, stationnaires, calcifiées, sans adénopathie et convenant peu, comme nous le verrons plus loin, à la recherche du parasite. J'ai fait la même constatation dans le sédiment d'un tube ensemencé avec la bouillie d'une tumeur du chat, recueillie par Borrel dans une pipette stérilisée, et qui n'a pas donné de culture. Les tumeurs réellement intressantes chez les animaux sont celles qui s'accroissent rapidement et qui s'accompagnent d'infection ganglionnaire à distance. Il est évident que mon plus grand désir est de cultiver de ces sortes de tumeurs, pour pouvoir tenter l'inoculation du microbe, à l'état de culture pure, sur la même espèce animale.

La production expérimentale, chez une chienne, de deux lipomes encapsulés, à la suite de l'inoculation sous-cutanée de culture provenant de deux cas de tumeur du sein chez la femme d'une part, la constatation, d'autre part, dans le suc non fertile de deux tumeurs de la chienne et d'une tumeur du chat, d'un microcoque analogue au micrococcus neoformans de l'homme, permettent de supposer que les tumeurs cancéreuses des animaux sont causées par le même microbe.

Mais on a fait fausse route jusqu'ici en cherchant à inoculer aux animaux des fragments de cancers ou de sarcomes et particulièrement les parties centrales de ces tumeurs. En effet le microbe pathogène paraît se trouver, au centre des tumeurs, dans un état de dégénérescence qui ne permet d'obtenir que très exceptionnellement des cultures positives. Le microbe a été détruit par les cellules de la tumeur et il a perdu, sinon l'aspect qu'il possède dans le suc cancéreux frais, tout au moins la double faculté de se colorer par le Gram et de se développer sur le milieu qui lui convient le mieux.

Ensemencez, par exemple, sur un milieu approprié et dans dix tubes différents dix fragments d'une tumeur volumineuse du sein; cultivez dans cinq autres tubes du suc cancéreux aspiré en pleine tumeur dans des pipettes stérilisées; cultivez enfin soit des fragments, soit le suc, aspiré à la pipette, des ganglions axillaires; puis, dans cinq autres tubes, les ganglions sus-claviculaires du même côté et même, s'il en existe, les ganglions sus-claviculaires de l'autre côté : ce sont ces derniers, c'est-à-dire les plus éloignés de la tumeur primitive, qui donneront la plus forte proportion de cultures positives.

Cultivez, au contraire, un squirrhe atrophique du sein sans adénopathie axillaire, comme il m'est arrivé récemment, et tous les tubes resteront stériles, mais le microbe pourra être reconnu, après coloration, sur les lamelles où l'on aura étendu et séché le sédiment de ces tubes. Ces insuccès de certaines tentatives de culture m'ont beaucoup préoccupé il y a six ou huit mois. Je me suis aperçu, en multipliant les ensemencements, que j'avais eu tort au début de cultiver presque exclusivement la masse des tumeurs et les gros ganglions, tandis que c'étaient au contraire les petits ganglions déjà engorgés, mais les plus éloignés de la tumeur, ceux d'aspect rougeâtre et inflammatoire, qui donnaient les cultures les plus rapides et les plus nombreuses.

Le micrococcus neoformans paraît pénétrer dans les tissus à l'état où il se trouve dans les cultures jeunes, c'est ainsi que je l'ai observé dans l'écoulement séreux du mamelon. Que le micrococcus neoformans pénètre dans un canal glandulaire ou dans les tissus normaux, dans le tissu adipeux, par exemple, il provoque immédiatement autour de lui, à condition toutefois pour les glandes, telles que le sein et le testicule, qu'il y ait rétention du germe infectieux, une inflammation épithéliale intense. La mamelle du cobaye s'infiltre en huit jours de cellules lymphatiques et épithélioïdes et le testicule devient dans la même période le siège d'une tuméfaction douloureuse. On observe, sur les coupes des tubes séminifères envahis, des quantités de microbes inclus dans les cellules épithéliales, sous forme de grains de grosseurs très variables et dont un grand nombre commencent à ne plus prendre le violet phéniqué, par suite de leur destruction dans ces phagocytes spéciaux. Je n'ai pas obtenu jusqu'ici chez le cobaye de tumeur à marche envahissante.

Mais l'analogie extrême des cellules épithéliales du testicule de cobaye en expérience avec les cellules parasitées des ganglions éloignés, chez l'homme, où l'infection cancéreuse ne se traduit encore que par une tuméfaction inflammatoire intense, me permet de supposer que le processus observé dans le testicule de cobaye est bien le même que le processus du début de l'épithélioma glandulaire dans l'espèce humaine.

La figure 13 montre la phagocytose du micrococcus neoformans dans les cellules épithéliales du testicule du cobaye, 10 jours après l'injection d'une culture pure.

Les figures 16 et 17 montrent comparativement les lésions inflammatoires produites dans la mamelle du cobaye femelle par l'injection de culture pure du micrococcus neoformans et le processus d'envahissement cancéreux des trabécules graisseuses de l'épiploon chez l'homme. On voit, dans la mamelle du cobaye, des amas de cellules épithélioïdes disséminées au milieu d'amas irréguliers de leucocytes.

Dans l'épiploon de l'homme, l'envahissement des trabécules conjonctives par les cellules cancéreuses est précédé par une accumulation de leucocytes. Nous possédons un grand nombre de coupes analogues et il nous a paru évident que le tissu graisseux et notamment l'épiploon, qui est sillonné de nombreux lymphatiques, est, de tous les tissus de l'économie, celui où l'on peut surprendre le plus clairement l'évolution et l'extension des néoplasmes malins.

La figure 18 est la coupe d'un nodule hépatique provenant du foie d'un cobaye femelle qui succomba spontanément deux mois après l'injection dans les mamelles d'une culture pure du micrococcus neoformans. C'est un adénome cylindrique où l'on ne retrouve pas trace de la structure du foie.

Nous avons également perdu un lapin de sténose pylorique à la suite d'une injection de micrococcus neoformans, par la voie lombaire, dans la région sous-hépatique, au niveau de l'extrémité supérieure du rein droit. Ce lapin est mort au bout de huit jours.

Macroscopiquement, le pylore présentait l'aspect du squirrhe classique ou mieux, peut-être, de cette forme de néoplasme à laquelle on a donné le nom de linitis plastique, et qui n'est autre qu'un cancer du pylore avec lésions peu marquées de la muqueuse, compliquées d'œdème dur hypertrophique de la sous-muqueuse et de la musculeuse.

Ce pylore sténosé était adhérent à un foyer inflammatoire en voie de régression et dû à l'injection de la culture du micrococcus neoformans ; mais ces résultats ne nous semblaient pas assez caractéristiques lorsque mourut spontanément, 6 mois après l'inoculation, le 30 août 1902, la souris n° 13. Cette souris avait reçu, le 27 février 1902, sous la peau de la région dorsale, une culture pure de micrococcus neoformans, provenant d'un ganglion cancéreux du cou.

Il existait une obstruction intestinale causée par une masse néoplasique, développée au niveau de l'angle du côlon transverse. La pièce fut durcie et préparée avec le plus grand soin. Certains points de la préparation montrent de vastes alvéoles cancéreux dissociant les fibres musculaires lisses de l'intestin (fig. 19). Nous avons représenté (fig. 20 et 21) deux tumeurs très analogues, provenant du pancréas et de l'épiploon de l'homme. En d'autres points (fig. 22 et 23) on observe des lésions analogues à l'épithélioma cylindrique chez l'homme. A quelque distance se trouve un point (fig. 24) qui ressemble surtout à un alvéole d'épithélioma colloïde du corps thyroïde. Plus loin (fig. 25) ce sont de grosses cellules disséminées dans le tissu conjonctif, comme on les observe chez l'homme dans la zone d'envahissement des tumeurs analogues. D'autres endroits ressemblent à une coupe de kyste végétant de l'ovaire. Mais le fait le plus remarquable est que l'on distingue (fig. 26) au centre de groupements épithéliaux qui semblent avoir été déterminés par leur présence, des embolies microbiennes remplissant des capillaires dilatées. Ces embolies microbiennes se voient mieux, à un plus fort grossissement, sur les figures 27 et 28. Or l'injection de la culture de micrococcus neoformans remontait à six mois. La persistance d'embolies microbiennes de cette importance aussi longtemps après l'inoculation, en plein milieu des néoformations épithéliales, la juxtaposition de divers types de néoplasmes, analogues ici au cancer alvéolaire de l'estomac, là au cancer cylindrique de l'intestin, là encore à l'épithélioma colloïde du corps thyroïde, et plus loin au kyste végétant de l'ovaire, sont des particularités dont on ne peut nier l'importance.

Parmi nos animaux en expérience nous avons observé sur une guenon, trois mois après l'injection dans la mamelle d'une culture pure de micrococcus neoformans, l'apparition d'une tumeur du volume d'une noisette. Cette tumeur fut ponctionnée; le liquide obtenu était lactescent et donna, ce qui ne pouvait beaucoup nous étonner, une culture pure du micrococcus neoformans.

La petite tumeur se reforma et grossit lentement : je l'ai extirpée en presque totalité au bout de six mois. Le liquide lactescent qui suintait à la pression des conduits galactophores ouverts au fond de la plaie fut recueilli dans des pipettes stérilisées et ensemencé. Ce liquide donna naissance à une culture pure du micrococcus neoformans. Nous représentons fig. 29, 30, 31 et 32, à divers grossissements, des coupes de cette tumeur expérimentale. On jugera que les lésions présentent une identité absolue avec celles que l'on observe dans l'adénome kystique spontané du sein chez la femme.

Notre dernière pièce expérimentale provient de la souris 3, qui mourut spontanément dix mois et demi après l'injection, sous la peau de la région dorsale, de un demi-centimètre cube d'une culture pure de micrococcus neoformans, provenant d'un sarcome de l'amygdale.

Cette souris a succombé à une obstruction intestinale produite par une masse adénomateuse de volume considérable et qui obstruait le gros intestin. Nous avons reproduit (fig. 33 et 34) les photographies de cette masse adénomateuse, dont certains points présentent une grande analogie avec les tumeurs analogues observées chez l'homme et même avec certains cancers de l'intestin, comme en témoigne la figure 35, qui représente un cancer du rectum chez l'homme. Plusieurs autres fragments, voisins ou éloignés de cet adénome, ont été prélevés sur l'intestin de cette souris et examinés, en prenant soin de bien les orienter. En aucun autre endroit il n'a été possible de découvrir des images analogues. D'autres expériences sont en cours ; il est à désirer notamment qu'il me soit possible de faire des cultures de la variété de tumeur de la souris, bien étudiée par Borrel, et qui est susceptible de se greffer d'une souris blanche à l'autre.

Ces recherches sont longues et délicates. J'ai considéré les résultats obtenus jusqu'ici dans mon laboratoire privé comme assez intéressants pour mériter d'être signalés.

Étiologie et pathogénie du cancer en général. — L'étude expérimentale que nous venons de faire du micrococcus neoformans nous permet dès aujourd'hui d'établir une théorie rationnelle du développement du cancer et en général de tous les néoplasmes. Si nous envisageons plus particulièrement *le cancer*, nous devons reconnaître qu'on donne cliniquement le nom de cancer à des tumeurs d'aspect variable, mais dont le caractère essentiel est l'envahissement progressif des tissus et des ganglions lymphatiques. Comme l'infection à distance dépasse habituellement les limites appréciables à l'œil nu, l'ablation des tumeurs cancéreuses est presque toujours suivie de récidive. La récidive peut être locale, si l'opération a laissé des points infectés ; elle se fait à distance (récidive ganglionnaire ou métastase viscérale), si l'infection s'est étendue au loin, avant l'ablation du foyer primitif.

En effet, le cancer débute, presque sans exception, par un foyer local. Dans des cas très rares, il peut se produire, presque simultanément, deux cancers : cancer de la face et cancer du sein, cancer du sein et cancer de la vessie. Les cas de généralisation, dite d'emblée, sont presque toujours des cas de généralisation d'un petit foyer primitif, qui peut passer inaperçu. En somme, l'évolution du cancer, aussi bien pour le développement des foyers locaux, que des foyers à distance, présente une analogie remarquable avec l'évolution de la tuberculose.

Nature du cancer. — Le cancer est, d'après les expériences relatées ci-dessus, une maladie infectieuse : la reproduction expérimentale de tumeurs par l'injection de certains parasites, particulièrement du micrococcus neoformans, ne laisse aucun doute à ce sujet. L'analogie de certains cancers avec les lésions produites par la coccidie oviforme du lapin a fait penser que certaines tumeurs pouvaient avoir une origine analogue. Bien qu'il n'y ait encore aujourd'hui que des présomptions sur l'unité de l'agent infectieux, il est indiscutable que la genèse des tumeurs est l'expression d'un acte de défense de l'organisme contre l'invasion du germe pathogène. Les cellules du tissu conjonctif, du tissu osseux, ou les épithéliums, suivant que le germe a envahi le tissu conjonctif ou bien un organe épithélial, peau, muqueuses, ou tissu glandulaire, prolifèrent et exercent leur action destructive sur les organismes infectieux. Ici, ce ne sont plus les phagocytes ordinaires de l'inflammation qui entrent en action : les germes du cancer excitent spécialement les cellules des tissus normaux de l'économie. Ce sont ces cellules, qu'elles proviennent du feuillet interne ou du feuillet externe du blastoderme, qui entrent en multiplication, et qui exercent vis-à-vis des germes du cancer le rôle de phagocytes.

On voit sur les pièces expérimentales, dans le testicule du cobaye par exemple, les épithéliums des tubes séminifères bourrés de microbes, dont la plupart sont déformés et ont perdu la faculté de se colorer aux couleurs d'aniline.

Le processus néoplasique est donc un processus inflammatoire spécial, mais il peut s'accompagner, et le cas est fréquent, d'un processus inflammatoire ordinaire, avec multiplication des leucocytes. L'union de ces deux processus est très évidente sur beaucoup de pièces pathologiques, et sur certaines pièces expérimentales. Il paraît même démontré que l'union d'un processus inflammatoire banal et du processus néoplasique active considérablement l'évolution de ce dernier.

Cette théorie n'a qu'un inconvénient : c'est de détruire en quelques lignes tout ce qui a été écrit sur les tumeurs ; mais elle est basée actuellement sur un assez grand nombre d'observations pour mériter d'être développée comme elle le comporte. Que le germe irritant se trouve dans le tissu adipeux, il produira le lipome ; il y a des lipomes à marche rapide, et j'ai obtenu des cultures positives de mon « micrococcus neoformans », en ensemençant un lipome du cordon testiculaire qui s'était développé tellement vite, qu'on l'avait pris pour une hydrocèle, et qui a récidivé. A la mâchoire, on observera l'ostéo-sarcome : l'infection se fait autour du collet des dents ; dans le pharynx nasal, on observera des tumeurs à éléments fasciculés, qui sont intermédiaires à l'épithélioma et au sarcome. Un goitre, en voie de transformation cancéreuse, chez une jeune femme, vient de nous donner des cultures identiques. Je les ai obtenues aussi d'un lymphadénome pleuro-pulmonaire de plus de deux kilogrammes, d'un sarcome des muscles de l'avant-bras, chez un enfant, où il avait envahi les ganglions de l'aisselle et le muscle grand pectoral. Parmi les tumeurs sarcomateuses ou ostéo-sarcomateuses, qui n'ont pas donné de cultures, je puis en citer plusieurs, notamment une tumeur primitive des muscles de la cuisse chez une jeune femme : aucune des tumeurs stériles n'a récidivé. Au contraire, les tumeurs dont la plupart des fragments ensemencés m'ont donné des cultures positives, se sont développées rapidement, lorsqu'elles n'ont pas été opérées, ou bien ont récidivé après l'opération.

La transformation des tumeurs bénignes en tumeurs malignes s'explique sans difficulté : dans cette lutte entre les cellules normales de l'économie, qui se multiplient pour les englober, et les germes pathogènes, la victoire peut rester à ces derniers. Un lipome, long-temps bénin et stationnaire, peut, sous l'influence d'une poussée infectieuse nouvelle, provoquée, par exemple, par un traumatisme, devenir une tumeur maligne; un myxome à développement rapide pourra se transformer en sarcome. Fait remarquable, les tumeurs, même malignes, développées aux dépens des cellules qui proviennent du feuillet moyen du blastoderme, ne déterminent pas aussi rapidement et aussi communément que les tumeurs épithéliales l'infection des ganglions lymphatiques. Cette particularité paraît due à la vitalité plus grande des cellules de cette provenance, qui sont, d'ailleurs, beaucoup mieux irriguées par le torrent circulatoire que les épithéliums, ces derniers se trouvant isolés, dans les tissus normaux, par le *basement membrane*, qui les sépare du derme ou du chorion muqueux.

La théorie infectieuse du cancer explique également la coïncidence du cancer et du sarcome, du cancer épithélial et des tumeurs provenant du feuillet moyen du blastoderme. L'épithélioma de la muqueuse utérine est fréquent à la surface des fibromes saillants dans la cavité de cet organe : il n'est pas extraordinaire que le même agent infectieux puisse occasionner le développement du fibro-myome et celui de l'épithélioma.

Il en est de même de certaines tumeurs mixtes, par exemple de ces sarcomes du sein qui peuvent devenir énormes, sans infection ganglionnaire, et où, histologiquement, on observe, au milieu d'une gangue de cellules fusiformes, de nombreux tubes glandulaires néoformés et proliférants. Il est aujourd'hui sans intérêt de discuter pour savoir si ces tumeurs sont des sarcomes purs ou des tumeurs mixtes, qu'on pourrait nommer des sarcomes épithéliomateux : l'agent infectieux peut occasionner, dans ces cas, une réaction spéciale qui dépend peut-être de la réaction personnelle de l'individu vis-à-vis d'un même germe pathogène, et qui est susceptible de produire une multiplication conjonctive prédominante.

Ce que nous avons dit de la généralisation plus lente des tumeurs développées aux dépens des cellules du tissu moyen du blastoderme, s'applique à ces gros sarcomes du sein, dont la bénignité est remarquable, par rapport à la malignité des tumeurs exclusivement épithéliales de la glande mammaire.

Nous arrivons aux tumeurs épithéliales : qu'il s'agisse d'un papillome ou d'un cancroïde de la peau, d'un épithélioma de la lèvre ou de la muqueuse buccale, d'un cancer glandulaire ou intestinal, l'évolution est identique. Nous avons déjà signalé la présence du « micrococcus neoformans » dans l'écoulement du mamelon d'une femme qui n'a pas de tumeur du sein et qui est en observation : qu'un canal galactophore parasité vienne à s'oblitérer, ou qu'une contusion du sein vienne à provoquer une rupture des acini infectés, le cancer se développera. L'adénome, c'est-à-dire la tumeur bénigne du sein, correspond à la période où les acini glandulaires ne se sont pas encore rompus sous la pression déterminée par la multiplication des épithéliums : cette rupture du basement membrane des acini se fait à une période très différente, dans l'évolution des diverses tumeurs.

Le cancer est constitué dès qu'il y a commencement de généralisation, et le public a toujours eu une tendance très logique à dénommer du mot de cancer tout néoplasme, quelle que soit sa variété histologique, dont l'accroissement progressif entraîne fatalement la mort à plus ou moins longue échéance.

Les histologistes ont voulu, faute de mieux, diviser les tumeurs en une longue série de variétés, d'après les tissus. Si l'on arrive au type épithélial, on s'aperçoit bientôt qu'il faut encore subdiviser les épithéliomas suivant chaque espèce d'épithélium infecté, et l'on est obligé de décrire, non seulement l'épithélioma dans ses différentes formes, l'adénome simple et le carcinome, mais bien l'épithélioma de la peau, l'épithélioma de telle ou telle muqueuse, le cancer glandulaire du sein, du foie, du rein, de la prostate. Malgré toutes ces complications, au milieu desquelles les savants les plus compétents se trouvent en désaccord, on rencontre encore des tumeurs, telles que les gliomes du cerveau, les endothéliomes dits primitifs de la pie-mère, certaines tumeurs de la parotide, du pharynx, etc., pour lesquelles on est obligé de créer des chapitres spéciaux. Il existe donc, à côté de l'inflammation banale qui est l'inflammation destructive, — qu'il s'agisse de microbes pyogènes, de tuberculose ou d'actinomycose, — une inflammation néoformatrice, qui est le processus de la formation des tumeurs. Il résulte de cette nouvelle théorie que l'extirpation complète du foyer néoplasique primitif, si ce foyer, comme il arrive neuf fois sur dix, est unique, peut être suivie d'une guérison durable.

La clinique ne nous démontre-t-elle pas que l'ablation des épithéliomas des régions accessibles, des petits cancers glandulaires faciles à extirper largement, est très fréquemment suivie d'une guérison complète, bien que l'examen histologique démontre qu'il s'agit d'une tumeur de type malin ? Je puis citer, notamment, un cancer du sein avec adénopathie ganglionnaire étendue, opéré par moi, chez une personne de ma famille encore existante, il y a dix-sept ans ; c'est un carcinome du type histologique le plus malin et les ganglions étaient cancéreux. Il n'y a pas eu de récidive : j'avais eu la chance d'opérer au delà des ganglions envahis. Je pourrais citer d'autres cas analogues, mais celui-ci est le plus caractéristique, au point de vue de la longue durée de la survie. Je dois ajouter que j'ai opéré depuis la même personne d'un volumineux lipome du dos, qui s'est comporté comme une tumeur absolument bénigne, bien que sa croissance ait été très rapide.

Il est donc nécessaire que le public apprenne à ne pas confondre le mot tumeur et le mot cancer ; le mot tumeur signifie une saillie anormale d'une des régions quelconques du corps. Qu'il s'agisse d'un abcès, d'un kyste synovial ou glandulaire par rétention, d'une loupe du cuir chevelu, ou d'un carcinome de l'intestin, il y a dans chacun de ces cas « tumeur ». Le mot néoplasme est déjà plus précis, puisqu'il élimine tout ce qui a trait à l'inflammation banale; quant au mot cancer, il doit être réservé aux néoplasmes malins, dont l'évolution est assez menaçante pour permettre de supposer que la généralisation est imminente.

Traitement. — Il découle de ce qui précède, que nous pouvons espérer un traitement général des néoplasmes. Il est évident que toute médication qui active la résistance vitale peut agir, dans le cas de néoplasme malin, pour relever l'état général, de même qu'il est de notion vulgaire que les grandes dépressions physiques et morales sont éminemment favorables à l'évolution rapide du cancer. Une mère perd un fils unique : elle tombe dans une période de dépression morale intense et se trouve atteinte de cancer utérin dix à douze mois après : qui sait si le germe infectieux n'aurait pas été éliminé par le revêtement épithélial de la muqueuse, si l'état général avait été meilleur, ou bien si l'on avait pu employer à temps une médication appropriée, la médication cacodylique par exemple ? L'ablation large de la tumeur primitive, avant la période de généralisation, a fait ses preuves. Nous avons vu qu'on pouvait obtenir des guérisons durables dans des cas même où on avait dû enlever des ganglions infectés ; mais il est évident que, dès que la généralisation a commencé, il est impossible au chirurgien le plus expérimenté en matière de cancer, d'être certain que l'infection générale n'a pas dépassé les limites possibles de l'opération. Il faut donc que les médecins et le public se fassent à cette idée, que le diagnostic précis ne sera jamais fait trop tôt, et que, par exemple, dans les cas de probabilité d'un cancer de l'estomac, une laparotomie faite à temps et suivie, s'il n'y a encore qu'un spasme permanent du pylore ou bien un ulcère rond, de gastro-entérostomie, pourra, dans bien des cas, sauver le malade et prévenir l'évolution ultérieure d'un cancer.

L'opération, d'ailleurs, donne souvent des résultats étonnants, même dans le cas de cancer, et il existe dans la science un certain nombre de guérisons, par l'opération, de cancers du pylore et de l'intestin, et maintenues durant quatre ou cinq années. J'ai, pour mon compte, un opéré de gastro-entérostomie pour cancer, qui vit encore actuellement, et qui a été opéré *il y a dix ans* : le diagnostic n'est pas douteux, et ce malade, qui a conservé un très bon aspect, présente un cancer squirrheux en plaque de la cicatrice et de la paroi abdominale. Mais il est indiscutable que, s'il faut opérer le plus tôt possible, l'évolution de certains cancers à forme squirrheuse et de certaines récidives lentes peut être aujourd'hui enrayée, dans une proportion remarquable, par l'injection de substances inoffensives et dont l'action thérapeutique se confirme de jour en jour.

Les seules injections qui méritent de nous arrêter sont : 1° Parmi les substances chimiques : les injections de chlorhydrate de quinine et de cacodylate de soude ; 2° Parmi les produits émanant d'un microbe, les injections d'un liquide obtenu par l'atténuation des cultures du micrococcus neoformans.

1° *Chlorhydrate de quinine et cacodylate de soude.* — Le chlorhydrate de quinine s'injecte en solutions stérilisées, à la dose de 10 à 50 centigrammes par jour, et le cacodylate de soude à la dose de 5 à 20 centigrammes. Ces injections n'ont pas donné, pour le traitement des tumeurs malignes en voie d'évolution rapide, les résultats qu'on en avait d'abord espérés, mais elles paraissent utiles pour remonter l'état général après les opérations de cancer et pour retarder, sinon pour empêcher la récidive.

2° **Action des toxines du micrococcus neoformans. — Vaccination anticancéreuse préventive et curative.** — Nous avons remarqué, dès que nous avons été à même de cultiver en grande quantité le micrococcus neoformans, que les toxines produites par le développement de ce microbe dans le bouillon glycériné, déterminent chez les cancéreux, particulièrement au niveau des ganglions néoplasiques, une réaction assez comparable à celle que donne la tuberculine sur les tissus tuberculeux. Les injections doivent donc être faites avec la plus grande prudence dans les cas de cancer à évolution rapide, et compliquées d'une infection ganglionnaire étendue.

Mes injections ont donné au contraire d'excellents résultats, soit dans des cas de cancer inopérables à marche lente, soit après l'opération, pour retarder ou pour prévenir la récidive.

Parmi les cas où la vaccination anti-néoplasique a donné de bons résultats, nous citerons d'abord un cancer du sein en cuirasse, absolument inopérable. Les plaques indurées se sont rétrécies, la masse du grand pectoral, qui était envahie, s'est assouplie, et l'amélioration a été constatée par tous ceux qui avaient observé, à l'arrivée de la malade, l'œdème de tout le membre supérieur, aujourd'hui complètement disparu. La plaque cancéreuse, qui se trouvait ulcérée au niveau du mamelon et présentait sur toute son étendue une teinte d'un rouge violacé, est devenue d'une couleur gris jaunâtre très pâle, et l'on y observe plusieurs petits points de peau saine qui ont l'aspect de greffes dermo-épidermiques en voie d'accroissement. L'ulcération du mamelon s'est cicatrisée sans aucun pansement spécial ; les nodules cutanés très nombreux qui entouraient la plaque cancéreuse ont diminué de volume et d'étendue.

Nous avons obtenu par le même traitement la régression d'un épithélioma récidivé et inopérable du sac lacrymal et de la partie médiane du frontal, ainsi que l'amélioration de plusieurs cas de cancers inopérables de l'utérus, de la langue et du plancher de la bouche.

Parmi les malades en observation, nous mentionnerons un de nos opérés de gastro-entérostomie pour cancer, opéré il y a dix ans (v. p. 36), et qui était revenu à la clinique avec une induration cancéreuse énorme de la paroi abdominale, compliquée d'une fistule gastrique. Les tissus indurés se sont assouplis et la fistule s'est cicatrisée après quelques semaines de traitement, pendant que s'améliorait l'état général.

Nous insisterons sur la vaccination préventive, telle que nous la pratiquons aussitôt après les opérations de cancer, pour éviter ou pour retarder l'évolution de la récidive. Nous avons en observation plusieurs cas de cancers déjà récidivés, et jugés inopérables par d'autres collègues. J'ai opéré ces malades et je les ai soumis ensuite aux injections anti-néoplasiques préventives. Il n'y a pas eu de nouvelle récidive. Ces cas se multiplient, mais les observations sont longues à recueillir et il faut trop souvent se débattre avec la mauvaise volonté et l'insouciance des malades ou de leur entourage.

Les résultats que nous signalons sont encore bien peu de chose peut-être pour les esprits trop pressés, qui voudraient voir le cancer disparaître aussi facilement qu'une fausse membrane diphtéritique après l'injection du sérum de Roux et Behring; il faut cependant reconnaître que la science a fait, du côté du cancer, un pas énorme, et que l'évolution du cancer, s'il est encore impossible de l'entraver avec certitude, peut être au moins retardée dans presque tous les cas, dans ceux naturellement où les malades sont traités à temps. Il est vraisemblable qu'à la période de généralisation, on ne pourra jamais espérer une guérison complète. En effet, la guérison du cancer à cette période exigerait, pour être radicale, la reconstitution de viscères essentiels à la vie, tels que le foie et les autres organes qui ont été progressivement envahis et détruits par le processus cancéreux.

EXPÉRIENCES DANS LES HOPITAUX DE MADRID

Pendant le Congrès de Madrid le 23, le 24 et le 26 avril, grâce à l'extrême obligeance des docteurs Guttierrez, Berruéco et Manuel Castillo, j'ai pu ensemencer, moins d'une heure après l'opération, et avec toutes les précautions de rigueur, quatre cas différents de néoplasmes :

	TUBES ensemencés.	PLEINE tumeur.	GANGLIONS. Fragments.	Pipette.	TUBES fertiles.	
1° Cancer du sein. . .	7	2.	2	3	0	
2° Adénome du sein. .	1	»	1	»	1	(le 4ᵉ jour).
3° Cancer du sein. . .	8	2	5	1	2	Ganglions fragm
						(le 3ᵉ et le 5ᵉ jour).
4° Cancer de la gl. lacr. .	7	1	6	»	1	Pleine tumeur.
Total. . . .	23	5	14	4	4	3 ganglions axill.
						(culture pure).
						1 pleine tum.
						(infection).

Le seul tube infecté provenait de la tumeur lacrymale, qui était en contact direct avec le globe de l'œil suppuré. Les gros ganglions de ce quatrième cas (épithélioma de la glande lacrymale) n'ont pas donné de culture, comme il arrive d'habitude pour les gros ganglions cancéreux, qui sont infertiles.

Le premier cas de cancer du sein n'a pas donné de culture ; c'était un cancer à évolution torpide.

Le deuxième cas, dont le ganglion, ensemencé seul, a donné une culture pure le quatrième jour, était un adénome kystique du sein à marche rapide. Le troisième cas : cancer du sein à évolution rapide avec adénopathie axillaire multiple, a donné deux cultures pures, le troisième et le cinquième jour. Le sédiment des tubes non fertiles a laissé voir dans les quatre cas, sur les lamelles, des diplocoques très nets, colorables par la méthode de Gram.

EXPÉRIENCES DE CONTROLE

Nous avons institué le 1ᵉʳ mai 1904, M. Herteloup et moi, une nouvelle série d'expériences de contrôle : Nous avons ensemencé sur le milieu qui convient au micrococcus neoformans de nombreux fragments de tissus frais prélevés au moment de l'incision, dans des opérations variées, particulièrement des fragments de tissu adipeux sous-cutané, de tissu musculaire et des ganglions lymphatiques profonds, dont un ganglion prévertébral. Les quelques tubes qui ont donné des cultures positives contenaient des microbes de la peau, entraînés par la lame du bistouri. C'étaient en général des staphylocoques, et dans un cas, un microbe assez analogue au micrococcus neoformans par sa culture très filante sur agar-agar. Mais ce microbe, qui présente des analogies avec le coccus polymorphe de la peau, se différencie du micrococcus neoformans par ces deux caractères :

1° Il ne liquéfie pas la gélatine ;

2° Il donne sur pomme de terre une culture blanche très visible.

Le micrococcus neoformans ne paraît donc pas se rencontrer communément en dehors des tissus néoplasiques. Nous ne voudrions pas conclure cependant qu'il soit impossible de le rencontrer chez des personnes non cancéreuses, comme il arrive de rencontrer le bacille tuberculeux dans les crachats de personnes non tuberculeuses. Sa découverte exceptionnelle, en dehors des cas de néoplasme, prouverait seulement, ce qui est vraisemblable, que le micrococcus neoformans est très répandu dans la nature.

Académie des Sciences

COMMUNICATION DU 22 FÉVRIER 1904[1]

L'Étiologie

et la

Thérapeutique du Cancer

On rencontre dans les tissus cancéreux à développement rapide **un microbe particulier**, toujours le même, le « micrococcus neoformans ».

Ce microbe, que j'ai entrevu **en 1886**[2] et décrit **en 1901**[3] dans une lecture à l'Académie de Médecine, est une espèce inconnue jusqu'ici.

On le cultive sur du bouillon de mamelle de vache peptonisé et glycosé.

L'inoculation de cultures virulentes aux animaux a déterminé chez les sujets en expérience le développement de tumeurs de types variés, dont plusieurs cancers, qui ont occasionné la mort.

Les **cultures du micrococcus neoformans** peuvent être modifiées sensiblement par le passage dans différentes espèces animales, notamment le lapin, le cobaye, le rat blanc, la souris blanche ; ce microbe est très sensible à l'action du chlorhydrate de quinine, de l'acide cacodylique et de l'acide méthylarsénique, ainsi qu'aux températures supérieures à 40°.

---

1. Le texte de cette communication a été déposé chez M. le Président de l'Académie des Sciences, au commencement de février 1904.

2. Pli cacheté déposé le 16 août 1886 à l'Académie des Sciences. — Voir p. 7.

3. *Rev. crit. de méd. et de chir.*, décembre 1901.

J'ai obtenu par ces différentes actions biologiques, chimiques et physiques des cultures de **virulence exagérée** ou de **virulence atténuée**, ces dernières pouvant servir de **vaccins**.

Les **toxines** du micrococcus neoformans, pour acquérir quelque activité, exigent au minimum dix mois de culture; et on n'obtient des résultats constants qu'avec des cultures âgées de 18 mois à deux ans.

Le **traitement du cancer** par les toxines et les vaccins ainsi préparés est expérimenté depuis le mois de janvier 1901.

Le traitement est difficile à régler et doit être modifié suivant la nature et suivant l'évolution de chaque tumeur maligne.

Le nombre des cas traités était au 25 janvier 1904 de 126. Certaines guérisons de cas considérés comme incurables remontent actuellement à plus d'un an et même à deux et à trois ans.

Nous allons revenir sur ces différents points.

ÉTIOLOGIE ET THÉRAPEUTIQUE DES NÉOPLASMES
ET PLUS PARTICULIÈREMENT DES TUMEURS CANCÉREUSES

Mes premières recherches sur la bactériologie des tumeurs malignes remontent à 1885. Il est facile de constater, en comparant les textes du pli cacheté que j'ai déposé à l'Académie de Médecine le 25 novembre 1901 et de ma communication au Congrès international de Madrid en avril 1903, à la teneur du pli cacheté déposé le 15 août 1886[1] à l'Académie des Sciences, que le micrococcus neoformans est bien le microbe que j'avais observé et décrit il y a 18 ans.

Nous verrons plus loin que la méthode thérapeutique qui me donne aujourd'hui des résultats indéniables dérive directement des premières tentatives que j'ai faites à la même époque, pour entraver la récidive, chez des femmes opérées plusieurs fois de tumeurs malignes, récidivées *in situ*, et chez lesquelles je cherchais à obtenir la résorption d'un fragment de la tumeur qui venait d'être extirpée sur le même sujet.

PRÉSENCE HABITUELLE DU MICROCOCCUS NEOFORMANS
DANS LES NÉOPLASMES

Le micrococcus neoformans a été observé dans les tumeurs les plus diverses, d'origine conjonctive ou épithéliale. Il a été retrouvé à l'état de culture pure à Nice, à Berlin, à Moscou, à Madrid; parmi les

---

1. Voir page 7.

cultures faites à Paris, il en existe des provenances les plus variées et de toutes les parties du monde.

Il suffit d'ensemencer avec toutes les précautions de rigueur, dans des tubes de bouillon de mamelle de vache en lactation, peptonisé et glycosé à 1 p. 100, des fragments cancéreux aseptiques prélevés dans la zone d'envahissement, pour obtenir en 18 ou 24 heures, parfois au bout de 3, 4 ou 5 jours seulement, des cultures positives telles qu'elles ont été décrites dans mes publications antérieures[1].

Un premier point est donc établi : la présence habituelle du microbe dans toutes les tumeurs à évolution rapide et particulièrement dans la zone d'accroissement et dans les ganglions les plus récemment envahis. Le centre des grosses masses cancéreuses est en général infertile, comme les tumeurs à évolution lente : ce sont des tissus morts.

Si l'on examine le sédiment d'un tube de bouillon où l'on a ensemencé un gros fragment de cancer demeuré stérile, on trouve sans exception des diplocoques colorables soit seulement par l'éosine, soit pour quelques-uns, et parfois pour un seul élément d'un diplocoque, par la méthode de Gram.

Les coupes des tumeurs à évolution rapide montrent toutes, en rapport avec les cellules cancéreuses, un petit nombre de diplocoques et de coccus isolés, colorables par la méthode de Gram. Mais la plus grande partie des coccus se décolore après l'action de l'iode ; les éléments peuvent alors se confondre avec des granulations cellulaires, puisqu'ils ne sont pas différenciés.

L'inoculation de cultures pures dans le testicule du cobaye détermine l'envahissement rapide des cellules épithéliales des tubes séminifères par le microbe, qui s'y développe d'abord, prend des formes anormales et se détruit d'après le même processus que les microbes pathogènes connus, qui disparaissent, par le processus de la phagocytose, dans le protoplasma des globules blancs.

On voit des éléments de dimensions disparates qui se colorent encore par la méthode de Gram, mais le plus grand nombre se colore à peine après l'action de l'iode ou ne se colore plus du tout.

Si l'on rapproche ces phénomènes de ceux qui s'observent dans les tumeurs, si l'on envisage d'autre part les résultats de l'étude histo-

---

1. *Revue critique de médecine et de chirurgie*, décembre 1901. « Sur la présence habituelle d'un microbe, le micrococcus neoformans, dans les néoplasmes », pli cacheté déposé le 25 novembre 1901 à l'Académie de Médecine et lu dans la séance du 24 décembre 1901. *Id.*, 28 février 1902. « Le cancer », p. 23.

logique minutieuse que j'ai faite depuis 24 ans de tous les néoplasmes, et qu'il serait trop long de résumer ici, on arrive à cette conclusion que les néoplasmes ne diffèrent pas sensiblement, dans leur évolution, de certaines lésions inflammatoires, celles de la tuberculose et de l'actinomycose par exemple.

Le microbe pathogène, lorsqu'il prolifère dans un tissu, l'irrite et produit une véritable inflammation des cellules voisines. Si la culture n'est pas virulente, le microbe est rapidement détruit.

Au contraire, lorsqu'elle est dans un état de virulence spéciale, les cellules normales prolifèrent pour limiter le foyer infectieux et pour le détruire par phagocytose. Souvent dans ce processus initial on voit le tissu néoplasique infiltré de leucocytes polynucléaires.

Mais ce processus de destruction n'arrête pas la prolifération du microbe, qui se fait aux limites du foyer néoplasique initial. De nouvelles cellules prolifèrent et c'est ainsi que se développent dans le tissu adipeux le lipome, ailleurs le sarcome et l'ostéo-sarcome, et tous les types de tumeurs épithéliales et de tumeurs mixtes. C'est par le même processus que se transforme également, sous l'influence d'un traumatisme, un petit adénome bénin en tumeur maligne. La coïncidence du cancer épithélial et du sarcome s'explique ainsi sans difficulté.

La porte d'entrée du microbe n'est pas différente de la porte d'entrée des microbes les plus communs, par exemple le staphylocoque doré, qui pénètre dans l'économie à la suite d'un furoncle, d'une angine simple ou par la surface des muqueuses. Le traumatisme, comme pour l'ostéomyélite infectieuse, crée par la contusion des cellules le *locus minoris resistentiæ,* où se produit le foyer initial.

L'étude histologique des néoplasmes montre également que le centre des grandes tumeurs, où se produisent souvent des infarctus et de la nécrobiose, n'est doué que d'une vitalité médiocre.

Les masses cancéreuses s'ulcèrent facilement et tombent en détritus dès qu'elles sont exposées à l'action des microbes vulgaires. Les tumeurs stationnaires sont des tumeurs infertiles. Il en est de même du centre de la plupart des néoplasmes d'un certain volume, qui s'ulcèrent ou se sphacèlent aisément. La bénignité ou la malignité d'une tumeur dépend de la réaction réciproque des cellules protectrices de la zone d'envahissement et du microbe pathogène.

Lorsqu'une tumeur paraît stationnaire, elle est le plus souvent le siège d'un microbisme latent, susceptible de se réveiller à la moindre provocation et de donner naissance à un néoplasme envahissant.

On comprendra par ces développements que la nature histologique pure d'un néoplasme soit absolument insuffisante pour permettre d'en déterminer le caractère bénin ou malin, et l'histologie ne présente un intérêt réel que si elle s'allie comme il convient à toutes les données de l'examen clinique, nous pourrions ajouter, de l'examen bactériologique ; car de nombreuses expériences personnelles m'ont démontré que les tumeurs qui ont donné, par l'ensemencement soit du néoplasme lui-même, soit des ganglions, de nombreuses cultures de micrococcus neoformans, ont toujours présenté une grande malignité,

Le centre des masses cancéreuses, nous l'avons vu, ne contient que des cadavres du microbe pathogène ; il en est de même pour les gros ganglions cancéreux. Le microbe existe au contraire sans exception, à l'état d'activité, dans les ganglions enflammés ou tuméfiés qui se trouvent à la limite du groupe envahi et ne sont encore que partiellement cancéreux.

On le rencontre même dans les ganglions tuméfiés et rougeâtres, avant l'apparition des cellules cancéreuses.

L'adénopathie néoplasique débute donc, comme tout néoplasme par une inflammation.

La cellule parasite n'arrive pas toujours dans le ganglion lymphatique avec des caractères suffisants pour se différencier à l'examen histologique. Bien souvent ce n'est qu'une cellule en prolifération, qui ne reprend le type du néoplasme original qu'après être arrivé à l'état adulte. Cette cellule infectieuse, qui emprunte au microbe qui l'habite la propriété d'envahir et de détruire les tissus normaux, vient se greffer dans les ganglions lymphatiques comme l'ovule fécondé dans l'utérus, où il se développe en empruntant aux tissus qui l'entourent, puis à tout l'organisme, les éléments nécessaires à son accroissement.

Chez la femme, le micrococcus neoformans a été rencontré dans l'écoulement du mamelon chez des personnes atteintes de cancer du sein.

Je l'ai même observé dans un cas d'écoulement du mamelon, chez une femme non cancéreuse et où vraisemblablement il ne manquait qu'un traumatisme pour déterminer l'évolution d'une tumeur.

EXPÉRIENCES SUR LES ANIMAUX

Le micrococcus neoformans a été trouvé à l'état infertile dans 2 cas de tumeurs anciennes de la mamelle chez la chienne et dans un cas de tumeur du chat.

L'inoculation de cultures virulentes aux animaux a produit chez une chienne, au niveau des mamelles, 2 lipomes encapsulés ; dans la mamelle du cobaye, des tumeurs temporaires assez analogues au cancer du sein chez la femme, mais qui se résorbent en quelques mois ; dans le testicule du cobaye, une phagocytose épithéliale intense, qui atteint son maximum dix jours après l'injection, et se termine par l'atrophie de l'organe.

Une femelle de cobaye, morte spontanément deux mois après l'injection dans la mamelle d'une culture pure, présentait un foyer d'adénome cylindrique du foie. Un lapin, huit jours après une injection faite par la voie lombaire au niveau de l'extrémité supérieure du rein droit, est mort d'une sténose pylorique qui ressemblait extraordinairement à la même lésion chez l'homme.

Deux souris inoculées sous la peau du dos sont mortes l'une six mois, l'autre dix mois et demi après, d'obstruction intestinale. On a trouvé chez la première une masse cancéreuse développée au niveau de l'angle du côlon transverse et dans laquelle existaient encore des zooglées du microcoque pathogène, et chez la deuxième un adénome cylindrique à type cancéreux, qui avait envahi une longueur de 10 millimètres du gros intestin et présentait le volume de la cuisse de l'animal.

La même injection de cultures virulentes a déterminé chez une guenon un adénome kystique de la mamelle, absolument identique aux adénomes kystiques que l'on observe chez la femme.

Un rat blanc a présenté 5 mois après l'inoculation, des foyers multiples de lymphadénome du testicule, fig. 36 et 37, et un rat femelle, inoculé dans la région rénale, un fibro-sarcome de la trompe de Fallope (fig. 38) ; un autre point de la trompe était kystique. Le rein, fibreux et sclérosé en partie, présente un foyer d'angiome caverneux avec des amas d'épithéliomas enflammés.

Quatre de ces animaux sont morts spontanément des progrès de l'affection.

MODIFICATIONS DE LA VIRULENCE DES CULTURES
SOUS DIVERSES INFLUENCES PHYSIQUES ET CHIMIQUES

Les expériences relatées plus haut n'auraient qu'une importance relative si le même point de départ ne m'avait permis d'obtenir des résultats thérapeutiques incontestables. L'étude de la morphologie du micrococcus neoformans m'a conduit à faire, pour exalter ou atténuer sa virulence et pour étudier les conditions spéciales de la destruction du microbe par les tissus normaux de l'économie, une longue série d'expériences et de passages sur différents milieux de cultures et par différentes espèces animales.

J'ai étudié très longuement l'action sur les cultures soit des différentes températures au-dessus de la normale et soit d'un grand nombre de substances chimiques.

Le micrococcus neoformans meurt très rapidement à l'abri de l'oxygène ou bien par l'élévation de la température ambiante.

Dans les cultures de quelques jours et sur certains milieux peu favorables, on est frappé, en faisant l'examen par la coloration Gram-éosine, que certains microcoques seuls prennent le violet, les autres ne se colorant plus que par l'éosine.

On reproduit ainsi dans les cultures les mêmes phénomènes que nous avons signalés dans les tissus néoplasiques chez l'homme et dans le testicule du cobaye.

Divers types de cultures de virulence atténuée ou exagérée ont été ainsi déterminés.

TOXINE DU MICROCOCCUS NEOFORMANS

Le micrococcus neoformans produit dans certaines conditions de culture une toxine très active. Cette toxine, à un degré moyen de concentration, détermine dans le tissu cellulaire sous-cutané des foyers de nécrobiose aseptique analogues à ceux que l'on observe dans le centre de certaines tumeurs malignes.

Après diverses expériences chez les animaux, il a été possible de préparer une toxine dont l'injection n'est pas très douloureuse et ne produit pas de phénomènes inflammatoires accentués.

LA VACCINATION ANTI-CANCÉREUSE
PRÉPARATION DES VACCINS ET DES TOXINES POUR LE TRAITEMENT
DES NÉOPLASMES. — LEUR ACTION THÉRAPEUTIQUE

Les procédés d'atténuation employés, et qui ont été indiqués dans une publication antérieure[1], dérivent des procédés déjà connus pour l'atténuation des cultures virulentes de la bactéridie charbonneuse et des toxines de la diphtérie ou du tétanos.

Les différents types de vaccins actifs sont des cultures de micro-coccus neoformans obtenues à l'état virulent des tumeurs malignes de

---

1. *Revue critique de médecine et de chirurgie*, 1902. « Le cancer », p. 23.

l'homme ou bien après passage par le rat blanc, la souris blanche, le cobaye et le lapin, et atténuées ensuite soit par l'action de la chaleur, à des températures qui varient entre 40° et 55°, soit par l'addition de substances chimiques, notamment du chlorhydrate de quinine, de l'acide cacodylique et de l'acide méthylarsénique de 5 p. 100 à 10 p. 100. Ces corps agissent à la manière du bichromate de potasse, des perchlorures et de l'iode, qui ont été employés antérieurement, pour d'autres microbes et pour leurs toxines, dans un but analogue.

Les toxines du micrococcus neoformans n'acquièrent toute leur activité qu'au bout de deux ans de culture, et la production des toxines actives est aussi délicate pour ce microbe que pour la diphtérie et le tétanos.

L'activité de la toxine ainsi préparée doit être modifiée, pour répondre aux différents cas cliniques, par les mêmes procédés que les cultures elles-mêmes, c'est-à-dire par l'action combinée de la chaleur et des substances chimiques indiquées plus haut.

Le vaccin et les toxines doivent être employés à divers degrés de virulence, suivant la variété anatomique du néoplasme et suivant son évolution.

L'injection, qui est pratiquée en un point quelconque du corps, de préférence dans la fesse, détermine l'immunisation des malades encore susceptibles de réagir favorablement.

L'injection de ces vaccins et de ces toxines occasionne chez les malades atteints de cancer et déjà opérés une réaction générale assez vive, et qui présente une grande analogie avec celle de la tuberculine chez les tuberculeux.

Par exemple, chez une malade opérée de cancer du sein et présentant les symptômes d'un début de généralisation vertébrale, les premières injections ont déterminé une poussée fébrile violente avec abattement et douleurs vives dans tous les points où elle souffrait auparavant, ainsi qu'au niveau de la région opérée. Au bout de trente-six heures, sédation des douleurs. A partir de ce moment les autres injections furent bien supportées, de telle sorte que cette personne, qui gardait le lit depuis plus de deux mois, commença à se lever et à reprendre des forces.

Le traitement ne doit être entrepris qu'avec une grande prudence lorsqu'il y a des signes de généralisation ganglionnaire et viscérale, car, dans ces cas, des injections intempestives peuvent déterminer un accroissement extraordinairement rapide des masses cancéreuses.

Le cancer est une maladie à évolution souvent très longue ; la méthode de traitement que je propose a été déterminée d'après l'observation rigoureuse d'un grand nombre de cas cliniques et par l'analyse des expériences qui sont résumées plus haut.

La constatation de la présence presque exclusive du microbe virulent aux limites des néoplasmes et l'observation du processus de défense des cellules de l'économie m'a engagé à étudier les moyens d'augmenter la résistance de ces cellules et d'accroître en elles une accoutumance qui leur permette de détruire le microbe virulent à la périphérie des tumeurs.

Étant donnée l'évolution du cancer, il faut que le traitement puisse être continué pendant plusieurs mois, pendant des années même, avec des périodes d'interruption dans les cas rebelles.

J'ai tâté la susceptibilité des malades atteints de divers types de tumeurs malignes et depuis 3 ans je me suis attaché à déterminer les cas cliniques qui demandaient l'emploi de tel ou tel type de vaccin ou de toxine.

Ces observations sont longues à faire, puisqu'il faut vérifier la persistance des résultats favorables pendant des années, pour pouvoir affirmer l'efficacité du traitement sérothérapique d'une affection telle que le cancer. Je n'ai donc traité au début qu'un petit nombre de malades qui étaient considérés comme incurables. L'observation clinique minutieuse des modifications de l'état local et général m'ont permis d'améliorer petit à petit le *modus faciendi* et de déterminer les cas où le nouveau traitement peut être employé avec succès.

Dans ces derniers mois nous avons obtenu des résultats beaucoup plus rapides qu'auparavant, et ces résultats sont suffisants pour mériter d'être connus.

STATISTIQUE DES 126 CAS TRAITÉS JUSQU'AU 20 JANVIER 1904

Le nombre des cas traités depuis le 1er janvier 1901 jusqu'au 20 janvier 1904 est de 126.

1° 58 observations n'ont été suivies d'aucun résultat favorable, soit que le traitement ait été tenté dans des cas désespérés où il y avait généralisation ganglionnaire et viscérale, soit que les malades aient interrompu volontairement les injections.

Un certain nombre des malades qui ont interrompu volontairement le traitement étaient en voie d'amélioration manifeste et cette amélioration avait été constatée par d'autres confrères. Mais on voulait exiger qu'une seule semaine de traitement guérît des cas inopérables; beaucoup de médecins voudraient traiter le cancer comme la diphtérie ou le furoncle, par une seule injection antitoxique.

Nous devons signaler que presque tous les malades qui, après une amélioration manifeste, ont interrompu volontairement le traitement malgré les observations qui leur étaient faites, et qui ont voulu s'y soumettre de nouveau au moment où une aggravation indiscutable s'était produite, ont vu leur tumeur se développer beaucoup plus rapidement. Il semblerait que l'intoxication générale qui caractérise la cachexie cancéreuse ait repris le dessus et que les injections, au lieu de produire une réaction vitale plus grande des cellules de la périphérie du cancer, aient alors affaibli leur résistance.

Ce phénomène n'est pas nouveau en sérothérapie. On l'observe, tout à fait identique, dans les expériences d'accoutumance du lapin à des poisons minéraux tels que l'arsenic.

2° Les cas en observation sont au nombre de 47. Parmi ces cas 18 peuvent être déjà considérés comme favorables et 29 doivent être classés comme devant être observés plusieurs mois encore, bien que, par analogie, la plupart d'entre eux puissent déjà rentrer dans la catégorie des 18 premiers.

Les observations seront publiées en détail ainsi que les suites ultérieures.

3° Il nous reste 21 cas où il est impossible de déceler actuellement la moindre trace de cancer. Ces 21 cas peuvent être considérés actuellement comme *des guérisons*.

Je répète que la suite des observations favorables ou défavorables sera publiée avec toute la rigueur scientifique exigible.

Ces 21 cas se rapportent à toute une variété de tumeurs : lymphadénome du testicule avec généralisation au pli de l'aine, sarcome des muscles de la cuisse, cancer de l'estomac avec généralisation à la paroi, cancer de l'utérus avec noyaux disséminés dans le péritoine pelvien, cancer de la verge généralisé à la région inguino-crurale avec envahissement de la gaine des vaisseaux ; sarcome de l'amygdale avec généralisation aux ganglions du cou, cancer de la langue, cancer du corps thyroïde, épithélioma de la face avec généralisation ganglionnaire, épithélioma du sein avec extension rapide et envahissement de la gaine des vaisseaux axillaires, cancer des ovaires avec greffe péritonéale et ascite, cancer de la langue, de l'amygdale et du voile du palais avec masse cancéreuse diffuse envahissant la gaine des vaisseaux carotidiens.

De ces 21 cas : 2 remontent à l'année 1901, le plus ancien datant de janvier 1901 ; 6 appartiennent à l'année 1902, et 13 à l'année 1903.

Chez tous ces malades sans exception, après la réaction, généralement variable, de la première injection, l'état général s'est considérablement amélioré, à ce point que les personnes en traitement signalaient d'elles-mêmes la sédation des douleurs et le retour des forces.

La sédation des douleurs est très remarquable et caractérise bien, dans les cas favorables, l'arrêt rapide du processus néoplasique sous l'influence des injections. L'amélioration de l'état général démontre que le traitement permet à l'organisme de détruire les toxines qui déterminent chez les cancéreux la cachexie bien connue.

Localement, les phénomènes observés sont très curieux. Le cancer en cuirasse, dont les noyaux présentent habituellement une teinte rougeâtre assez accentuée, pâlit rapidement. Les nodules s'affaissent et prennent une teinte rose, puis jaunâtre, pour disparaître à la longue presque complètement. Certains points reprennent l'aspect et la souplesse de la peau saine, les autres ont l'apparence d'un cuir mince et jaune d'un aspect spécial, qui ne ressemble à aucune des lésions cutanées connues jusqu'ici.

Dans les cas de tumeurs étendues du sein, de la langue, où l'ablation est faite tout près des limites du mal et souvent, pour le sein, si la peau est déjà envahie, en deçà des limites de l'envahissement cutané, la cicatrisation se fait avec une rapidité extraordinaire et le plus souvent en cinq ou six jours.

La simple ablation du col de l'utérus cancéreux a suffi pour amener une guérison durable dans un cas où l'affection paraissait inopérable; dans un autre cas de récidive, la lésion s'est cicatrisée complètement sous l'influence des injections, sans curetage.

Les observations, qui seraient trop longues pour être exposées dans cette lecture, seront publiées *in extenso*, et la liste en sera complétée par les observations de tous les nouveaux malades qui seront soumis au traitement.

Ces observations sont toutes corroborées par la photographie et par l'examen histologique et bactériologique des pièces.

Nous pouvons conclure que le cancer a cessé d'être une maladie incurable et qu'au début même de la généralisation, c'est-à-dire dans des cas où tout autre traitement est sans action, il est possible soit d'enrayer l'évolution du mal, soit, dans certains cas, de déterminer la cicatrisation complète avec ou sans opération.

IV

Académie de Médecine

COMMUNICATION DU 23 FÉVRIER 1904[1]

Le Cancer

Étiologie — Traitement

LE MICROCOCCUS NEOFORMANS — SON ACTION PATHOGÈNE

Les premiers résultats de mes recherches sur l'étiologie et la thérapeutique des néoplasmes ont été consignés dans un pli cacheté déposé à l'Académie le 25 novembre 1901, et qui a été lu par M. le Président dans la séance du 24 décembre suivant. Ces résultats ont été confirmés depuis cette époque par un grand nombre d'observations.

Je n'ai pas à revenir sur la présence du micrococcus neoformans dans les tumeurs, ni sur mes premières expériences d'inoculation aux animaux et de thérapeutique chez l'homme, qui ont été communiquées, soit à l'Académie de Médecine dans cette note du 25 novembre 1901, soit en avril 1903, au Congrès international de médecine de Madrid.

Je rappellerai toutefois, comme le démontre l'envoi d'un premier pli cacheté le 15 août 1886 à l'Académie des Sciences, que mes recherches sur le micrococcus neoformans datent actuellement de plus de 18 ans, et que les résultats que j'ai obtenus actuellement pour

1. Le texte de cette communication y compris les 126 premières observations, a été déposé au commencement de février 1904 chez M. le Président de l'Académie de Médecine.

l'arrêt, sinon pour la guérison du cancer, n'ont été que la continuation des premières recherches que j'avais entreprises à cette époque.

Des cultures pures de micrococcus neoformans ont été obtenues de tumeurs provenant de toutes les parties du monde, ce qui prouve à la fois l'unité d'origine des néoplasmes et la dissémination du microbe pathogène sur toute la surface du globe.

L'action pathogène du micrococcus neoformans ne peut plus guère être mise en doute, car, outre mes premières inoculations positives de cultures virulentes, j'ai obtenu de nouveaux résultats, notamment chez le chien, le lapin, le cobaye, le rat blanc et la souris blanche.

Ces inoculations de cultures virulentes aux animaux ont produit chez une chienne, au niveau des mamelles, 2 lipomes encapsulés ; dans la mamelle du cobaye, des tumeurs temporaires assez analogues au cancer du sein chez la femme, et qui se résorbent en quelques mois ; dans le testicule du cobaye, une phagocytose épithéliale intense qui atteint son maximum dix jours après l'injection et se termine par l'atrophie de l'organe.

Une femelle de cobaye, morte spontanément deux mois après l'injection dans la mamelle d'une culture pure, présentait un foyer d'adénome cylindrique du foie. Un lapin, huit jours après une injection faite par la voie lombaire au niveau de l'extrémité supérieure du rein droit, est mort d'une sténose pylorique qui ressemblait extraordinairement à la même lésion chez l'homme.

Deux souris inoculées sous la peau du dos sont mortes, l'une six mois et l'autre dix mois et demi après, d'obstruction intestinale, causée chez la première par une masse cancéreuse développée au niveau de l'angle du côlon transverse et dans laquelle existaient encore des zooglées du micrococcus pathogène ; chez la deuxième, on a constaté un adénome cylindrique à type cancéreux, qui avait envahi une longueur de 10 millimètres du gros intestin et présentait le volume de la cuisse de l'animal.

La même injection de cultures virulentes a déterminé chez une guenon un adénome kystique de la mamelle absolument identique aux adénomes kystiques que l'on observe chez la femme.

Un rat blanc a présenté des foyers multiples de lymphadénome du testicule et un rat femelle, injecté dans la région rénale, un fibro-sarcome de la trompe de Fallope[1]. Quatre de ces animaux sont morts spontanément des progrès de l'affection.

1. Voir p. 46.

ÉTIOLOGIE DU CANCER

Les expériences qui ont été relatées au Congrès de Madrid[1] démontrent que les néoplasmes ne sont pas autre chose qu'un processus inflammatoire spécial, ne différant pas, dans son essence, du processus de formation du tubercule ou des masses actinomycosiques.

Le micrococcus neoformans, quelle que soit sa porte d'entrée, dès qu'il se développe en un *locus minoris resistentiæ*, produit un foyer infectieux spécial où, comme le démontrent les expériences déjà publiées sur le testicule du cobaye, il tend à être détruit par les cellules normales de l'économie, cellules conjonctives ou épithéliales, qui agissent à la manière des phagocytes.

Le microbe est mort dans le centre des tumeurs et ne peut être décelé que dans la zone d'envahissement, notamment dans les petits ganglions atteints de cette inflammation spéciale qui n'a pas encore été décrite et qui précède l'invasion des cellules cancéreuses.

Le micrococcus neoformans produit ainsi, suivant le type du tissu où il vient à se multiplier, les tumeurs les plus variées, depuis le lipome, le sarcome et l'ostéo-sarcome, jusqu'à l'épithéliome et au carcinome, sans oublier les tumeurs difficiles à classer, dont la genèse s'explique ainsi sans difficulté.

Ces détails ont été exposés devant l'Académie des sciences et nous allons étudier plus particulièrement le côté clinique, c'est-à-dire le traitement des néoplasmes par les vaccins organisés et par les toxines obtenues à l'aide de cultures du micrococcus neoformans.

MODIFICATION DE LA VIRULENCE
DES CULTURES DU MICROCOCCUS NEOFORMANS

L'étude de la morphologie du micrococcus neoformans m'a conduit à faire de nombreuses expériences pour atténuer ou exalter la virulence de ce microbe et pour étudier sa destruction dans les tissus normaux de l'économie, ainsi que les effets du passage sur des milieux de culture variés et dans différentes espèces animales.

J'ai étudié aussi l'action de la température et de nombreuses substances chimiques sur les cultures et sur les toxines. J'ai déjà signalé

---

1. Voir p. 11.

qu'on reproduit facilement *in vitro* le phénomène de la destruction du microbe au sein des cellules vivantes, et que sur des milieux peu favorables, au bout de très peu de temps, une culture examinée par le Gram-éosine ne montre plus qu'un petit nombre de microbes colorés en violet. Ces expériences ont permis de déterminer divers types de culture de virulence atténuée ou exagérée.

TOXINE DU MICROCOCCUS NEOFORMANS

La toxine active du micrococcus neoformans peut déterminer, à un certain degré de concentration, dans le tissu cellulaire sous-cutané, des foyers de nécrose aseptique.

J'ai pu, après de nombreuses expériences sur les animaux, préparer une toxine très active, dont l'injection n'est pas douloureuse et ne détermine pas de phénomènes inflammatoires accentués.

Cette même toxine a été modifiée par l'action de certains agents physiques et chimiques.

Les détails de préparation des bouillons de culture, des toxines et des vaccins ont été donnés dans une précédente lecture à l'Académie des Sciences[1].

LA VACCINATION ANTI-CANCÉREUSE
ACTION DU VACCIN ATTÉNUÉ ET DES TOXINES DU MICROCOCCUS NEOFORMANS

Un vaccin non virulent a été préparé d'autre part avec des cultures du micrococcus neoformans, atténuées par les procédés en usage; ce vaccin présente une certaine analogie avec le vaccin du charbon de Pasteur, comme la toxine active présente une certaine analogie avec la tuberculine de Koch.

L'injection du vaccin doit être continuée par celle de toxines différemment atténuées, et qui sont administrées suivant les cas et suivant la réaction observée chez les malades.

Nous possédons actuellement une expérience clinique assez étendue de la vaccination anti-cancéreuse, car les premières injections remontent à un peu plus de 3 ans et nous avons eu depuis cette époque plus de cent vingt cas en traitement.

---

1. Voir p. 47.

Actuellement, il nous est devenu possible de déterminer par l'examen clinique d'un cancéreux si ce traitement a quelques chances d'être efficace, et comment il doit être institué.

En effet, les injections se montrent absolument inefficaces ou déterminent un accroissement rapide des foyers néoplasiques quand il y a des masses cancéreuses d'un volume considérable, dont le centre est anatomiquement constitué par une masse lardacée. Les cellules de ces masses centrales ont perdu toute vitalité et ne peuvent plus réagir sous l'influence du traitement.

Certains malades, après une amélioration très manifeste constatée par des confrères, ont interrompu volontairement le traitement pendant quelque temps. Chez ceux de ces malades qui ont demandé à être soumis de nouveau aux injections, on a observé une aggravation rapide de leur état local ou général. Il semblait, comme on le remarque dans les expériences sur l'accoutumance du lapin à l'arsenic, que les cellules de l'organisme aient perdu définitivement toute faculté de réagir favorablement sous l'action de la toxine injectée, qui ne faisait plus qu'ajouter à l'intoxication cancéreuse déjà existante.

Ces faits sont bien connus des expérimentateurs qui ont étudié les phénomènes de vaccination contre les poisons chimiques ou figurés ainsi que la phagocytose chez les animaux.

RÉCAPITULATION DES 126 CAS DE TUMEURS MALIGNES
TRAITÉS DEPUIS LE MOIS DE JANVIER 1901
JUSQU'AU 20 JANVIER 1904

1° *Mauvais cas.*

OBSERVATIONS 1 A 58.

58 cas doivent rentrer dans la catégorie des mauvais cas et n'ont été suivis d'aucun résultat favorable. Plusieurs malades ont interrompu volontairement le traitement.

Certains confrères voudraient exiger qu'une seule injection pût guérir des cas inopérables et réclament un résultat instantané, comme s'il s'agissait d'une injection de sérum antidiphtérique ou de sérum antistaphylococcique.

2° *Guérisons*, 21 cas.

OBSERVATIONS 59 à 79.

Je ne classe, parmi les cas de guérison, que ceux où il n'existe plus actuellement aucune trace de tissu néoplasique. Certains de ces malades ont été opérés dans des conditions exceptionnellement graves, pour des néoplasmes déjà récidivés et qui paraissaient inopérables. Chez plusieurs d'entre eux, des masses néoplasiques qui avaient envahi la gaine des vaisseaux fémoraux, axillaires ou carotidiens, ont été partiellement laissées dans la plaie, qui a été curetée dans la profondeur; dans ces cas la cicatrisation, qui s'est faite après tamponnement de la plaie, ne s'est produite qu'au bout de plusieurs mois.

Ces 21 cas se rapportent à des tumeurs très variées : lymphadénome du testicule avec généralisation au pli de l'aine, sarcome des muscles de la cuisse, cancer de l'estomac avec généralisation à la paroi, cancer de l'utérus avec noyaux disséminés dans le péritoine pelvien. cancer de la verge, généralisé à la région inguino-crurale avec envahissement de la gaine des vaisseaux, cancer de la langue, cancer du corps thyroïde, épithélioma de la face avec généralisation ganglionnaire, sarcome de l'amygdale avec généralisation aux ganglions du cou, épithélioma du sein avec extension rapide et envahissement de la gaine des vaisseaux axillaires, cancer des ovaires avec greffe péritonéale et ascites cancer de la langue, de l'amygdale et du voile du palais avec masse, cancéreuses diffuses et envahissement de la gaine des vaisseaux carotidiens.

Parmi les cancers de l'utérus nous citerons notamment une femme qui présentait un chou-fleur vaginal du volume du poing, sanieux et ulcéré, et qui était devenue tellement anémique par suite des pertes de sang et de la cachexie cancéreuse que l'hystérectomie paraissait impossible. Le chou-fleur vaginal fut cureté, le col fut évidé à coups de ciseaux et la malade fut soumise au traitement antinéoplasique. L'état général s'est rapidement relevé et actuellement il ne persiste aucune trace de la lésion, qui, le 28 juillet dernier, paraissait absolument inopérable.

3° *Cas en observation et généralement améliorés.*

OBSERVATIONS 80 à 126.

Les cas en observation sont au nombre de 47. Parmi ces cas, 18 ont donné un résultat favorable indéniable. Ils ne sont cependant

pas comptés parmi les cas de guérisons, parce que les masses néoplasiques en voie de résorption n'ont pas encore complètement disparu ou
bien parce qu'il ne s'est pas écoulé encore un temps assez long depuis
l'opération ou depuis le commencement du traitement.

Ces cas seront publiés en détail. Nous citerons notamment l'action
rapide du traitement sur plusieurs cas de cancers en cuirasse; les
plaques indurées, d'abord rouges et violacées, pâlissent rapidement
pour devenir jaunâtres et prendre l'aspect d'un cuir mince, où réappa-
raissent des îlots de peau saine. Les douleurs cèdent en général aux
premières injections, ce qui prouve bien l'arrêt de l'extension du processus néoplasique. Tous ces malades accusent également une amélioration extraordinaire de leur état général. Ils reprennent leur vigueur
ancienne et toutes les apparences de la santé.

L'action du traitement, chez les malades qui réagissent favorablement, provoque donc à la fois l'arrêt de l'envahissement néoplasique et
la disparition de l'intoxication spéciale qui caractérise la cachexie cancéreuse.

Sur les 47 cas en observation, 29 doivent être suivis quelque temps
pour permettre de conclure dans un sens ou dans l'autre, mais tous
sans exception ont bénéficié du traitement, au moins temporaire-
ment.

Les 58 cas signalés comme n'ayant pas donné de résultats concluants
seront résumés brièvement.

Nous donnerons ensuite le détail des 21 observations favorables
telles qu'elles ont été arrêtées à la fin de janvier 1904, puis le résumé
des 47 cas en observation à la même époque.

Observations récentes.

Les observations récentes sont publiées, par ordre de dates, à la
suite des 126 premières, qui ont été complétées, autant qu'il a été possible de le faire, jusqu'à la date du 30 septembre 1904.

On trouvera à la suite des observations cliniques une récapitulation générale des cas, favorables et défavorables de la vaccination et
de la sérothérapie anti-cancéreuses.

Cas où le traitement

n'a pas donné de résultats concluants

OBSERVATIONS N°s 1 A 58

Les 58 premiers cas sont simplement énumérés, l'observation détaillée ne présentant aucun intérêt.

En effet ces 58 cas concernent des malades atteints de tumeurs malignes très étendues ou bien en voie de généralisation, et chez lesquels le traitement a été institué trop tard et n'a pas été continué assez longtemps.

Chez un certain nombre de ces malades où l'on avait observé une amélioration temporaire manifeste, le traitement a été interrompu par suite de leur indocilité ou d'influences étrangères.

Ces 58 cas ont été classés par régions : tumeurs malignes de la tête et du cou, tumeurs malignes du sein, des membres, de l'œsophage, de l'épiploon, de l'estomac, des organes génito-urinaires et du rectum.

TUMEURS DE LA TÊTE ET DU COU

N° 1. — M. V..., cancer de la langue et du plancher buccal; généralisation; mort.

N° 2. — M. L..., cancer de l'amygdale et des ganglions du cou; généralisation; mort.

N° 3. — M. F..., cancer du pharynx et du voile du palais; infection ganglionnaire; mort par pneumonie.

N° 4. — M. E..., cancer du corps thyroïde; généralisation; suffocation; mort.

N° 5. — M. M..., épithélioma du bord gauche et de la base de la langue, étendu jusqu'au larynx; infection ganglionnaire; mort.

N° 6. — M. H,..., récidive d'ablation du larynx cancéreux étendue à toute la région cervicale; mort.

N° 7. — M. R..., cancer de l'amygdale et du pharynx; état cachectique très avancé; généralisation ganglionnaire; mort.

N° 8. — M. X..., cancer de la langue inopérable; traitement irrégulier; aggravation.

N° 9. — M. G..., cancer de la langue du côté droit et adénopathie sous-maxillaire; phlegmon cancéreux du cou; aggravation.

N° 10. — M. P..., cancer de la langue inopérable; traitement interrompu; aggravation.

N° 11. — M. C..., cancer du larynx et des ganglions du cou; état cachectique; mort.

N° 12. — M. J..., cancer du pharynx et des ganglions du cou; généralisation; mort.

N° 13. — M. C..., cancroïde de l'oreille; généralisation à la région cervicale; amélioration momentanée; interruption du traitement.

N° 14. — M. S..., cancer du pharynx en voie de généralisation, inopérable; aggravation.

N° 15. — M. J..., cancer de la langue et des ganglions du cou; traitement irrégulier; aggravation.

N° 16. — M. T..., cancer du larynx; généralisation aux ganglions du cou; interruption du traitement.

N° 17. — M. C. ., cancer du pharynx et des ganglions du cou; aggravation de l'état local et général.

N° 18. — Mme S..., récidive d'un cancer de la langue; généralisation; mort.

N° 19. — M. P..., sarcome mélanique du cou; aggravation; mort.

N° 20. — M. J..., cancer de la lèvre ayant débuté en 1878, 2 fois opéré et généralisé à tout le plancher de la bouche et aux ganglions sous-maxillaires.

N° 21. — M. G..., cancer de l'amygdale et du pharynx; généralisation rapide; aggravation.

N° 22. — M. A..., cancer de l'amygdale gauche et du voile du palais avec adénopathie cervicale, inopérable; traitement antinéoplasique à partir du 2 juillet 1903; état général assez satisfaisant; état local stationnaire.

N° 23. — M. G.... cancer du bord droit de la langue; opération le 11 décembre 1902, revient en mai 1903 avec une récidive inopérable et adénopathie cervicale; traitement très irrégulier; amélioration momentanée; aggravation.

TUMEURS DU SEIN

N° 24. — Mme L..., cancer du sein gauche ulcéré, avec généralisation; morte avec ictère aigu et généralisation hépatique.

N° 25. — Mme B..., cancer massif du sein; généralisation; mort.

N° 26. — Mme S..., récidive d'un cancer du sein avec généralisation au foie; laparotomie exploratrice; amélioration momentanée de l'état général; mort par progrès de la généralisation.

N° 27. — Mme M..., 3° récidive d'un cancer du sein; généralisation.

N° 28. — Mme G..., cancer du sein en voie de généralisation; mort.

N° 29. — Mme M..., cancer des 2 seins avec généralisation ganglionnaire rapide; amélioration momentanée; aggravation; mort.

N° 30. — Mme T..., cancer massif du sein en voie de généralisation; mort.

N° 31. — Mme G..., cancer du sein récidivé et en voie de généralisation; amélioration momentanée; aggravation; mort.

N° 32. — Mme L..., cancer du sein; généralisation.

N° 33. — Mme B..., cancer du sein à marche rapide; opération; généralisation; mort.

N° 34. — Mme L..., cancer du sein; opération; généralisation utérine. péritonéale et pulmonaire; mort.

N° 35. — Mme D..., cancer du sein; opération; récidive et généralisation; mort.

N° 36. — Mme P..., cancer du sein; généralisation; mort.

N° 37. — Mme G..., cancer du sein gauche; opération; généralisation.

N° 38. — Mme L..., cancer du sein inopérable; fracture spontanée du fémur; généralisation; mort.

N° 39. — Mme T..., cancer du sein opéré le 20 octobre 1900; récidive dans la cicatrice; le 20 avril 1902, opération d'un kyste de l'ovaire végétant avec ascite et généralisation péritonéale; traitement irrégulier.

N° 40. — Mme M..., cancer du sein droit opéré le 31 janvier 1902; traitement irrégulier; amélioration.

N° 41. — Mme R..., cancer opéré le 17 septembre 1901; traitement irrégulier.

N° 42. — Mme C..., cancer du sein opéré le 22 janvier 1902; traitement interrompu.

TUMEURS DES MEMBRES

N° 43. — Mme L..., ostéosarcome de l'épaule gauche; désarticulation intra-scapulo-thoracique le 3 août 1903; récidive en novembre 1903; généralisation.

N° 44. — Enfant R..., sarcome de l'avant-bras et du bras en voie de généralisation; extension au thorax; mort.

N° 45. — M. D..., sarcome des muscles du bras en voie de généralisation; fracture spontanée du fémur; mort.

TUMEURS DE L'ŒSOPHAGE, DE L'ÉPIPLOON ET DE L'ESTOMAC

N° 46. — M. E..., cancer de l'œsophage et de l'estomac, gastrostomie; aggravation.

N° 47. — M. B..., cancer de l'épiploon; laparotomie exploratrice; aggravation.

N° 48. — M. G..., cancer de l'estomac; laparotomie exploratrice; cas inopérable; aggravation; mort.

N° 49. — Mme L..., cancer de l'estomac; inopérable; traitement interrompu; généralisation.

TUMEURS DE L'UTÉRUS, DE L'OVAIRE, DU RECTUM ET DE LA VESSIE

N° 50. — Mme B..., cancer de l'utérus et des ligaments larges, inopérable; amélioration momentanée; aggravation.

N° 51. — Mme P..., cancer du corps de l'utérus; hystérectomie abdominale; récidive; mort.

N° 52. — Mme G..., cancer de l'utérus, récidivé et inopérable; aggravation

N° 53. — Mme R..., cancer de l'utérus inopérable; aggravation.

N° 54. — Mme C..., cancer de l'utérus, opération le 22 août 1902.

N° 55. — Mme L..., cancer de l'utérus inopérable; diminution de l'écoulement vaginal; interruption du traitement.

N° 56. — Mme L..., cancer de l'ovaire et du rectum opéré le 7 mai 1902; récidive.

N° 57. — Mme D..., cancer du rectum opéré le 4 mars 1902; généralisation.

N° 58. — Mme F..., Épithélioma végétant de la vessie, opération en avril 1902; taille hypogastrique; traitement irrégulier; récidive cutanée en octobre 1902; généralisation.

Cas pouvant être considérés comme guéris

LE 25 JANVIER 1904

21 CAS. — N°s 59 A 79

OBSERVATION N° 59

N°s 792 ET 825 [1]

Lympho-sarcome malin du testicule trois fois récidivé.
Opération. Guérison maintenue depuis 3 ans.

M. B..., âgé de 37 ans, est atteint en janvier 1900 de douleurs testiculaires gauches avec apparition d'une tumeur. Ponction exploratrice le 4 mars. Incision exploratrice le 1er mai par le Dr Nélaton. Il s'agit d'un sarcome. Castration le 12 juin. La plaie ne se cicatrise pas. Incision d'un foyer de récidive avec suppuration le 15 juillet 1900. Le malade n'a pas quitté le lit depuis le mois de mai.

En décembre 1900, on constate dans les bourses et le pli de l'aine une récidive du volume d'une tête d'adulte, envahissant le canal inguinal et fixée dans la profondeur. Le malade est opéré par M. Doyen, sur les instances du Dr Tapret, le 2 janvier 1901. — La plaie résultant de l'opération et le résultat de l'autoplastie ont été photographiés.

La culture a donné, sur 15 tubes, 14 tubes stériles et 1 culture pure de micrococcus neoformans. Histologiquement, il s'agissait d'un lympho-sarcome malin (fig. 173 et 174).

Le 18 février, 3° opération pour l'ablation de la cicatrice, dans laquelle existait un noyau de récidive de la grosseur d'une noisette, qui présentait la même structure histologique.

---

1. Ces numéros correspondent au registre d'inscription des malades ainsi qu'au répertoire et au musée du laboratoire d'histologie.

Traitement. 25 *injections antinéoplasiques en 6 mois.* — Actuellement, le malade est en parfaite santé et ne présente aucune trace de récidive.

3o septembre 1904. — État très satisfaisant.

OBSERVATION N° 60

Nᵒˢ 112 et 640

Sarcome des muscles de la cuisse. — Opération. — Guérison maintenue depuis 2 ans et 3 mois.

Mᵐᵉ S..., âgée de 48 ans, présente un sarcome des muscles de la partie interne de la cuisse, du volume des deux poings. Opération, le 25 novembre 1901.

La tumeur est un sarcome à cellules fusiformes.

Traitement antinéoplasique.

Le 6 décembre 1902, ablation, par mesure de prudence, de la cicatrice, où existe un noyau induré. L'examen de ce noyau démontre qu'il s'agit d'une cicatrice fibreuse.

Guérison maintenue jusqu'à ce jour, sans trace de récidive.

3o septembre 1904. — État très satisfaisant.

OBSERVATION N° 61

Nᵒˢ 248, 468 et 92

Cancer en masse de l'utérus envahissant les ligaments larges, avec complication de noyaux pelviens disséminés au voisinage du rectum. — Hystérectomie abdominale totale. — Guérison maintenue depuis 22 mois.

Mᵐᵉ I..., âgée de 48 ans, qui présente un cancer massif de l'utérus, est opérée le 11 mars 1902 par la laparotomie. Semis cancéreux péritonéal. Ablation de plusieurs noyaux sous-séreux au voisinage du rectum. La culture de ces noyaux donne des colonies pures de micrococcus neoformans. L'examen histologique démontre l'existence d'un carcinome. Ce cancer était généralisé au péritoine pelvien, avec noyaux disséminés sur l'intestin et dans l'épiploon.

Traitement antinéoplasique.

Le 14 août 1902, distension de la cicatrice et ascite. Laparotomie pour l'évacuation du liquide et suture de la paroi. Aucune trace de généralisation dans l'épiploon.

Le 1ᵉʳ août 1903, 3ᵉ laparotomie pour reproduction d'une certaine quantité de liquide et pour distension légère de la cicatrice.

La malade est placée dans la position de Trendelenbourg. Il existe dans le cul-de-sac postérieur deux masses libres et arrondies, de plusieurs centimètres de longueur, et deux petites masses analogues rougeâtres, pédiculées. M. Doyen fait en même temps l'ablation de deux noyaux sous-péritonéaux laissés au voisinage du rectum dans la 1ʳᵉ opération qui avait paru, d'ailleurs, ne devoir donner aucun résultat, car le cas semblait désespéré.

L'examen histologique a montré que ces anciens noyaux cancéreux étaient absolument transformés par envahissement de globules blancs polynucléaires.

Le péritoine pariétal et viscéral était épaissi partiellement sans trace de lésion néoplasique, de telle sorte que la reproduction de l'ascite paraissait en relation avec une péritonite chronique fibreuse consécutive à la disparition des noyaux cancéreux par un processus de sclérose.

État actuel satisfaisant. Cependant la reproduction de l'ascite paraît devoir se faire dans ce cas comme dans ceux où le péritoine est profondément altéré sur une grande étendue.

30 septembre 1904. — État assez satisfaisant. On a fait plusieurs ponctions.

OBSERVATION Nº 62

Nᵒˢ 402 ET 96

Cancer du pylore adhérent au foie et inopérable. — Gastro-entérostomie le 13 juillet 1893. — Récidive dans la paroi en 1897. — En 1901, ulcération de la cicatrice et fistule gastrique — Traitement antinéoplasique à partir du 27 juin 1902. — Fermeture de la fistule et disparition de l'induration néoplasique. — Guérison maintenue depuis 19 mois.

M. A..., âgé de 53 ans, a présenté les signes d'un cancer de l'estomac en 1892, à la suite d'un traumatisme. En 1893, se produisirent plusieurs mélænas successifs. Le malade était soigné par le Dʳ Péchadre.

Opération le 13 juillet 1893.

La tumeur pylorique est adhérente au foie et inopérable.

Gastro-entérostomie postérieure.

Le malade reprend du poids et se rétablit. En 1897, se produisit au niveau de la cicatrice une saillie dure et rougeâtre.

La tumeur présentait tous les caractères d'une récidive, envahissant, en août 1901, tout le creux épigastrique ; elle mesurait des dimensions verticales et transversales de 15 centimètres. Il se produisit bientôt une fistule gastrique qui se referma momentanément pour se reproduire en avril 1902. Cette fistule laissait sortir un liquide bilieux.

Le 27 juin 1902, le malade entre à la clinique du Dʳ Doyen, à Paris. Il a beaucoup maigri : le pourtour de la fistule présente de petites ulcérations.

La tumeur est squirrheuse, rougeâtre, parsemée de sillons profonds; elle comprend toute la région épigastrique, depuis l'appendice xyphoïde jusqu'au-dessous de l'ombilic, et envahit l'hypochondre gauche. Traitement antinéoplasique. La fistule se referme sans intervention au bout de quelques semaines. La plaque récidivée pâlit à ses alentours et se rétrécit petit à petit.

Le malade quitte la clinique, le 14 février 1903. En juillet, il revient avec une nouvelle poussée et reproduction de la fistule gastrique. L'amaigrissement et les douleurs, qui s'étaient reproduits, disparaissent rapidement par suite d'un nouveau traitement. La digestion devient facile; le malade, qui était courbé et contracturé par la douleur, se redresse et reprend son aspect de santé et sa vigueur d'autrefois.

Nous devons noter chez ce malade, qu'après une amélioration considérable, qu'on pouvait considérer comme une guérison, et qui était survenue après les 8 premiers mois de traitement, une récidive s'est produite. Cette récidive est survenue pendant les 5 mois d'interruption des injections antinéoplasiques.

Les symptômes généraux graves ont réapparu : la tumeur a subi un accroissement considérable et la fistule s'est reproduite.

Cette récidive a cédé complètement dès les premières semaines où le traitement a été nouvellement institué, c'est-à-dire à partir du mois de juillet 1903.

Actuellement le malade digère très bien et son état général est excellent.

30 septembre 1904. — État très satisfaisant.

OBSERVATION N° 63

N° 470

Cancer du col de l'utérus étendu aux culs-de-sac vaginaux. — Laparotomie. — Hystérectomie totale avec résection étendue du vagin. — Guérison maintenue depuis dix-sept mois et aemi.

Mme G..., âgée de 44 ans, est atteinte d'un cancer du col ayant envahi les culs-de-sac et compliqué d'induration des ligaments larges des deux cotés. La malade est cachectique et le cas très défavorable. Il est impossible de faire l'hystérectomie vaginale.

La laparotomie est pratiquée le 19 août 1902. Castration totale.

La muqueuse vaginale est réséquée sur toute l'étendue nécessaire et le péritoine pelvien est suturé, après tamponnement et drainage, au niveau du détroit supérieur.

Traitement antinéoplasique intense.

L'état général s'améliore rapidement. La malade a été examinée tous les trois mois. Le 19 janvier, la santé générale est parfaite; aucune trace de récidive.

30 septembre 1904. — État très satisfaisant.

OBSERVATION N° 64

N° 641

Cancer de la verge avec généralisation à tout le pli de l'aine droit, où existe une tumeur du volume des deux poings, sanieuse, exulcérée, adhérente aux vaisseaux fémoraux. — Ablation du néoplasme et de la masse secondaire avec curetage de la gaine des vaisseaux, qui était envahie par le cancer. — Guérison maintenue depuis 13 mois.

M. L..., âgé de 48 ans, se présente à la clinique, porteur d'un cancer de la verge et d'une énorme généralisation à tout le pli de l'aine.

La tumeur de l'aine a été le siège d'un phlegmon et présente à sa partie centrale un cratère à bords saignants et éversés. — Œdème de la cuisse. — Le cas paraît inopérable et l'intervention n'est tentée qu'en considération des bons résultats déjà obtenus chez d'autres malades par le traitement antinéoplasique.

Opération le 8 décembre 1902.

L'amputation de la verge est faite, et ensuite la réunion de l'urèthre à la peau.

La masse inguinale est extirpée en une seule pièce, mais la partie profonde demeure adhérente à la gaine des vaisseaux fémoraux, qui se trouve envahie. Il faut se contenter en ce point d'un curetage prudent.

Tamponnement partiel de la plaie, qui était infectée depuis plusieurs mois. La tumeur est un épithélioma typique. Traitement antinéoplasique.

La plaie inguinale ne s'est cicatrisée entièrement qu'au bout de 5 mois.

M. L... revient souvent à la clinique. Il est en parfait état de santé. La cicatrice est d'une souplesse absolue. Il n'existe, fin janvier 1904, aucune trace d'induration ni de récidive, même au niveau de la gaine des vaisseaux où j'avais laissé des traces manifestes de tissu néoplasique.

30 septembre 1904. — État très satisfaisant.

OBSERVATION N° 65

N° 642

Lympho-sarcome de l'amygdale avec adénopathie carotidienne. — Menaces de récidive rapide aussitôt après l'opération. — Traitement antinéoplasique. — Guérison maintenue depuis 13 mois.

Mme G..., agée de 48 ans, envoyée par le Dr Besançon, présentait en décembre 1902 une tumeur de l'amygdale gauche, commençant à envahir les piliers du voile du palais et compliquée d'une adénopathie carotidienne du volume d'un œuf de pigeon.

Opération le 10 décembre 1902, par la voie rétro-maxillaire.

La masse ganglionnaire extirpée et la partie profonde de la tumeur reconnue, on l'isola des parties voisines avec l'index jusqu'à la muqueuse bucco-pharyngée, qui fut alors sectionnée par la voie buccale.

La pièce, qui était très fragile, demeura ainsi tout à fait intacte pour l'examen histologique. Tamponnement de la plaie.

Quatre jours après l'opération, toute la région présentait cette induration blanche suraiguë que l'on observe dans le cas de récidive immédiate des sarcomes malins dans la plaie opératoire.

Le traitement antinéoplasique est commencé immédiatement; l'induration disparaît en quelques jours et la plaie se cicatrise dans les conditions normales.

L'examen démontra qu'il s'agissait d'un lympho-sarcome malin (fig. 163, 164, 165 et 166).

État actuel. — Cicatrice souple. Aucune trace de récidive, treize mois après l'opération.

30 septembre. — État très satisfaisant.

<h2 style="text-align:center">OBSERVATION N° 66</h2>

TRAITEMENT EXTERNE

Cancer du sein gauche récidivé pour la deuxième fois, ayant envahi le pectoral et la gaine des vaisseaux axillaires. — Opération incomplète. — Résorption de l'induration axillaire. — Guérison maintenue depuis treize mois.

Mme L..., âgée de 46 ans, a été opérée en 1897 par le Dr Gasiglia, de Nice, d'une amputation partielle du sein gauche ; une récidive nécessita en octobre 1899 une deuxième opération, qui consista dans l'ablation totale du sein avec curage de l'aisselle.

Une deuxième récidive ne se fit pas attendre et se produisit dans toute l'épaisseur du muscle pectoral.

En décembre 1902 existait une masse considérable intramusculaire, adhérente à une masse axillaire diffuse, fixée profondément, et compliquée d'œdème du bras. L'intervention avait été considérée comme impossible.

Opération le 24 décembre 1902 par les Drs Doyen, Grinda et Gasiglia.

La tumeur du pectoral est enlevée, ainsi que tout ce qu'il est possible d'extirper de la masse axillaire.

Il est laissé dans la profondeur une assez notable quantité de tissus cancéreux, adhérant à la gaine des vaisseaux et englobant entièrement la veine axillaire.

Traitement antinéoplasique.

Le 23 janvier 1904, Mme L. est dans un état général satisfaisant, bien qu'elle se plaigne de quelques troubles digestifs.

La cicatrice est souple, présente à son tiers supérieur un petit noyau fibreux du volume d'une lentille et qui n'a pas le caractère néoplasique ; dans l'aisselle existe profondément une corde fibreuse qui explique la persistance de l'œdème partiel du membre supérieur.

En effet la partie interne du bras est œdématiée ; les parties supérieure et externe ne présentent aucune trace de gonflement, pas plus que le pli du coude, l'avant-bras, ni la main.

La malade dit que l'œdème varie, et cette observation concorde avec la présence d'une bride fibreuse axillaire gênant partiellement la circulation en retour. Il est incontestable que le traitement a arrêté l'évolution du cancer, car la masse axillaire laissée dans la plaie aurait dû augmenter notablement de volume, au lieu de se résorber au point de ne plus laisser comme trace qu'une corde fibreuse.

Il n'y a pas de nouvelles récentes.

OBSERVATION N° 67

N° 691

Cancer du col. — Amputation du col le 20 janvier 1903. — Empâtement péri-utérin consécutif. — Hystérectomie vaginale le 28 février 1903. — Traitement antinéoplasique. — État satisfaisant un an après la première opération.

Mme L..., âgée de 38 ans, est amenée à la clinique par son médecin, le Dr Brosset, pour cancer du col. Elle ne consent pas à l'hystérectomie. Amputation susvaginale du col, le 20 janvier 1903. La cicatrisation tarde. Il se produit une périmétrite suspecte.

2e opération ; le 28 février 1903 : hystérectomie vaginale, sur la demande du médecin traitant et de la malade. Guérison rapide. Traitement antinéoplasique. État actuel satisfaisant : aucune trace de récidive.

30 septembre 1904. — État très satisfaisant.

OBSERVATION N° 68

TRAITEMENT EXTERNE

Cancer de l'utérus et des ligaments larges paraissant inopérable. — La tumeur se mobilise après 6 injections antinéoplasiques. — Hystérectomie vaginale. — Fistule consécutive de l'uretère gauche. — Aucune récidive onze mois après l'opération, époque à laquelle la malade meurt accidentellement d'une pneumonie.

Mme V..., âgée de 46 ans, soignée par le Dr Barbary, de Nice, présentait un cancer du col et du corps de l'utérus envahissant les ligaments larges et considéré comme inopérable. La malade se plaignait de douleurs lombaires qui l'empêchaient de dormir. Elle était très cachectique, bien qu'ayant conservé un certain embonpoint.

La tumeur s'est mobilisée en une huitaine de jours, après une première série d'injections antinéoplasiques; les douleurs lombaires se sont calmées. L'hystérectomie vaginale a été faite sur la demande de la famille, en février, 1903, par M. Doyen, avec l'aide des Drs Grinda et Barbary. Les pinces ayant été placées assez loin sur les ligaments larges, la malade présenta après l'opération de l'anurie complète, par compression des uretères.

L'urine apparut aussitôt l'ablation des pinces, et huit jours après l'opéraion, il se produisit une petite fistule de l'uretère gauche.

Traitement antinéoplasique.

La cicatrisation du champ opératoire se fit parfaitement, mais il persista un petit orifice par où se faisait l'écoulement intermittent des urines.

A la fin du mois de décembre 1903, Mme V... devait être opérée de la fistule uretérale par le Dr Grinda, la cicatrice étant absolument souple et sans trace de récidive. Elle contracta accidentellement une pneumonie qui l'emporta en quelques jours.

Il n'y avait donc aucune récidive près d'un an après l'opération, qui avait été faite dans les conditions les plus défectueuses.

Le traitement, commencé avant l'opération, a fait disparaître en quelques jours les douleurs lombaires et a considérablement amélioré l'état général, qui est redevenu très satisfaisant jusqu'à l'éclosion de l'affection intercurrente accidentelle qui emporta la malade.

OBSERVATION N° 69

N°s 768 et 839

Petit épithélioma du bord gauche de la langue détruit par un caustique, par le Dr Ducastel. — Ablation d'un petit épithélioma médian de la lèvre inférieure et d'un ganglion néoplasique sous-maxillaire. — Ablation ultérieure d'une récidive du cancer de la langue. — Traitement antinéoplasique. — Guérison maintenue depuis dix mois.

M. M..., âgé de 56 ans, est présenté à la clinique par le Dr Hauser, en mars 1903. On observe sur le bord gauche de la langue une cicatrice provenant de la destruction par la méthode des caustiques d'un petit épithélioma, par le Dr Ducastel.

Il existe une petite ulcération médiane du bord libre de la lèvre inférieure, indurée à sa base, et un ganglion sous-maxillaire gauche du volume d'une noisette. Première opération 24 mars 1903. Ablation du ganglion et du petit épithélioma de la lèvre; le diagnostic est confirmé par l'examen microscopique.

Le 22 mai existait une récidive manifeste du cancer de la langue, de 2 centimètres d'étendue. Ablation le 26 mai.

Traitement antinéoplasique.

M. M..., qui était très affaibli au moment de ces interventions, a signalé, dès la première semaine du traitement, une amélioration remarquable de son état général. Il est actuellement en parfaite santé et ne s'est jamais senti mieux portant.

3o septembre 1904. — État très satisfaisant.

OBSERVATION N° 70

N° 79

Cancer exubérant du col de l'utérus. — Hémorrhagies graves et répétées. — Amputation sus-vaginale du col. — Traitement antinéoplasique. — Cicatrisation complète. — Aucune trace de récidive six mois après l'opération.

Mme L..., âgée de 41 ans, se présente à la clinique en juillet 1903, envoyée par Mme Frary Gross. On constate un chou–fleur cancéreux du volume du poing, qui remplit le vagin et saigne tellement au moindre attouchement qu'il est impossible d'explorer les culs-de-sac.

La malade est faible, elle souffre de douleurs lancinantes et se trouve épuisée par des hémorrhagies presque continuelles. Aspect général cachectique.

Opération le 20 juillet.

Après curetage de tout le chou-fleur cancéreux, M. Doyen, constatant que les culs-de-sac ne sont pas très envahis, fait la section circulaire de la muqueuse vaginale en tissu sain et pratique l'amputation supracervicale en cône du col de l'utérus.

L'ablation totale de l'utérus n'a pas été faite parce que la malade ne paraissait pas en état de supporter une intervention grave.

Traitement antinéoplasique.

La cicatrisation de la plaie s'est faite lentement : elle était entièrement recouverte d'épiderme et très souple le 6 novembre.

Le 15 février, aucune trace de récidive.

L'état général est meilleur que jamais, et il est impossible de soupçonner à l'examen local que cette malade a été considérée comme inopérable il y a 7 mois, en juillet dernier.

3o septembre 1904. — État très satisfaisant.

OBSERVATION N° 71

N° 137

*Cancer du corps thyroïde avec symptômes de goitre exophtalmique et adénopathie
bilatérale. — Opération le 18 septembre 1903. — Injections antinéoplasiques. — Disparition des phénomènes de goitre exopthalmique et guérison
sans récidive.*

Mme P..., âgée de 40 ans, se présente en septembre 1903 à la clinique de la
rue Piccini, portant une tumeur cervicale très large qui occasionne une suffocation presque permanente.

Il y a un certain degré d'exophtalmie, de la tachycardie (140 pulsations)
et du tremblement.

A l'examen local, on constate une tumeur diffuse du corps thyroïde, qui
commence à être adhérente à la peau, et deux masses ganglionnaires latérales
de la grosseur d'un œuf de poule.

La malade est cachectique et le cas paraît très défavorable.

Opération le 18 septembre 1903 (fig. 77, 78, 79, 80 et 81).

Traitement antinéoplasique.

Cicatrisation obtenue en quelques jours. La cicatrice, d'abord indurée,
s'assouplit progressivement.

Le 4 décembre, on reconnaît un ganglion sus-claviculaire droit, qui disparaît après quelques injections.

L'état général est parfait. La malade a repris ses forces et son embonpoint
et se trouve très bien portante le 12 janvier 1904.

30 septembre 1904. — État très satisfaisant.

OBSERVATION N° 72

N° 143

*Cancer du pylore. — Pylorectomie et gastro-entérostomie. — Traitement anti-
néoplasique. — La malade, presque mourante après les suites immédiates de
l'opération, se remet en quelques semaines. — État général excellent le
15 janvier 1903. — Aucune trace de récidive.*

Mme B..., âgée de 47 ans, est envoyée à la clinique en septembre 1903
pour une sténose cancéreuse du pylore, par le Dr Piédecoq. La tumeur est du
volume d'une orange, mais assez mobile.

Opération le 22 septembre 1903.

Résection du pylore par la méthode de Doyen, avec fermeture en cordon de bourse du duodénum et de l'estomac. Gastro-entérostomie postérieure et réparation par une suture en bourse de toute la plaie péritonéale (fig. 124 et 125).

Traitement antinéoplasique.

La malade quitte la clinique le 16 octobre 1903, 22 jours après l'opération. Elle est encore très faible, et on la renvoie à la campagne sous la surveillance de son médecin.

L'état général s'améliore très rapidement, ainsi que la nutrition : le 15 janvier 1904, l'état général est très satisfaisant. La malade s'alimente bien. Il n'y a ni dilatation de ce qui reste de l'estomac ni trace de récidive.

30 septembre 1904. — État très satisfaisant.

OBSERVATION N° 73

N° 166

Récidive d'un épithélioma de la lèvre et adénopathie sous-maxillaire gauche. — Opération. — Traitement antinéoplasique. — Guérison maintenue jusqu'au 12 décembre, époque à laquelle le malade est mort accidentellement, sans trace de récidive.

M. M..., âgé de 46 ans, se présente à la clinique, porteur d'un épithélioma récidivé très étendu, envahissant la totalité de la lèvre inférieure, avec infection ganglionnaire sous-maxillaire gauche. Opération le 17 octobre 1903. Ablation de toute la lèvre inférieure en V; autoplastie par la méthode des triangles.

L'opération était faite pour la deuxième fois et l'autoplastie a donné, malgré la perte de substance de la première opération, une bouche plus large qu'au moment où le malade était arrivé à Paris.

La loge sous-maxillaire (glande et ganglions) a été vidée en totalité.

Traitement antinéoplasique. Le 18 novembre, le malade présente une récidive dans la cicatrice sous-maxillaire. On augmente l'intensité du traitement. L'induration cède en 6 jours. Le malade quitte Paris le 24 novembre. Les cicatrices sont souples.

État général excellent.

M. M..., dont on avait d'excellentes nouvelles, succomba accidentellement, le 12 décembre, à une syncope.

OBSERVATION N° 74

N° 175

Cancer du sein gauche à marche aiguë, avec induration et vascularisation de toute la région thoracique gauche, de la région axillaire et de la région scapulaire jusqu'au niveau des apophyses épineuses. — Traitement antinéo-

plasique avant l'opération. — Disparition de l'induration et atténuation de la teinte rouge vif, qui devient rose pâle. — Opération. — Traitement antinéoplasique. — Guérison.

Mme de C.., âgée de 48 ans, est envoyée de Buenos-Ayres avec une tumeur de la région externe du sein gauche, du volume d'un œuf de poule, très saillante, à développement suraigu et prête à s'ulcérer. Tout le sein est envahi d'une manière diffuse. Il y avait quelques mois auparavant un petit adénome sous-cutané, mobile, qui avait été examiné par le professeur Dieulafoy et considéré comme absolument inoffensif.

Cette petite tumeur prit subitement un caractère malin et se développa avec une rapidité extraordinaire. Tout le sein devint induré en masse et la région thoracique antérieure latérale et postérieure, y compris celle de l'épaule, présentèrent un œdème d'un rouge vif qui s'étendit avec une grande rapidité. On jugea l'opération impraticable parce qu'il était impossible d'enlever toute la peau malade.

Le 15 octobre 1903, Mme de C.., qui constatait que la tumeur augmentait de jour en jour, accepta de se soumettre à 3 injections antinéoplasiques. On observa une diminution considérable du volume du sein et la teinte rouge de la peau de la région thoracique gauche disparut presque entièrement.

Opération le 22 octobre 1903.

Le sein gauche fut enlevé largement, avec toute la graisse et les ganglions de l'aisselle. Les ganglions étaient nombreux, mais pas très volumineux. Continuation du traitement antinéoplasique.

La cicatrisation était complète au bout de 6 jours. L'examen microscopique démontra qu'il s'agissait d'un carcinome. La plupart des ganglions axillaires étaient cancéreux. Les ganglions les plus profonds étaient simplement enflammés, comme on l'observe au début de l'infection cancéreuse, avant l'apparition des cellules épithéliales. La peau prélevée à la limite de l'opération, au niveau des plaques rouges, présentait une vascularisation énorme du derme, sans foyers d'infection épithéliale caractéristique. Fait remarquable : tandis que tous les ganglions axillaires à marche rapide dans le cancer du sein donnent habituellement des cultures positives de micrococcus neoformans, les ganglions de ce cas, sans doute parce qu'il avait été fait des injections préopératoires de sérum antinéoplasique, n'ont pas donné de culture. L'examen du sédiment des tubes a montré des diplocoques morts et se colorant encore par le Gram.

Huit jours après l'opération, toute trace de l'œdème rouge signalé plus haut avait absolument disparu. La malade, qui était très affaiblie avant l'opération et se plaignait d'un malaise général, avait repris ses forces et sa gaieté. La cicatrice est actuellement souple et il est impossible de se douter que ce cas ait été considéré par plusieurs chirurgiens compétents comme absolument inopérable.

30 septembre 1904. — État très satisfaisant.

OBSERVATION N° 75

N° 198

*Épithélioma végétant des deux ovaires, avec généralisation péritonéale et ascite
à marche rapide. — Opération. — Traitement antinéoplasique. — Guérison
rapide. — État général parfait. — Aucune reproduction du liquide.*

Mme D..., âgée de 40 ans, est envoyée à la clinique par le Dr Thiroloix.
Elle présente tous les symptômes d'une tumeur végétante à marche rapide,
remplissant le cul-de-sac postérieur. L'ascite, qui représente 4 à 5 litres, s'est
développée avec une rapidité extraordinaire dans les 8 derniers jours.

Opération, le 3 novembre 1903. Tentative d'hystérectomie vaginale, puis
laparotomie. L'ascite est évacuée en inclinant la malade en avant et l'opération
est terminée dans la position de Trendelenbourg. Les masses végétantes remplis-
saient tout le bassin, avec semis abondant sur le péritoine pariétal et l'épiploon.

Castration totale et suture du péritoine pelvien.

Traitement antinéoplasique. La malade, qui était pâle et affaiblie au moment de l'opération, reprend en quelques semaines l'apparence de la santé.
Le 15 janvier, cicatrice vaginale absolument souple; le ventre est plat, aucune
trace de reproduction de l'ascite. Elle fait de longues marches sans fatigue.

30 septembre 1904. — État très satisfaisant.

OBSERVATION N° 76

N° 210

*Cancer du bord de la langue, de l'amygdale et du pilier antérieur du voile du palais.
— Adénopathie considérable. — Ablation d'un ganglion. — Récidive. —
Curetage de la masse ganglionnaire adhérente à la gaine des vaisseaux carotidiens. — Excision simple d'une partie de l'épithélioma buccal. — Traitement
antinéoplasique. — Cicatrisation rapide. — La guérison est complète le
15 janvier. — État général excellent; localement il n'existe plus trace
d'induration cervicale.*

M. M..., âgé de 46 ans, se présente à la clinique le 10 novembre avec
une tumeur cervicale carotidienne gauche diffuse, de volume considérable.

La peau est rougeâtre. Il s'écoule par plusieurs orifices de la sanie cancéreuse. Le malade est envoyé par le Dr Dubois, qui a cru reconnaître de l'actinomycose.

Il existe à la partie profonde du bord gauche de la langue un épithélioma végétant qui s'étend à l'amygdale et au pilier antérieur du voile du palais, jusqu'au voisinage de la luette.

L'examen des débris qui sortent par les fistules et qui ne présentent d'ailleurs pas les caractères des grains d'actinomycose, ne montre, par la méthode de Gram, aucune trace des filaments ramifiés caractéristiques.

Le cas peut être considéré comme absolument inopérable. On observe chez le malade, à la partie extérieure de la paupière inférieure gauche, un petit épithélioma de 8 millimètres de long sur 4 de large. La masse cervicale indurée s'étend de la région parotidienne à la région sous-maxillaire et jusqu'à l'os hyoïde. Cette masse est complètement immobile dans la profondeur.

L'opération n'est tentée que dans l'espoir d'obtenir une cicatrisation semblable à celle du cas n° 4, où il a été fait dans la profondeur un simple curetage des masses cancéreuses adhérentes à la gaine des vaisseaux fémoraux. Les orifices fistuleux sont circonscrits par une incision, et la superficie de la masse est extirpée. Dans la profondeur on ne peut faire qu'un curetage très prudent, car la masse néoplasique est diffuse, partiellement lardacée et partiellement caséeuse, et il faut de grandes précautions pour ne pas déchirer toute la gaine vasculo-nerveuse.

L'épithélioma latéral de la langue est excisé pour l'examen histologique, qui a confirmé le diagnostic.

La plaie cervicale est tamponnée. Traitement antinéoplasique.

La langue se cicatrise d'elle-même et la plaie cervicale se ferme avec une telle rapidité, que le 8 décembre il ne reste plus qu'un bourgeon charnu de bonne nature, rose et exubérant, entre les lèvres de l'incision cutanée. Le 9 décembre, anesthésie, curetage de ce bourgeon charnu et ablation du pilier antérieur du voile du palais pour l'examen histologique.

Tamponnement de la plaie du cou. La plaie évolue rapidement vers la cicatrisation.

Le 26 décembre, extirpation à la pince gouge de la partie saillante de l'amygdale, qui est constituée également par un épithélioma à globes épidermiques, en voie de sclérose rapide.

Pendant le traitement, l'épithélioma de la paupière a presque entièrement disparu.

Actuellement la cicatrice du cou est souple. Il n'y a plus trace d'induration profonde, et pas plus à l'examen extérieur qu'à l'examen intra-buccal on ne peut soupçonner que ce malade était atteint il y a deux mois et demi d'un épithélioma intrabuccal, envahissant l'amygdale, avec généralisation diffuse aux ganglions profonds du cou, et considéré comme inopérable.

Mort accidentellement de pneumonie le 18 juillet 1904. La guérison s'était maintenue jusque-là sans trace de récidive.

OBSERVATION N° 77

N° 232

*Épithélioma de la face avec envahissement de la muqueuse nasale et labiale,
deux fois récidivé. — Opération. — Guérison.*

M. Z... a été opéré il y a 3 ans d'une première récidive d'épithélioma du
pli naso-labial, atteignant la muqueuse nasale et en bas le cul-de-sac muqueux
gingivo-labial. L'opération a exigé l'ablation partielle de l'aile du nez et de
la muqueuse gingivale; autoplastie.

Le malade se présente avec une nouvelle récidive le 24 novembre 1903. Il
y a deux noyaux épithéliomateux le long de la cicatrice.

Opération.

Traitement antinéoplasique.

Bien que l'ablation ait été faite *à la limite exacte* des noyaux épithéliomateux, afin de ne pas exagérer le tiraillement de l'aile du nez produit par
l'opération antérieure, la cicatrisation se fait dans d'excellentes conditions.

État actuel satisfaisant.

30 septembre 1904. — État très satisfaisant.

OBSERVATION N° 78

TRAITEMENT EXTERNE

*Récidive d'un épithélioma de la joue droite. — Adénopathie sous-maxillaire bi-
latérale. — Traitement antinéoplasique à partir du 8 décembre 1903. —
Disparition rapide des trois noyaux de récidive et des adhérences profondes
de la cicatrice. — Résolution de l'adénopathie.*

M. M..., âgé de 52 ans, a été opéré le 24 octobre d'un épithélioma de la
joue par le D' Loévy. La tumeur avait à peu près les dimensions d'une pièce
de 5 francs. A la partie moyenne de la cicatrice, qui mesure six centimètres,
se trouve un noyau induré adhérent au périoste de l'os malaire. On y observe
une petite ulcération.

A la partie supérieure, saillie exubérante, ovalaire, du volume d'un petit
haricot et indurée, adhérente profondément.

Induration lenticulaire à la partie inférieure de la cicatrice.

Il s'agit évidemment d'une récidive rapide, car il existe de chaque côté.
notamment du côté droit, un ganglion sous-maxillaire du volume d'un haricot.

Le diagnostic certain ne pourrait être fait que par l'extirpation des noyaux
indurés et l'examen histologique.

Le malade préfère se soumettre d'abord au traitement antinéoplasique.

Le traitement est commencé le 8 décembre 1903.

Le 12 décembre, la cicatrice est devenue souple, et au lieu d'être rouge elle a pris la même coloration que le reste de la peau. Le noyau induré inférieur a disparu.

Le 19 décembre, la partie moyenne indurée et adhérente commence à se mobiliser et il y a une diminution notable du ganglion sous-maxillaire droit.

Le 22, les ganglions ont encore diminué; la cicatrice, qui était primitivement douloureuse, est devenue mobile. Elle est indolore, d'un rose normal, et les noyaux suspects se sont entièrement résorbés.

L'état général est beaucoup meilleur. Le malade accuse un appétit parfait; il fait remarquer lui-même que son état général est excellent et qu'il a repris ses forces d'autrefois.

Actuellement, il peut être considéré comme guéri. Le cas a été observé avant et après le traitement par le Dr Darier, qui a confirmé la guérison.

30 septembre 1904. — État très satisfaisant.

OBSERVATION N° 79

N° 411 ET TRAITEMENT EXTERNE

Cancer de l'utérus. — Hystérectomie vaginale, le 11 mars 1903. — La plaie ne se cicatrise pas. — Douleurs lombaires et récidive vaginale. — Cicatrisation sans opération.

Mme T..., âgée de 42 ans, a été opérée le 11 mars 1903, par un autre chirurgien, d'hystérectomie vaginale pour cancer. La malade avait conservé, comme il arrive souvent, les apparences de la santé. Elle continua à souffrir de douleurs lombaires très vives qui l'obligeaient à garder presque constamment le lit.

Au toucher, on constatait, le 16 décembre 1903, au fond du vagin, une ulcération indurée et anfractueuse de 4 à 5 centimètres de large sur 2 centimètres de hauteur et de 1 centimètre de profondeur.

Cette ulcération était entourée d'une aréole rouge violacé en forme de bourrelet. Il n'y avait pas encore d'écoulement sanglant habituel, mais seulement des pertes blanches.

Le caractère de l'ulcération au spéculum et notamment la constatation au toucher de l'induration du bourrelet et des parois du cratère dénotent sa nature cancéreuse. On essaie de commencer par le traitement antinéoplasique, sans intervention chirurgicale.

Au bout de dix jours les douleurs lombaires avaient à peu près complètement disparu. Il n'y avait plus d'écoulement. L'ulcération commençait à diminuer d'étendue.

Le 8 janvier, les douleurs lombaires avaient définitivement disparu, ainsi que toute trace d'induration, et l'ulcération était à peu près cicatrisée.

Le 17, cicatrisation satisfaisante.

Le 25 mars, curetage, dans le but de hâter la cicatrisation. La curette ne ramène que peu de chose. — État satisfaisant le 21 avril.

Pas de nouvelles récentes.

CONCLUSIONS

LE 25 JANVIER 1904.

On jugera par les observations 76, 78, 79, que l'activité du traitement, tel qu'il a été modifié dans les derniers mois, est beaucoup plus grande qu'au début.

Il est à penser que l'observation de nouveaux cas, en étendant l'expérimentation, pourra permettre d'améliorer encore le traitement antinéoplasique au double point de vue de son activité et de sa durée.

Des observations cliniques ont été prises avec toute la précision désirable par le Dr Sée et par moi-même. On remarquera que les premiers cas, qui étaient parmi les plus mauvais, remontent déjà à plus de trois ans pour le premier, et à plus d'un an pour les six cas suivants, qui sans exception étaient des cas inopérables.

Les observations récentes ont été publiées comme des guérisons parce que, dans ces cas, le traitement s'est montré d'une activité remarquable et qu'il n'existe plus actuellement aucune trace de tissus cancéreux.

Nous ferons remarquer que dans les observations 62, 78, 79, il n'y a pas eu d'opération.

Dans les observations 59, 61, 64, 65, 66, 68, 70, 71, 72, 73, 74, 75, 76, l'opération a été manifestement incomplète, et il restait dans la profondeur de la plaie des tissus cancéreux.

Dans le cas N° 60 il s'agissait d'un sarcome primitif des muscles de la région interne de la cuisse, d'un volume considérable. Ce genre de tumeur est connu comme étant d'une malignité toute spéciale.

Dans le cas N° 69, il s'agissait de deux récidives d'un épithélioma de la langue, compliqué d'épithélioma de la lèvre et d'adénite sous-maxillaire.

L'observation stricte de ces cas, où rien n'a été négligé pour confirmer le diagnostic histologique et clinique, démontre que des malades qui étaient, dans l'état actuel de nos connaissances, irrémédiablement perdus, présentent actuellement tous les caractères de la guérison.

Il est donc indiscutable que le nouveau traitement du cancer par la vaccination antinéoplasique a donné des résultats favorables, au moins chez un certain nombre de malades.

Les autres observations, non encore concluantes et dont le détail n'a pu être donné dans ce mémoire, seront publiés d'ici peu, ainsi que les suites ultérieures, qu'elles soient favorables ou défavorables.

Je puis noter en terminant que, parmi ces 21 cas, certains de ceux que je jugeais les moins favorables, notamment les cas : 59, 61, 62, 64, 65, 66, 68, 70, 71, 72, 74, 75, 76, ont été ceux qui ont donné les résultats les plus satisfaisants et les plus démonstratifs.

Les résultats au 30 septembre 1904 seront donnés à la suite des observations.

Cas en observation

47 CAS. — N°s 80 A 126

OBSERVATION N° 80

N° 962

*Cancer du sein à noyaux multiples avec adénopathie axillaire. — Opération
le 9 juillet 1901. — Récidive immédiate. — Traitement du 4 octobre 1901
au 31 octobre 1902. — Interruption du traitement. — La récidive, momentanément arrêtée, s'est reproduite sous forme d'un cancer en cuirasse à
noyaux lenticulaires adhérents à la paroi costale. — Traitement à partir du
1er décembre 1903. — Régression très rapide de la récidive.*

Mme C..., âgée de 5o ans, a été opérée le 9 juillet 1901 d'un épithélioma
du sein à noyaux multiples et généralisé aux ganglions de l'aisselle, qui avait
apparu en mars 1899.

La production de quelques noyaux cutanés de récidive a fait instituer un
premier traitement antinéoplasique du 4 octobre 1901 à la fin d'octobre 1902.
Ce traitement ne fut pas suivi régulièrement. La malade, qui a cessé d'être revue
à partir de cette époque, s'est représentée à la clinique, le 1er décembre 1903,
avec une récidive en cuirasse très étendue et adhérente à la paroi costale. Pas
d'œdème du bras. Un traitement intensif fut institué le jour même. La rougeur et l'induration s'étendaient dans le dos jusqu'à un travers de main de la
colonne vertébrale. Toute la région indurée était le siège d'élancements douloureux.

Il existait un noyau isolé du volume d'une grosse lentille au niveau de
l'omoplate. Le traitement détermina une modification immédiate de la teinte
de la plaque cancéreuse, qui devint plus souple, à ce point que la malade
remarqua que les mouvements respiratoires étaient plus faciles.

Le 12 décembre, l'amélioration s'est accentuée et le noyau dorsal a
à moitié disparu.

L'état général s'améliore rapidement.

Le 21 décembre, la rougeur de la région dorsale a fait place à une teinte normale de la peau et les plaques indurées de la région antérieure du thorax ont pris une couleur feuille morte et jaunâtre.

Le 5 janvier 1904, le noyau dorsal est encore diminué et la région de la plaque cancéreuse devient plus mobile et plus souple. Le 25 janvier l'amélioration s'accentue.

30 septembre 1904. La plaque fibreuse est assouplie et est devenue entièrement mobile.

OBSERVATION N° 81

Nᵒˢ 174 ET 230

Cancer atrophique du sein gauche ayant débuté en février 1898. — 1ᵉʳ Traitement du 17 janvier 1902 à fin avril. — Cicatrisation des ulcérations du mamelon et amélioration de l'état local et général. — Rechute rapide. — 2ᵐᵉ Traitement de cinq semaines, du 20 novembre 1902 au 25 décembre 1902. — La malade repart en bon état. — Extension du néoplasme du côté droit. — 3ᵐᵉ Traitement à partir du 9 décembre 1903. — En observation.

Mˡˡᵉ C..., âgée de 48 ans, a été atteinte, à partir de février 1898, d'un cancer du sein gauche dont elle n'a pas voulu se laisser opérer à Reims en janvier 1899, et qui a pris la forme de cancer atrophique en cuirasse. Elle se présente à la clinique le 17 janvier 1902. Toute la plaque indurée est d'un rouge vif. Il existe trois petites ulcérations au niveau du mamelon rétracté, plusieurs autres aux limites du sein. La plaque en cuirasse est parsemée de croûtes sous lesquelles se produit de la suppuration.

La malade éprouve des douleurs violentes dans le sein et dans le bras gauche, qui est très œdématié.

L'opération est impossible, étant donnée l'étendue des lésions.

Traitement antinéoplasique.

L'amélioration fut très rapide : les ulcérations se cicatrisèrent, de même que les points qui suppuraient et se recouvraient de croûtes. Toute la plaque cancéreuse, qui était d'un rouge intense, pâlit rapidement et prit une teinte partiellement cuivrée, tout en se mobilisant et en diminuant d'épaisseur. L'œdème du bras avait disparu dès les premières injections, ainsi que les douleurs thoraciques et brachiales. Cette malade fut présentée aux Dʳˢ Labadie-Lagrave, Albert Robin, Roux, Metchnikoff et à un grand nombre d'autres confrères. La périphérie de la plaque cancéreuse s'était notablement rétrécie. Les noyaux saillants s'étaient affaissés et toute la surface autrefois caractéristique du cancer en cuirasse avait pris un aspect jusqu'alors inconnu, celui d'une plaque de vieux cuir lisse et aminci, avec quelques dilatations vasculaires et des îlots de peau saine.

La malade, de caractère très difficile, partit chez elle à la fin d'avril, à une grande distance de Paris. Il existait à la partie antéro-supérieure du bras gauche un tout petit nodule néoplasique qui n'était pas entièrement disparu.

Mlle C... se présenta de nouveau à la clinique le 8 novembre 1902. Son état était moins satisfaisant qu'au moment de son départ.

L'œdème du bras avait reparu. Le pourtour du mamelon suppurait de nouveau et le petit noyau de la partie antérieure du bras avait atteint le volume d'une noisette.

Le traitement fut recommencé, l'œdème du bras disparut et le noyau saillant à la partie antéro-supérieure du bras se sphacéla à la suite d'une injection pratiquée à sa base.

La petite ulcération consécutive se cicatrisa rapidement. Les douleurs n'avaient pas reparu. La malade, qui était arrivée, en janvier 1902, cachectique, maigre et ne marchant que le dos voûté, se tenait droite et présentait toutes les apparences extérieures de la santé. Elle partit le 25 décembre 1902 et fut longtemps sans donner de ses nouvelles. Il fallut aller la rechercher dans un hameau des Vosges.

Depuis son retour chez elle, jusqu'à sa rentrée à la clinique, le 24 novembre 1903, tout traitement a été complètement interrompu. L'état général était demeuré parfait, mais il s'était reproduit des plaques cancéreuses lenticulaires à la périphérie de la plaque primitive qui, elle, était restée complètement cicatrisée avec son aspect lisse et sa couleur jaunâtre. Toute trace du sein gauche avait complètement disparu, à part l'emplacement du mamelon.

Le noyau cancéreux de la partie antéro-supérieure du bras gauche ne s'était pas reproduit et il existait à ce niveau une cicatrice chéloïdique, au-dessus de laquelle on observait une croûte analogue à celles de l'impétigo, de 15 à 20 millimètres de diamètre.

Le sein droit était devenu cancéreux. La tumeur était peu volumineuse, très mobile, et la surface de la peau se trouvait parsemée d'indurations lenticulaires d'un rouge vif. Il s'était donc produit ce phénomène curieux que la presque totalité de la plaque cancéreuse initiale était restée comme atrophiée, et que la reproduction du néoplasme s'était faite dans des endroits qui étaient sains au moment où on l'avait interrompu le traitement. Il existait dans la fosse sus-claviculaire gauche de petits ganglions très durs, comme des grains de plomb. Le faisceau d'insertion du grand pectoral gauche était un peu moins souple qu'à son départ ; à droite, les ganglions axillaires formaient une masse unique qui n'était pas très volumineuse, mais qui adhérait à la profondeur, et le creux sus-claviculaire de ce côté présentait trois ou quatre petits ganglions très durs, perceptibles directement sous la peau. Il existait au niveau de l'aisselle droite et à la base de la nuque, à gauche de la septième cervicale, deux plaques cancéreuses saillantes et indurées de la dimension d'une pièce de un franc.

Nouveau traitement à partir du 9 décembre 1903.

La première injection détermina l'apparition de douleurs au niveau du sein gauche.

Les rougeurs pâlirent et le sein droit diminua de volume, tandis que les rougeurs cutanées prenaient une teinte cuivrée.

L'amélioration continue lentement et elle se produit évidemment moins vite que lors du premier traitement. Les injections sont d'ailleurs faites assez irrégulièrement chez cette malade, qui est très indocile.

Ablation du sein droit le 1ᵉʳ mars. — La malade retourne chez elle le 21 mars dans un état satisfaisant.

30 septembre 1904. — La malade vient d'écrire que son état est satisfaisant. (Voir fig. 97 à 117.)

OBSERVATION N° 82

N° 831

Cancer de l'utérus ayant envahi les culs-de-sac. — Hystérectomie abdominale. — Récidive en janvier 1902. — Traitement antinéoplasique. — Amélioration. — Interruption du traitement. — Aggravation rapide.

Mᵐᵉ C..., âgée de 47 ans, a été opérée, le 28 février 1901, d'hystérectomie abdominale pour cancer du col ayant profondément envahi les culs-de-sac vaginaux. La malade était cachectique, avait beaucoup perdu de sang et paraissait inopérable.

La cicatrisation se fit au bout de plusieurs semaines et l'état général se releva complètement.

En janvier 1902, elle se présenta de nouveau, portant au niveau de la cicatrice une petite ulcération allongée, indurée, nettement cancéreuse.

Elle perdait en assez grande abondance un liquide roussâtre, non fétide.

Début du traitement le 22 janvier 1902.

L'écoulement diminue, mais la malade ne vient que très irrégulièrement et ne reçoit que 35 injections au courant de la première année.

L'état général demeure très satisfaisant.

Le traitement est interrompu jusqu'au 15 juillet 1903. L'ulcération s'est aggrandie et présente 6 centimètres de large. Il y a des métrorrhagies et des pertes sanieuses fétides.

L'écoulement et l'odeur ont disparu le 25 juillet.

L'amélioration de l'état général est rapide et la malade reprend ses forces.

Le traitement est interrompu en septembre 1903.

Elle est revue par le Dʳ Sée le 17 janvier 1904. L'état général est satisfaisant, mais l'état local est médiocre. Le cratère est plus large et plus profond et il y a de nouveau des pertes odorantes.

La malade ne consent pas à reprendre le traitement.

OBSERVATION N° 83

TRAITEMENT EXTERNE

*Cancer du sein et des ganglions axillaires. — Opération le 20 novembre 1902.
— Traitement anticancéreux à partir du 2 février 1902.*

Mme L..., âgée de 47 ans, a été opérée, le 20 novembre 1901, d'un cancer du sein avec adénopathie axillaire.

Trois mois après l'opération, du 2 février à la fin de juillet, elle a reçu trente injections antinéoplasiques. Elle revient le 28 avril 1903 pour des douleurs du sein opposé, s'irradiant au niveau de la poignée du sternum. On fait, du 28 avril au 21 mai, onze injections.

L'état local et l'état général sont très satisfaisants.

OBSERVATION N° 84

N° 177

*Cancer du sein droit avec adénopathie axillaire. — Opération le 31 janvier 1902.
— Traitement antinéoplasique. — État actuel satisfaisant.*

Mme M..., âgée de 35 ans, est opérée le 21 janvier 1902 d'un cancer du sein droit et des ganglions axillaires. Le 28 février on remarque un petit noyau dur non caractéristique au milieu de la cicatrice. Elle reçoit vingt-cinq injections antinéoplasiques du 28 février à la fin de juin 1902.

OBSERVATION N° 85

TRAITEMENT EXTERNE

*Début de squirrhe atrophique du sein avec noyaux lenticulaires disséminés. —
Traitement antinéoplasique sans opération.*

Mme de G..., âgée de 55 ans, se présente le 4 mars 1902, avec un cancer du sein atrophique compliqué de petits noyaux lenticulaires cutanés rougeâtres comme on les observe au début du cancer en cuirasse.

On fait, du 4 mars au 15 septembre 1902, 12 injections antinéoplasiques.

L'affection est en voie de régression lente; la malade part à cette époque dans le Midi.

OBSERVATION N° 86

Nᵒˢ 747 et 56

Épithélioma du sac lacrymal et de la racine du nez opéré le 20 octobre 1900. — Récidive et envahissement profond des os. — 1ᵉʳ Traitement du 5 mai 1902 au 1ᵉʳ septembre 1902. — Cicatrisation complète de l'ulcération sans opération. — 2ᵉ Traitement : en février 1903 le malade revient avec une récidive légère qui disparaît en trois semaines. — 3ᵉ récidive profonde, 3 juillet 1903. — Nouveau traitement. — Opération.

M. M..., âgé de 61 ans, a été opéré le 23 octobre 1900 d'un épithélioma térébrant du sac lacrymal et de la racine du nez.

Le malade revient en mai 1902 pour une ulcération qui a envahi toute la racine du nez et se trouve recouverte de croûtes sanieuses.

Toute opération paraît inutile, car les os sont profondément envahis.

On tente le traitement antinéoplasique du 5 mai au 1ᵉʳ septembre 1902. Après une période stationnaire, l'ulcération commence à se rétrécir. Les croûtes tombent et, sans aucun traitement local, la cicatrisation complète est obtenue.

Le malade est renvoyé avec toutes les apparences de la guérison.

Il revient à la clinique en février 1903 avec une récidive légère. L'ulcération de la racine du nez, plus petite que la première fois, se cicatrise au bout de 20 jours de traitement.

Le malade, qui constate l'amélioration et qui est d'une indocilité extraordinaire, quitte la clinique.

Le 3 juillet 1903 il revient avec une récidive grave. La conjonctive est envahie à sa partie interne. La paupière est indurée et presque fermée. Il existe au-dessous de l'œil gauche une cavité assez profonde de la dimension d'une pièce de o fr. 20, donnant lieu à une sécrétion fétide, et, à la racine du nez, une cavité profonde et sanieuse de la dimension d'une pièce de 2 francs.

Le traitement est recommencé.

La cavité inférieure se comble. Toute la région prend un aspect satisfaisant. L'excrétion sanieuse diminue.

Le malade refuse de nouveau, le 2 août, de suivre le traitement, qui est seulement repris le 5 octobre. La plaie de la racine du nez est toujours assez profonde et la conjonctive demeure indurée.

Il est à noter que ce malade a de nombreuses verrues sur les mains et que le traitement les a fait beaucoup diminuer de volume.

L'état local ne s'améliorant pas suffisamment, une opération est décidée et pratiquée le 2 janvier 1904.

Opération. — Curetage du néoplasme, qui s'étend à une profondeur de plusieurs centimètres vers la base du crâne. Il s'agit donc d'un épithélioma térébrant, se développant dans la profondeur. Le foyer est évidé soigneusement à la curette et la plaie cutanée est comblée par une autoplastie. On pratique trois nouvelles injections et le malade demande à rentrer chez lui le plus tôt possible.

Ce cas est instructif par ses alternatives de récidive à chaque cessation du traitement, et d'amélioration à chaque reprise du traitement; les récidives devenant de plus en plus graves et l'amélioration de moins en moins sensible à mesure que le malade devenait plus indocile.

Nouvelle opération le 3 mars avec autoplastie. Le malade repart le 28 mars. État satisfaisant le 1ᵉʳ août.

OBSERVATION Nº 87

Nº 34

*Cancer du sein gauche et des ganglions axillaires. — Opération le 10 juin 1903.
— Traitement antinéoplasique.*

Mᵐᵉ F..,, âgée de 58 ans, présentait un cancer du sein gauche avec adénopathie axillaire; elle a été opérée le 10 juin 1903. Il lui a été fait, de retour chez elle, 10 injections antinéoplasiques.

OBSERVATION Nº 88

Nº 317

*Cancer du sein gauche. — Ablation partielle du sein et curage de l'aisselle
en février 1902. — Le mamelon et une partie du sein ont été ménagés par
le chirurgien. — Récidive étendue au creux axillaire. — Traitement antinéoplasique. — Opération.*

Mᵐᵉ G..., âgée de 58 ans, a été opérée incomplètement en février 1902 d'un cancer du sein avec adénopathie axillaire.

La récidive est confirmée en mars 1903, et la malade se présente à la clinique à la fin du mois de juin. Il existe une masse cancéreuse volumineuse tout autour du mamelon, avec noyaux cutanés lenticulaires, et dans l'aisselle, une masse diffuse. Toute la cicatrice est rouge, indurée. Il y a de l'œdème du bras. On constate dans le sein droit un noyau kystique ou adénoïde.

Le traitement est commencé le 30 juin 1902 et continué assez régulièrement depuis ce jour. Dès les premières injections, le bras désenfla sensiblement et la masse principale diminua de volume. Les tissus cicatriciels devinrent souples. La masse axillaire avait diminué également et les mouvements du bras étaient redevenus faciles.

L'amélioration continua, mais plus lente, et il persistait encore en janvier 1904 une masse de 4 à 5 millimètres de long dans sa plus grande dimension et de 2 centimètres d'épaisseur, au-dessous du mamelon.

Cette masse, réduite au tiers de son volume primitif, demeurait stationnaire.

L'induration axillaire était également très diminuée de volume et avait pris une consistance fibreuse. Le noyau du sein droit avait complètement disparu.

L'état local était excellent, mais la malade souffrait d'une cardiopathie ancienne; elle réclama elle-même l'ablation de ce qui restait de sa tumeur. Cette intervention fut pratiquée le 1er janvier 1904.

Opération. Ablation de tout ce qui reste du sein et du noyau axillaire induré, qui est adhérent à la gaine des vaisseaux.

Cette masse axillaire présentait environ le volume d'une noix et avait subi presque complètement la transformation fibreuse. Dans le muscle grand pectoral existait un noyau induré du volume d'un gros pois, qui fut extirpé également. Cicatrisation rapide.

Mort accidentelle en août 1904 par aggravation de la cardiopathie, sans récidive.

(Voir fig. 93, 94 et 95.)

OBSERVATION N° 89

N° 116

Épithélioma du sillon labio-nasal déjà opéré il y a 12 ans par Verneuil, réopéré 6 ans après, pour une première récidive et, il y a 3 ans, pour une deuxième récidive, à l'hôpital Saint-Louis, par le Dr Nélaton. — 3e récidive térébrante. — Traitement antinéoplasique. — Opération.

Mme J..., âgée de 69 ans, se présente avec une troisième récidive d'un épithélioma de la face ayant envahi le maxillaire supérieur. La cavité a 4 centimètres de profondeur. La malade éprouve des douleurs lancinantes. On pratique, à partir du 4 juillet 1903, des injections anticancéreuses et on institue en même temps un traitement méthodique par les rayons X. L'écoulement sanieux devient moins fétide.

La plaie diminue de profondeur et ses bords se rétrécissent, les douleurs diminuent. La malade réclame, le 8 août, la suppression des rayons X qui la fatiguent beaucoup.

L'amélioration de la plaie continue, comme dans les autres observations, sous l'influence des injections antinéoplasiques.

Le cas, qui paraissait d'abord inopérable, s'est suffisamment amélioré en septembre pour que l'on propose l'opération.

Opération. L'ablation de la tumeur est faite le 8 septembre et la plaie est comblée par une autoplastie. Le traitement antinéoplasique est continué. La malade part cicatrisée le 5 octobre.

Les nouvelles actuelles indiquent que l'état général et l'état local sont satisfaisants (30 septembre 1904).

OBSERVATION N° 90

TRAITEMENT EXTERNE

Cancer du sein opéré il y a 8 ans. — Récidive en cuirasse. —
Traitement antinéoplasique sans opération. — Amélioration.

Mme M..., âgée de 53 ans, et qui a été opérée d'une amputation du sein gauche il y a 8 ans, porte depuis deux ans un commencement de récidive en cuirasse. Il ne paraît pas y avoir de ganglions. Biopsie (voir fig. 96).

Le bras n'est pas œdématié. Le sein droit est normal.

On commence le traitement le 11 juillet, on s'aperçoit au bout de quelques jours qu'elle présente également un cancer de l'utérus.

La récidive en cuirasse devint rapidement plus souple et pâlit comme dans les autres cas analogues.

Le 15 septembre, la malade, qui avait reçu 20 injections, refusa de continuer ce traitement.

OBSERVATION N° 91

N° 68

Cancer de l'utérus inopérable ayant envahi les culs-de-sac et les ligaments larges.
— Pertes sanguines et sanieuses abondantes. — Traitement antinéopla-
sique. — Amélioration rapide. — La malade est en observation.

Mme C..., âgée de 45 ans, se présente à la clinique le 22 juillet 1903 pour un cancer massif de l'utérus adhérent à la vessie, ayant envahi les ligaments larges et tout à fait immobile.

Pertes sanguines abondantes. Écoulement sanieux très fétide. — Le col ulcéré en cratère laisse pénétrer l'index et le médius.

Curetage le 22 juillet.

Traitement antinéoplasique du 22 juillet au 11 août.

La quantité de l'écoulement vaginal diminue rapidement, ainsi que l'odeur, bien qu'il ne soit fait que des injections de propreté. La malade quitte la clinique le 11 août 1903. Le traitement sera continué par le Dr Maschat, qui a envoyé des nouvelles satisfaisantes à la fin de décembre 1903.

État satisfaisant le 30 septembre.

OBSERVATION N° 92

N°ˢ 383, 126 ET 297

Cancer du sein droit et adénopathie axillaire. — Opération le 21 janvier 1902.
— Ablation d'un petit adénome mobile du sein gauche. — Récidive dans
le muscle. — 2° opération. — Traitement antinéoplasique de courte durée.
— Le 19 janvier 1904 on remarque de petits noyaux durs le long de la
cicatrice. — 3° opération. — Ablation de cinq petits noyaux cutanés et mus-
culaires d'apparence fibreuse. — Nouveau traitement antinéoplasique.

Mme H..., âgée de 42 ans, est opérée le 21 juin 1902 d'une tumeur du sein droit, mobile, avec adénopathie axillaire.

A gauche, on fait l'ablation d'un petit adénome mobile. Le cas paraît très favorable. Il se produit cependant, dans l'épaisseur du grand pectoral, deux noyaux de récidive manifeste, qui sont enlevés le 25 juillet 1903.

On pratique une première série d'injections antinéoplasiques. Le 19 janvier 1904, la malade, inquiète de sentir encore le long de sa cicatrice, au niveau du bord du muscle, cinq petits points durs, demande qu'on en fasse l'ablation.

Ces points indurés comprennent un noyau cutané et quatre noyaux musculaires de consistance fibreuse et qui se sont montrés, à l'examen histologique, en voie de sclérose manifeste.

On institue de nouveau le traitement antinéoplasique.

Le 10 juin on enlève sur la demande de la malade deux petits noyaux fibreux le long de la cicatrice.

30 septembre 1904. — Aucune trace de récidive. État très satisfaisant.

OBSERVATION N° 93

N°ˢ 743, 234 ET 329

Cancer au pylore. — Pylorectomie et gastro-entérostomie. — Récidive étendue
dans la cicatrice. — Traitement antinéoplasique intermittent. — Amélio-
ration de l'état local et de l'état général.

Mme G..., âgée de 52 ans, se présente à la clinique, le 1er mars 1903, avec une sténose cancéreuse du pylore. Elle est très cachectique. La tumeur est du volume du poing et mobile.

Opération, le 3 mars 1903.

Pylorectomie avec fermeture en cordon de bourse de l'estomac et du duodénum. Gastro-entérostomie postérieure. Suture en bourse de la brèche péritonéale. La résection a compris la moitié de l'estomac. L'examen histologique démontre qu'il s'agit d'un sarcome fasciculé primitif de l'estomac.

En juillet 1903, la malade revient, se plaignant de douleurs dans la cicatrice, qui est saillante, rouge et indurée.

On fait quelques injections antinéoplasiques. Le traitement est interrompu, et repris pendant 15 jours en septembre. En octobre, l'induration et la rougeur augmentent de volume. Il semble qu'il existe un petit abcès.

Le 28 novembre, la malade se présente de nouveau. Elle est amaigrie. On constate au niveau de la cicatrice une masse pseudo-fluctuante, à surface rougeâtre et arrondie; profondément, deux petites masses néoplasiques indurées et adhérentes à la paroi abdominale. Depuis 15 jours, état nauséeux et douleurs lombaires.

Le traitement est institué le 28 novembre. Le 12 décembre, la tumeur est plus mobile, les douleurs ont diminué et la teinte superficielle a sensiblement pâli.

Le 29 décembre, excision exploratrice de la tumeur saillante, qui est exclusivement formée par une récidive sans trace de phlegmon. Le fragment prélevé est constitué par un sarcome fasciculé, comme le néoplasme gastrique original.

Les vomissements, qui étaient fréquents, cessent à partir du 12 janvier.

L'état général est assez satisfaisant. La malade est tenue en observation.

Nouvelle opération le 11 février 1904, suivie d'une fistule duodénale. Mort le 25 mars.

(Voir fig. 167 à 172.)

OBSERVATION N° 94

N° 102

Épithélioma secondaire ulcéré des ganglions de l'aine, adhérents à la gaine des vaisseaux. — Ablation incomplète de la tumeur et curetage de la gaine vasculo-nerveuse.

Mme S..., âgée de 70 ans, très cachectique, a été opérée, le 28 août 1903, d'un épithélioma ulcéré des ganglions inguino-cruraux, adhérents à la gaine des vaisseaux fémoraux; il s'agissait d'une récidive d'une petite tumeur de la grande lèvre.

On doit se contenter, dans la profondeur, de gratter à la curette les masses caséeuses qui pénétraient dans la gaine des vaisseaux. Tamponnement aseptique. Traitement néoplasique très court; la malade demande à retourner chez elle, au loin de Paris.

État cachectique.

OBSERVATION N° 95

N° 113

Cancer de l'utérus avec envahissement des culs-de-sac. — Douleurs pelviennes violentes. — Injections antinéoplasiques. — Opération.

Mme B..., âgée de 65 ans, souffre d'un cancer de l'utérus assez avancé, avec envahissement des culs-de-sac vaginaux.

Traitement antinéoplasique le 1er septembre.

L'hystérectomie vaginale est pratiquée le 4 septembre 1903. Le traitement est continué et la malade quitte la clinique le 28 septembre.

Ce cas est en observation.

OBSERVATION N° 96

N° 105

Cancer de l'utérus et du sein droit. — Hystérectomie abdominale et ablation de la tumeur du sein le 27 août 1903. — Traitement antinéoplasique.

Mme L..., 44 ans, est atteinte d'un cancer du corps de l'utérus et d'une tumeur du sein du volume d'un œuf, sans adénopathie appréciable.

Le 27 août 1903, hystérectomie abdominale et ablation de la tumeur du sein.

(Voir fig. 64, 65, 66 et 82.)

12 injections antinéoplasiques du 12 septembre au 27 novembre.

État satisfaisant le 30 septembre 1904,

OBSERVATION N° 97

N° 136

Cancer du col de l'utérus — Opération. — Traitement antinéoplasique.

Mme C..., 37 ans, de Lima, est opérée le 11 septembre 1903 d'hystérectomie vaginale pour cancer du col limité au museau de tanche.

Traitement antinéoplasique.

30 septembre 1904. — État satisfaisant.

OBSERVATION N° 98

N° 133

Cancer du sein gauche et des ganglions axillaires. — Opération.
Traitement antinéoplasique.

Mme G..., âgée de 42 ans, se présente à la clinique avec une tumeur mobile du sein gauche, adhérente à la peau, du volume d'une mandarine. Adénopathie axillaire.

Opération le 17 septembre 1903.

Traitement antinéoplasique.

État très satisfaisant le 30 septembre 1904.

OBSERVATION N° 99

N°s 144 ET 303

Épithélioma de la joue avec envahissement du maxillaire supérieur. — Opéra-
tion le 26 septembre 1903. — 5 injections antinéoplasiques. — Récidive
le 12 janvier 1904. — Opération. — Traitement antinéoplasique.

Mme P..., âgée de 80 ans, est opérée le 28 septembre d'un épithélioma de la joue, du volume d'une pièce de 5 francs, adhérent au maxillaire supérieur; autoplastie. On pratique 6 injections antinéoplasiques. La malade revient le 12 janvier avec une récidive.

Opération le 14 janvier. Résection étendue de la branche montante du maxillaire; autoplastie.

Traitement antinéoplasique.

Mort en août 1904.

OBSERVATION N° 100

N° 157

Myxome de la région parotidienne, récidivé, avec prolongement dans la fosse
ptérygo-maxillaire et amincissement de la branche montante de la mâchoire.
— Opération. — Traitement antinéoplasique.

Mme de S. L..., âgée de 22 ans, présente une tumeur de la région paroti-dienne, deux fois récidivée à la suite de l'ablation d'une petite masse qui a été considérée comme un ganglion. La 1re opération a eu lieu en octobre 1898; récidive au bout de 6 mois; 2° opération en mai 1900.

On laissa l'intervention incomplète en raison du danger de blesser le nerf facial.

Actuellement la tumeur, du volume d'un petit œuf de poule, pénètre dans la profondeur.

Opération le 3 octobre 1903.

La tumeur, beaucoup plus volumineuse qu'on ne pouvait le penser, présente deux prolongements, l'un interne, qui s'est développé au-devant de l'apophyse styloïde jusqu'au canal carotidien, l'autre antérieur et ptérygoïdien, qui n'est reconnu qu'après l'ablation de la première masse.

Ce prolongement antérieur pénètre au-dessous de la branche montante du maxillaire, jusque dans la fosse ptérygo-maxillaire.

La tumeur, examinée au microscope, est de nature myxomateuse.

Traitement antinéoplasique, qui est continué jusqu'au 28 octobre et doit être suivi tout le temps nécessaire sous la direction du médecin traitant, le Dr Arnal.

Nouvelle série d'injections en avril 1903.

30 septembre 1904. — État très satisfaisant.

OBSERVATION N° 101

N° 676

Cancer du sein. — Récidive. — Traitement antinéoplasique.

Mme L..., âgée de 56 ans, a été opérée en mai 1902 d'un adénome du sein gauche.

Le 31 décembre 1902, ablation de la totalité du sein pour une récidive locale.

Le 6 octobre 1903, élancements dans la cicatrice, infection des ganglions axillaires.

Traitement antinéoplasique. 7 injections.

OBSERVATION N° 102

N° 366

Épithélioma de la région du sac lacrymal, opéré en avril 1896 et récidivé. —
Diabète grave. — Traitement antinéoplasique. — Amélioration.

M. L..., âgé de 63 ans, a été opéré par le Dr Doyen, en avril 1896, d'une tumeur épithéliale non ulcérée de la région du sac lacrymal.

Récidive 4 ans après.

Le malade, qui souffre du diabète, perd une quantité considérable de glucose (120 à 150 grammes de sucre); il est soumis au traitement antinéoplasique le 20 octobre 1903. La tumeur a le volume d'une grosse noisette.

Elle est adhérente profondément et il existe un écoulement séreux, qui suinte par une petite fistule, au niveau du sac lacrymal.

On observe plusieurs petits noyaux indurés le long de la paupière inférieure.

Traitement antinéoplasique, commencé le 20 octobre. Les petites ulcérations superficielles se cicatrisent et la tumeur s'affaisse lentement. Le traitement est bien supporté, malgré le diabète.

Le 20 janvier, la tumeur a diminué d'un tiers et a pris une certaine mobilité dans la profondeur.

Opération le 28 février; la tumeur s'étendait très loin dans la profondeur. Tamponnement; cicatrisation. Opération d'un ectropion cicatriciel le 24 avril.

Interruption du traitement.

30 septembre 1904. — État satisfaisant.

OBSERVATION N° 103

N° 183

Cancer de l'utérus. — Hystérectomie abdominale.

Mme G..., âgée de 48 ans, est atteinte d'un cancer de l'utérus assez avancé. Les culs-de-sac sont envahis.

Douleurs lombaires violentes et pertes fétides. Hystérectomie abdominale, le 21 octobre 1903.

Traitement antinéoplasique.

Mort en août 1904.

OBSERVATION N° 104

TRAITEMENT EXTERNE

Cancer du sein gauche.

Mme F..., âgée de 68 ans, a été opérée il y a 23 ans par le Dr Polaillon d'ablation partielle du sein pour cancer.

Récidive au bout de dix-sept ans. 2e opération par le Dr Récamier. Ablation partielle du sein avec curetage de l'aisselle.

3e opération, 3 mois après, pour l'ablation d'un ganglion cancéreux. Récidive cutanée en cuirasse; plusieurs bourgeons rouges et saignants donnent lieu à un écoulement sanieux abondant. Élancements douloureux locaux.

Traitement antinéoplasique le 27 octobre. 6 injections. Interruption du traitement.

OBSERVATION N° 105

N° 194

Cancer de l'utérus. — Hystérectomie vaginale par le Dr Potherat le 16 juillet 1903. — Récidive rapide étendue à tout le vagin, avec adhérences au rectum. — Traitement antinéoplasique. — Amélioration.

Mme D..., âgée de 45 ans, a été opérée, le 16 juillet 1903, par le Dr Potherat, d'hystérectomie vaginale pour cancer. Elle se présente à la clinique le 28 octobre, pour une récidive ayant envahi la totalité du vagin, avec adhérences au rectum, dont toute la partie antérieure est cancéreuse. C'est à peine si le cratère vaginal admet l'entrée de l'index.

Pertes sanguines. Écoulement sanieux. Adénopathie inguinale bilatérale et fétide.

Le traitement, commencé le 28 octobre, et continué jusqu'au 11 décembre, avec quelques intervalles, a beaucoup amélioré l'état général.

Les ganglions inguinaux ont diminué de volume. L'écoulement sanieux s'est modifié et l'état local paraît amélioré.

En observation.

OBSERVATION N° 106

N° 220

Cancer de l'utérus inopérable, avec envahissement des ligaments larges. — Curetage à l'hôpital Saint-Joseph en août 1903. — Pertes sanguines et sanieuses. — Douleurs violentes. — État cachectique. — Traitement anti-néoplasique. — Amélioration.

Mme M..., âgée de 42 ans, est examinée le 20 novembre 1903. Elle a subi à l'hôpital Saint-Joseph, en août, un curetage pour cancer utérin. On constate au toucher un cratère profond qui laisse pénétrer l'index et le médius. Le bassin est envahi par une masse cancéreuse immobile envahissant les ligaments larges.

Le curetage a diminué les hémorrhagies, mais s'est montré sans influence sur les douleurs, qui sont très violentes.

Traitement antinéoplasique à partir du 20 novembre 1903.

État général sensiblement meilleur le 4 décembre. La malade se trouve beaucoup mieux et les pertes sont moins abondantes.

Le 8 décembre, on constate au toucher que les culs-de-sac deviennent plus souples et l'utérus reprend une certaine mobilité. Diminution des douleurs lombaires.

Le 3o décembre, les pertes ont à peu près disparu. L'état général est satisfaisant et la malade ne souffre plus.

Interruption du traitement.

OBSERVATION N° 107

N° 225

Cancer secondaire des ganglions de l'aine gauche,
adhérent à la gaine des vaisseaux. — Glycosurie. — Opération incomplète.

Mme N..., âgée de 5g ans, a été opérée il y a quelques mois par le Dr Frépon d'un cancer de la grande lèvre gauche. Il existait en novembre 1go3 une récidive au niveau des ganglions inguinaux et iliaques externes. La malade est diabétique et conserve avec un traitement régulier quelques grammes de glycose par litre.

Opération le 24 novembre 1go3. Traitement antinéoplasique.

La tumeur inguinale, qui est du volume du poing, est adhérente à la gaine des vaisseaux fémoraux.

La partie profonde est grattée à la curette.

Incision de la paroi musculo-aponévrotique au-dessus de l'arcade crurale et ablation dans la fosse iliaque externe de deux gros ganglions cancéreux. Tamponnement de la plaie.

Mort en janvier 1go4.

OBSERVATION N° 108

TRAITEMENT EXTERNE

Ostéosarcome de la voûte palatine et du maxillaire supérieur droit.
Traitement antinéoplasique. — Amélioration.

Mme D..., âgée de 41 ans, se présente à la clinique le 2o novembre avec une tuméfaction de la région externe de la voûte palatine droite et une légère saillie de la joue du même côté.

La tumeur présente tous les caractères d'un ostéosarcome au début.

Le 24 novembre, ablation, avec l'anesthésie locale, d'un fragment d'une étendue de 1o à 12 millimètres et d'une profondeur égale, pour l'examen histologique. Il s'agit d'un sarcome fasciculé.

Le traitement antinéoplasique est institué le 26 novembre.

La plaie se cicatrise et la saillie néoplasique diminue petit à petit.

Le 21 janvier l'amélioration est suffisante pour qu'on ajourne toute intervention.

L'examen du sinus par transparence démontre que sa cavité n'a pas entièrement disparu.

État stationnaire le 20 septembre sans extension du néoplasme. La malade réclame l'opération.

Opération le 21 septembre par la voie buccale. Cicatrisation rapide.

OBSERVATION N° 109

TRAITEMENT EXTERNE

*Cancer du sein et des ganglions de l'aisselle, opéré le **29 juin 1903** par M. Pozzi. — Incision en Γ n'atteignant pas l'aisselle. — Les ganglions cancéreux ont été laissés en place. — Signes de généralisation. — Douleurs rachidiennes et lombaires obligeant la malade à garder le lit depuis la fin de septembre. — Traitement antinéoplasique. — Amélioration de l'état général. — Cessation du traitement. — Aggravation.*

Mme J..., âgée de 41 ans, a été opérée, le 20 juin 1903, par M. Pozzi, d'un cancer du sein à marche rapide avec envahissement des ganglions axillaires. On constate actuellement une cicatrice en Γ devant le grand pectoral et n'atteignant pas l'aisselle, où les ganglions cancéreux ont été laissés en place. Il existait déjà, paraît-il, des douleurs lombaires quelques jours avant l'opération. Ces douleurs ont été considérées comme le signe d'une généralisation contemporaine de l'opération ou même préopératoire. Elles ont diminué par le séjour au lit pour reparaître quand la malade se levait. A partir de la fin de septembre, se produisirent des douleurs sciatiques.

La malade pouvait à peine se tenir sur les jambes et présentait une impotence douloureuse des membres inférieurs. Le diagnostic porté était celui d'une généralisation vertébrale avec compression des racines rachidiennes.

Il existait un état nauséeux presque constant.

On fit sans résultat 3o séances de rayons X.

Le traitement antinéoplasique fut institué le 27 novembre 1903, sur les demandes réitérées de la famille et du Dr Marfan, qui vint prier M. Doyen de consentir à faire traiter la malade par un de ses assistants sans la voir lui-même, de peur de l'effrayer.

Les injections furent pratiquées par le Dr Sée.

Nous relevons dans cette observation les particularités suivantes :

Le traitement est commencé sans que l'on montre au Dr Sée la région opérée. L'observation fut prise au jour le jour.

1re *injection, le 27 novembre 1903.* — Exagération de tous les symptômes, douleurs lombaires. État nauséeux, vomissements. Élancements au niveau de la cicatrice. Sensation de fatigue et de faiblesse générale.

2° *injection, le* 3o *novembre.* —Réapparition de la douleur pendant trente-six heures. Ensuite la malade souffre beaucoup moins et s'alimente.

3° *injection, le* 2 *décembre.* — Ni vomissements, ni réaction générale. La malade passe une bonne nuit sans morphine. État général meilleur. La malade est plus gaie, moins abattue. Douleurs vertébrales stationnaires.

4° *injection, le* 4 *décembre.* — Bien supportée.

5° *injection, le* 6 *décembre.* —Les symptômes principaux, les douleurs fixes et les nausées ont beaucoup diminué depuis la 4° injection. Le Dr Marfan a constaté qu'il y avait eu une excellente journée. Quelques régurgitations glaireuses. La malade, pour la première fois depuis longtemps, a dormi sans dionine.

6° *injection, le* 8 *décembre.* — Réaction douloureuse au niveau des corps vertébraux et douleurs thoraciques en cuirasse.

Le Dr Marfan fait remettre la prochaine injection au 14 décembre.

7° *injection, le* 14 *décembre,* 1/2 *dose* seulement, sur la demande du Dr Marfan; détente très manifeste. La malade éprouve un bien-être général; son état est notablement meilleur qu'avant le début du traitement.

8° *injection, le* 16 *décembre,* 1/2 *dose.* — Il y a toujours des douleurs thoraciques et des nausées, mais les douleurs dans les jambes ont diminué. La malade a pris et garde des aliments solides. Elle se sent plus forte.

9° *injection, le* 18 *décembre,* 1/2 *dose.* — Un peu d'insomnie. Quelques douleurs dans le sein opposé. L'amélioration de l'état général continue. La malade se meut plus aisément.

10° *injection, le* 20 *décembre,* 1/2 *dose.* — La malade continue à se nourrir et ne vomit pas. Elle a dormi en prenant du véronal. Le lendemain, excellente journée. Diminution des douleurs dans le dos. Disparition des douleurs dans les jambes.

La malade se meut plus facilement et arrive à s'asseoir en se faisant moins aider.

11° *injection, le* 22 *décembre.* — La malade, qui avait eu un peu d'oppression et d'angoisse précordiale, se sent mieux. Pas de nausées ni de vomissements. Elle se nourrit bien, et elle est plus gaie. État général plus satisfaisant. Elle fait quelques pas dans la chambre.

Le 24 *décembre,* le Dr Marfan constate une petite rougeur et un noyau induré dans la cicatrice et remet la 12° *injection* au 27 *décembre.*

13° *injection, le* 29 *décembre.* —Douleurs en ceinture sous les fausses côtes. Élancements dans la cicatrice. État nerveux attribué à l'approche des règles.

La malade s'alimente et dort avec quelques calmants.

14° *injection, le* 31 *décembre.* —Le lendemain, la malade est fatiguée. Réaction douloureuse locale. Au bout de quarante-huit heures, elle éprouve un grand bien-être, passe une bonne nuit et a de l'appétit.

Diminution considérable des douleurs rétro-sternales.

15ᵉ *injection, le* 5 *janvier* 1904. — La malade a passé deux bonnes nuits sans injections calmantes. Appétit et état général satisfaisants. Elle s'est levée sans difficulté et en se faisant moins aider.

16ᵉ *injection, le* 7 *janvier*. — L'induration de la cicatrice diminue. La malade se lève tous les jours, mange et dort assez bien. Il persiste cependant des douleurs rétro-sternales et en ceinture. Névralgie sciatique droite.

17ᵉ *injection, le* 9 *janvier*. — La malade a bon appétit. La cicatrice est plus mobile et le petit noyau induré constaté par M. Marfan a diminué des deux tiers. M. Marfan fait remettre l'injection suivante au 13 janvier.

18ᵉ *injection, le* 13 *janvier, 1/2 dose*. — La suppression de l'injection du 11 a coïncidé avec l'apparition d'une grande fatigue générale. Quelques douleurs dans la nuque.

19ᵉ *injection, le* 15 *janvier, 1/2 dose*. — État stationnaire.

20ᵉ *injection, le* 17 *janvier*. — Le médecin traitant décide que le traitement doit être interrompu.

Aggravation. Nouveau traitement du 5 avril au 10 mai. Amélioration légère.

Interruption du traitement. Aggravation progressive.

OBSERVATION N° 110

N° 414

Cancer des deux seins et des ganglions axillaires. — Opération bilatérale le 7 juillet 1902. — 2ᵉ Opération pour récidive en avril 1903. — Pas de traitement antinéoplasique immédiat. — Début du traitement le 28 novembre. — Œdème du bras gauche. — Amélioration rapide.

Mᵐᵉ V..., âgée de 62 ans, est opérée le 7 juillet 1902 d'un cancer des deux seins avec généralisation plus marquée aux ganglions de l'aisselle gauche.

Deuxième opération en avril 1903, pour récidive superficielle du côté gauche.

Il n'est pas fait de traitement antinéoplasique.

La malade est revue le 28 novembre. État local satisfaisant à droite ; à gauche, œdème de tout le membre supérieur. Les mouvements du bras sont pénibles. Dilatation des veines superficielles du thorax. Gros ganglions sous-claviculaires avec œdème de la région. Cet œdème se prolonge dans le dos jusqu'aux insertions claviculaires du trapèze.

Le traitement est commencé le 28 novembre. On fait également dix séances de rayons X, qui ne donnent aucun résultat.

Rien de particulier au point de vue des réactions locale et générale, qui se produisent dans les conditions normales.

Le 7 décembre, la cicatrice est plus souple et l'état général meilleur.

Le 12, l'œdème de la main a disparu. Le traitement est interrompu sur la demande du gendre de la malade qui est médecin, du 19 au 27 décembre, puis du 4 au 20 janvier ; à cette date, l'œdème du bras gauche, qui avait entièrement disparu le 27 décembre, s'est reproduit. Il y a un peu de suppuration sous l'aisselle. La malade éprouve de vives douleurs au niveau de la cicatrice et la tuméfaction du creux sus-claviculaire a sensiblement augmenté.

La reprise du traitement a produit une amélioration immédiate et à l'injection suivante, le 25 janvier, le Dr Sée a constaté une diminution sensible de l'œdème du membre supérieur. Nous devons noter que dans ce cas, par suite de l'indocilité du milieu où se trouvait la malade, il n'a été fait que quinze injections.

Interruption du traitement le 28, par suite de l'indocilité de la malade. Aggravation progressive.

OBSERVATION N° 111

N° 214

Cancer de l'estomac inopérable. — Gastro-entérostomie.

Mme M..., âgée de 46 ans, se présente à la clinique pour une tumeur cancéreuse de l'estomac avec sténose pylorique. Opération le 19 novembre 1903.

Le cancer siège à la petite courbure. Il est inopérable.

Gastro-entérostomie postérieure. 6 injections antinéoplasiques, du 29 novembre au 10 décembre.

OBSERVATION N° 112

TRAITEMENT EXTERNE

Récidive inopérable d'une hystérectomie pour cancer utérin.
Traitement antinéoplasique.

Mme F..., âgée de 63 ans, a été opérée le 15 août 1903, par le Dr Montprofit, d'hystérectomie pour cancer. Il existe en novembre au fond du vagin une grande ulcération en cratère donnant lieu à un écoulement sanguinolent et fétide.

On constate des masses néoplasiques indéniables au-dessous des fausses côtes droites, ainsi qu'une adénopathie inguinale bilatérale. Il y a donc début de généralisation.

Traitement antinéoplasique.

Le Dr Choyot écrit le 10 janvier que l'état général s'est beaucoup amélioré.

L'appétit est satisfaisant. Les douleurs sont moins vives et l'écoulement est réduit à un suintement. Cependant l'infiltration néoplasique vaginale s'est étendue.

L'amélioration de l'état général a été dans ce cas très remarquable, mais il n'y a pas eu action résolutive sur l'envahissement local.

OBSERVATION N° 113

N°s 67 et 404

Épithélioma cylindrique du sac lacrymal et du canal nasal. — 1re Opération par le Dr Reclus le 24 juin 1902. — Récidive le 25 juillet. — Il reste un ectropion considérable. — Suture externe de la fente palpébrale par le Dr Parinaud. — Récidive au niveau de l'aile du nez et dans la narine. — 2e Opération par le Dr Nélaton le 4 novembre 1902. La suture lâche à la racine du nez. — Nouvelle récidive. — 3e Opération le 20 juillet 1903 par le Dr Doyen. — Autoplastie. — Traitement antinéoplasique. — État satisfaisant le 25 janvier 1904.

Le Dr G..., âgé de 57 ans, est opéré le 24 juin 1902 par le Dr Reclus d'un petit épithélioma siégeant sur le côté droit du nez, à sa partie supérieure. La tumeur correspondait au trajet du canal nasal.

Le 25 juillet, commencement de récidive au niveau de l'angle interne de l'œil. Il existe un ectropion considérable pour lequel M. Parinaud pratique en novembre 1902 la suture de la partie externe des paupières. La récidive s'accentue et s'étend à toute la partie latérale du nez.

Deuxième opération par M. Nélaton le 4 novembre 1902. Il persiste, à la suite de l'opération, près de l'angle interne de l'œil, un orifice de 10 millimètres. communiquant avec les fosses nasales.

En juillet 1903, la récidive est confirmée et s'étend à toute la partie latérale du nez et au maxillaire supérieur. La narine est obturée.

Troisième opération par M. Doyen, le 20 juillet 1903.

Ablation de toute la paroi externe des fosses nasales et du sinus, depuis l'ethmoïde jusqu'à la voûte palatine.

Il s'agit d'un épithélioma térébrant, qui forme en totalité une masse du volume d'un petit œuf.

Les os sont profondément envahis.

L'autoplastie donne un résultat parfait.

L'orifice qui existait à la racine du nez est définitivement bouché et la déformation de la région est aussi peu marquée que possible.

Traitement antinéoplasique à partir du 1ᵉʳ décembre. État général et local satisfaisant à la fin de janvier.

Le 1ᵉʳ août aucune trace de récidive : mort peu de temps après d'une affection aiguë intercurrente.

OBSERVATION N° 114

Nᵒˢ 393 ET 237

Épithélioma de la langue. Récidive. Première opération en juin 1899.
Deuxième opération le 1ᵉʳ décembre 1903.

M. C..., âgé de 68 ans, a été opéré à la clinique, le 22 juin 1899, d'une ablation partielle de la langue pour un épithélioma de 20 millimètres de longueur sur 10 millimètres de large, siégeant sur le bord gauche de la langue.

Récidive en octobre 1903.

Le 29 novembre, on constate une ulcération indurée de la grosseur de 12 millimètres de diamètre environ ; il y a un ganglion sous-maxillaire du même côté.

Opération le 1ᵉʳ décembre.

Traitement antinéoplasique.

30 septembre 1904. — État très satisfaisant.

OBSERVATION N° 115

TRAITEMENT EXTERNE

Épithélioma de la cavité utérine. Curetage en juin 1903. —
Traitement antinéoplasique sans opération.

Mᵐᵉ V..., âgée de 63 ans, a été opérée de curetage en juin 1903, par un autre chirurgien, pour un épithélioma de la cavité utérine. Les hémorrhagies et les pertes séro-sanguinolentes ont réapparu au bout de trois semaines. L'utérus est très volumineux. L'index pénètre au travers du col dans le cratère néoplasique.

Le traitement antinéoplasique a été institué, sans opération, le 1ᵉʳ décembre.

OBSERVATION N° 116

TRAITEMENT EXTERNE

Cancer de l'utérus inopérable avec chou-fleur vaginal et envahissement des ligaments larges. — Traitement antinéoplasique.

Mme B..., âgée de 45 ans, est atteinte d'un cancer du col et du corps de l'utérus, à forme végétante. Les culs-de-sac et les ligaments larges sont envahis.

Traitement antinéoplasique, le 3 décembre.

OBSERVATION N° 117

N° 248

Cancer du sein et des ganglions axillaires. — Opération.

Mme H..., âgée de 6o ans, est atteinte d'un cancer du sein droit du volume d'une mandarine, avec dégénérescence kystique du reste de la glande. Il existe un chapelet considérable de ganglions axillaires.

Opération le 15 décembre.

Les ganglions formaient 3 groupes différents et, outre la masse principale, qui s'étendait de la tumeur à la veine axillaire, il y avait un groupe postérieur profond le long du bord du grand dorsal et un groupe interne plongeant dans le thorax.

Traitement antinéoplasique.

Morte ultérieurement d'une affection cardiaque.

OBSERVATION N° 118

N° 270

Cancer du col avec envahissement des culs-de-sac. — Opération.

Mme B..., âgée de 5o ans, entre à la clinique pour un cancer de l'utérus grave. Traitement antinéoplasique à partir du 26 décembre.

Opération le 29 décembre 1903. Hystérectomie vaginale.

Il n'existe plus de col. Curetage des masses ramollies. La muqueuse vaginale est saisie en arrière et sectionnée. Le cul-de-sac de Douglas se trouve ouvert. Section médiane de la paroi postérieure du col.

Le corps, non envahi, donne enfin prise aux pinces à griffes.

L'utérus est extrait par hémisection médiane postérieure et renversement en arrière.

L'hémisection est continuée, à la vulve, sur le fond de l'utérus et sur sa paroi antérieure, jusqu'à la vessie, qui est facilement détachée.

Section de la muqueuse vaginale avec les ciseaux, latéralement et en avant.

Ligature des ligaments larges après écrasement. Le traitement antinéoplasique est continué.

3o septembre 1904. — État général et local très satisfaisant.

OBSERVATION N° 119

N° 268

Cancer ulcéreux des deux seins et des ganglions axillaires.
Opération très étendue. — Autoplastie.

Mme D..., âgée de 63 ans, est atteinte de cancer ulcéreux des deux seins avec adénopathie axillaire bilatérale.

Opération le 23 décembre. Il est nécessaire d'enlever une quantité énorme de peau. A droite existe une masse ganglionnaire diffuse englobant le paquet vasculo-nerveux, et qui ne peut pas être enlevée complètement. Les photographies donnent une idée de l'étendue de l'opération et de l'autoplastie qui a été nécessaire pour combler cette immense plaie.

Traitement antinéoplasique à partir du 3o décembre. 6 injections.

Interruption du traitement.

2ᵉ opération le 20 juin 1904 pour récidive cutanée, 6 injections. Doit continuer le traitement.

(Voir fig. 89 à 92.)

OBSERVATION N° 120

N° 275

Cancer du corps utérin. — Hystérectomie vaginale.

Mme M..., âgée de 62 ans, est atteinte de cancer du corps de l'utérus. Elle présente un embonpoint assez considérable.

Hystérectomie vaginale le 24 décembre 1903. Traitement à partir du 31. (Voir fig. 67.)

OBSERVATION N° 121

N° 281

Cancer du bord gauche de la langue, de 5 centimètres d'étendue.
Adénopathie sous-maxillaire.

Mme P..., âgée de 40 ans, est atteinte d'épithélioma du bord gauche de la langue.

La surface ulcérée est très douloureuse. Pas de syphilis antérieure.

Traitement antinéoplasique le 31 décembre.

Opération le 2 janvier 1904.

Ablation de la tumeur exactement au delà de ses limites. Ablation de deux ganglions sous-maxillaires.

Récidive. — État très grave le 15 mars. Ne revient plus.

(V. fig. 39 et 40.)

OBSERVATION N° 122

N°s 575 et 283

Cancer du col de l'utérus. — Hystérectomie vaginale.

Mme L..., âgée de 46 ans, présente un cancer du col en chou-fleur, du volume du poing.

Le doigt ne peut pas atteindre les culs-de-sac. Traitement antinéoplasique.

Hystérectomie vaginale le 2 janvier 1904.

Après curetage du col, on atteint la partie saine de la muqueuse des culs-de-sac vaginaux. Section de la muqueuse, évidement du col. Le cul-de-sac postérieur se trouve ouvert. Les artères utérines, qui saignent, sont saisies avec deux pinces. Le corps de l'utérus est extrait par hémisection médiane postérieure.

Ligature des ligaments larges au-dessous des annexes qui, par exception, sont laissées en place, pour fermer plus facilement le cul-de-sac de Douglas.

Récidive. — Laparotomie le 3 mars. Ablation de 2 masses latérales englobant les uretères. La 1re opération avait été incomplète.

On reprend le traitement. — État satisfaisant le 15 septembre 1904.

OBSERVATION N° 123

N° 289

*Épithélioma térébrant de la joue à forme hypertrophique, et sans ulcération.
— Accroissement rapide après une application de pâte arsenicale par un
charlatan. — Adénopathie sous-maxillaire. — État cachectique. Constriction des mâchoires. — Opération. — Traitement anti-néoplasique.*

M. V..., âgé de 74 ans, est atteint d'une récidive d'épithélioma de la joue
gauche.

Traitement à partir du 5 janvier.

Opération le 12 janvier.

Résection de l'os malaire et de la branche montante du maxillaire. Le
masséter est complètement extirpé. — Résection de l'apophyse coronoïde et
du tendon du temporal pour remédier à la constriction des mâchoires.

Autoplastie. — Résultat satisfaisant.

Traitement antinéoplasique.

OBSERVATION N° 124

N° 301

*Début de récidive d'un cancer du sein opéré en novembre 1901. —
Adénome mobile du sein droit. — Opération.*

Mme B... L..., âgée de 55 ans, a été opérée en novembre 1901, par le
Dr Johnston, d'un cancer du sein gauche avec curage de l'aisselle. Elle
demande en mars 1902 à suivre le traitement néoplasique. Il ne paraît y avoir
aucune menace de récidive.

On fait quelques injections antinéoplasiques.

Le 9 janvier 1904, la malade se présente avec un petit noyau cutané
lenticulaire nettement cancéreux, à la partie inférieure de la cicatrice. On sent
à la partie inférieure du pectoral 3 petits nodules suspects.

Opération le 13 janvier.

A l'examen microscopique, on constate que le noyau cutané est cancéreux. Les nodules du bord du pectoral sont de nature cicatricielle.

Traitement antinéoplasique à partir du 14 janvier.

Morte en mai d'une affection intercurrente.

OBSERVATION N° 125

N° 304

Cancer de la langue et leucoplasie buccale. — Syphilis ancienne.

M. M..., âgé de 43 ans, a eu la syphilis à 19 ans. Leucoplasie buccale depuis 10 ans.

En juin 1903, apparition d'un cancroïde ulcéré sur le bord gauche de la langue. Le traitement mercuriel et ioduré, ordonné par le Dr Castex, a pour effet d'agrandir et d'excaver l'ulcération.

Le 15 décembre 1903, le professeur Fournier conseille l'opération. Le même avis est donné le 23 et le 28 décembre par les Drs Darier et Berger.

Le traitement est commencé le 3 janvier. Le 12, l'ulcération a considérablement diminué d'étendue et de profondeur. Opération le 14 janvier.

Il existe un très petit ganglion sous-maxillaire, qui est laissé en place. Réunion immédiate.

Le 22 août. Ablation du ganglion sous-maxillaire qui a grossi et extirpation d'un noyau de récidive sur le bord de la langue en arrière de la cicatrice. Le traitement est repris.

30 septembre. — État satisfaisant.

OBSERVATION N° 126

N° 305

Squirrhe atrophique du sein droit. Masse cancéreuse axillaire diffuse.

Mme Q..., âgée de 57 ans, est atteinte d'un squirrhe atrophique du sein droit avec masse ganglionnaire axillaire diffuse.

Début du traitement le 12 janvier.

Opération, le 14 janvier. L'intervention demeure incomplète.

Le 25 janvier, apparition d'une tumeur du sein gauche. Le 10 février, œdème des deux bras. Généralisation ganglionnaire. — Mort le 25 février.

Toutes ces observations font partie du mémoire déposé le 23 février 1904 à l'Académie de Médecine.

Observations nouvelles

OBSERVATION Nᵒ 127

Nᵒ 316

Cancer du sein droit et des ganglions axillaires.

Mᵐᵉ P..., âgée de 33 ans, présente une tumeur du sein, mobile, du volume d'une orange avec adénopathie axillaire.

Traitement antinéoplasique à partir du 20 janvier 1903.

Opération le 23.

30 septembre 1904. — État satisfaisant.

OBSERVATION Nᵒ 128

Nᵒ 309

Cancer de l'estomac adhérent au foie. — Gastro-entérostomie.

Mᵐᵉ F..., âgée de 47 ans, présentait depuis de longues années des symptômes d'un ulcère de l'estomac. Elle est cachectique et on reconnaît à l'épigastre une tumeur d'un certain volume.

Opération le 15 janvier.

Le cancer, qui est très étendu, commence à 4 centimètres au-dessus du pylore et occupe toute la petite courbure. La tumeur est adhérente au foie. Les vomissements n'étaient pas causés par une sténose organique du pylore, qui était demeuré sain, mais bien par une contracture spasmodique du pylore, comme dans les cas d'ulcère et d'hyperchlorhydrie grave.

Il est probable que ce cancer s'est développé à la surface d'un ancien ulcère calleux. La malade est très faible.

On fait la gastro-entérostomie.

Traitement à partir du 22 janvier.

Revue le 30 septembre 1904. Excellent état général. Aucune tumeur perceptible au palper.

OBSERVATION N° 129

N° 779

Récidive inopérable d'un cancer utérin.

Mme D..., âgée de 43 ans, a été opérée en novembre 1902, à l'hôpital Lariboisière, par le Dr Peyrot, d'un curetage, pour un cancer de l'utérus déterminant des hémorrhagies.

Amélioration de très courte durée.

M. Doyen fait l'hystérectomie abdominale totale le 7 avril 1903.

La malade revient le 22 janvier pour des pertes fétides. Très bon état général.

Pas de douleurs spontanées.

La récidive a envahi les 2/3 supérieurs du vagin. Toute opération est impossible.

Traitement antinéoplasique à partir du 23 janvier.

3o septembre 1904. — État général satisfaisant.

État local : le néoplasme est stationnaire et paraît en voie de régression.

OBSERVATION N° 130

N° 322

Cancer du frein de la langue et du plancher de la bouche.
Traitement antinéoplasique. Opération.

M. L..., âgé de 37 ans, est atteint de cancer du frein de la langue et du plancher de la bouche plus étendu vers la gauche. Ganglion du volume d'un gros haricot. La langue est encore mobile, mais très douloureuse. Traitement à partir du 26 janvier. Le 5 février, incision transversale à la partie inférieure de la langue et ablation de la masse épithéliomateuse qui est détachée à la curette, de la face interne du maxillaire où elle adhère. L'opération est manifestement incomplète. Le ganglion n'est pas enlevé. Continuation du traitement.

Le 3 mai, ouverture d'un petit abcès saillant, à la partie supérieure du bout de la langue. L'état général est assez satisfaisant.

Le 25 mai, résection du bord alvéolaire du maxillaire et curetage du foyer néoplasique.

Le 3o septembre 1904, la plaie n'est pas entièrement cicatrisée. Aucune extension sensible du néoplasme; mauvais état général.

OBSERVATION N° 131

N° 321

Cancer de l'utérus inopérable. Traitement antinéoplasique.

Mme B..., âgée de 59 ans, est atteinte d'un cancer du col étendu aux culs-de-sac vaginaux et aux ligaments larges. — L'utérus est immobile et la vessie adhérente; pertes abondantes et fétides; douleurs lombaires et abdominales. Traitement antinéoplasique à partir du 27 janvier.

Le 30 septembre, état général satisfaisant; disparition des pertes; régression du néoplasme.

OBSERVATION N° 132

N° 324

Épithélioma végétant du col de l'utérus. Traitement antinéoplasique.
Amputation du col.

Mme R..., âgée de 51 ans, est atteinte de cancer du col depuis le mois de juin 1903. Quelques douleurs pelviennes : le col est profondément envahi; l'index pénètre dans un cratère bourgeonnant; l'utérus n'est pas très mobile, mais les culs-de-sac sont suffisamment libres pour permettre l'amputation sus-vaginale.

La malade vient de présenter des symptômes de pelvi-péritonite. Assez bon état général.

Traitement à partir du 1er février. Diminution rapide des douleurs pelviennes et des pertes. Le 11 février, amputation sus-vaginale du col. La plaie est à peu près cicatrisée le 24 mars.

La malade ne se présente que six fois en avril pour les injections. Le 5 mai, la cicatrisation n'est pas complète et il est possible qu'on soit obligé de faire un nouveau curetage.

Le 30 septembre le néoplasme est stationnaire. Bon état général.

OBSERVATION N° 133

N° 327

Cancer du col de l'utérus. Amputation sus-vaginale du col. Traitement anti-
néoplasique rapidement interrompu. Récidive. Hystérectomie vaginale.

Mme B..., 57 ans, se présente le 2 février pour un cancer du col exubérant, d'un volume considérable, sans envahissement des culs-de-sac vaginaux.

Les culs-de-sac sont libres. Traitement antinéoplasique à partir du 4 février. Amputation sus-vaginale du col le 5 février, sans curetage de la cavité utérine. La cicatrisation est satisfaisante le 24 février. La malade retourne chez elle. Elle revient à la fin de mai avec un bourgeon de récidive. Le traitement avait été interrompu. La malade est très grasse.

Hystérectomie vaginale le 31 mai. Le bourgeon récidivé était du volume d'une petite orange. Traitement antinéoplasique.

OBSERVATION N° 134

N° 339

Cancer de la cloison vésico-vaginale. Traitement antinéoplasique. Opération.

Mme C..., âgée de 40 ans, est atteinte d'un cancer de la partie antérieure du vagin envahissant tout le bas-fond de la vessie et les parties latérales du vagin. La vulve est presque obturée par la tumeur, qui n'est pas ulcérée.

Traitement antinéoplasique à partir du 12 février. Opération le 13.

La muqueuse vaginale est incisée au delà des limites du néoplasme, qui est isolé latéralement et extirpé avec toute la paroi inférieure de l'urèthre et tout le bas-fond de la vessie jusqu'au col de l'utérus. Tamponnement.

La cicatrisation se fait bien. Le 22 mars, on commence la réfection de l'urèthre : le 28 avril, l'état général est toujours excellent, mais on constate au toucher une induration suspecte. On institue de nouveau le traitement.

Le 16 mai, les parties indurées paraissent stationnaires.

Le 1er août, état local aggravé.

Le 30 septembre, état cachectique, aggravation. (Voir fig. 61.)

OBSERVATION N° 135

N° 344

Cancer de l'utérus et du vagin. Traitement antinéoplasique. Amputation
du col et curetage.

Mme G..., âgée de 47 ans, est atteinte depuis 8 mois d'un cancer de l'utérus confirmé. Au toucher, cratère ulcéreux, saignant, de la dimension d'une pièce de 2 francs. Les culs-de-sac n'existent plus, sauf le postérieur qui est très effacé. Extension au vagin, aux ligaments larges et troubles vésicaux depuis quinze jours. Douleurs pelviennes et lombaires. L'utérus est immobile ; amaigrissement, état cachectique. Traitement à partir du 15 février. Le 16, amputation sus-vaginale du col et curetage des culs-de-sac, notamment à gauche et en avant. Le traitement est interrompu du 5 au 30 mars par la malade. L'état général s'est sensiblement amélioré. Le 9 mai, on constate que l'utérus s'est mobilisé. L'état général est satisfaisant. Partie le 13 à la campagne, la malade interrompt le traitement volontairement. L'état local est sensiblement amélioré.

Nous ferons observer qu'à la première interruption volontaire du traitement le 5 mars, la cicatrisation du vagin était à peu près complète ; le 3o, il s'était reproduit un cratère ulcéré avec un gros bourgeon saignant et beaucoup d'écoulement. La cachexie s'était reproduite, ainsi que les douleurs. Au bout de 15 jours du nouveau traitement, les pertes avaient disparu, les douleurs avaient diminué, et l'appétit commençait à revenir. Au bout d'un mois, la malade avait engraissé et le bourgeon vaginal avait à peu près complètement disparu pendant que l'utérus devenait plus mobile. La malade est partie volontairement à la campagne parce qu'elle se trouvait mieux.

Mort en juillet 1904.

OBSERVATION N° 136

Cancer du sein droit opéré le 10 novembre 1902. Récidive.
Traitement antinéoplasique.

Mme A..., âgée de 4o ans, a été opérée à la clinique le 10 novembre 1902, d'un cancer du sein droit avec curage minutieux de l'aisselle.

Elle se présente à la consultation le 15 février 1904 avec une récidive volumineuse. La masse axillaire absolument fixe est adhérente aux pectoraux. Œdème du creux sus-claviculaire avec petit ganglion. Pas d'œdème du bras. La malade tousse depuis juillet sans expectoration ; elle est cachectique.

Traitement à partir du 15 février 1904.

Le 25, l'état général s'améliore et la toux commence à diminuer.

Le 6 mars, la tumeur commence à se rétracter et à devenir plus mobile ; diminution du ganglion sus-claviculaire. Le 29 mars, le ganglion a disparu ; diminution sensible de la tumeur et assouplissement de la cicatrice. Il y a toujours un certain degré d'oppression.

La malade interrompt le traitement d'elle-même.

Crises de suffocation, mauvais état général.

OBSERVATION N° 137

N° 138

Cancer du sein gauche récidivé. Opération. Traitement antinéoplasique.

Mme M..., 42 ans, a été opérée, en juillet 1902, d'ablation du sein gauche par le Dr Bouilly. Récidive dans la cicatrice. Opération le 13 février. Traitement antinéoplasique à partir du 15.

OBSERVATION N° 138

N° 345

Cancer de l'ovaire et du péritoine. Opération. Traitement antinéoplasique.

Mme G..., âgée de 46 ans, est atteinte d'un kyste végétant de l'ovaire avec ascite.

Laparotomie le 16 février 1904.

Il y a 5 à 6 litres d'ascite; la tumeur ovarienne est en voie de généralisation; il existe des plaques cancéreuses dans tout le bassin et des noyaux volumineux dans l'épiploon. L'opération est forcément incomplète.

Traitement antinéoplasique à partir du 17 février.

Histologiquement, il s'agit d'un épithélioma cylindrique en voie de généralisation.

Le 8 avril, on constate au palper une masse dure dans la fosse iliaque droite. La cachexie s'accentue.

La malade interrompt le traitement le 10 avril.

Mort en mai 1904. (V. fig. 144 à 147.)

OBSERVATION N° 139

N° 351

Cancer du rectum très étendu. Opération. Traitement antinéoplasique.

M. L..., âgé de 58 ans, est atteint d'un cancer du rectum qui s'étend de l'anus à 10 ou 12 centimètres plus haut.

Opération le 19 février par la méthode sacrée.

Ouverture large du péritoine et abaissement de l'S iliaque qui est suturé en bas à la peau du pourtour de l'anus; réunion du sphincter externe.

Traitement antinéoplasique à partir du 21 février. Cicatrisation rapide.

30 septembre. — État satisfaisant.

OBSERVATION N° 140

N° 337

Cancer de la parotide droite récidivé avec adénopathie carotidienne. Opération. Traitement antinéoplasique.

M. V..., 64 ans, a été opéré en novembre 1903 par M. Gross, de Nancy, d'un cancer de la parotide avec section du nerf facial; actuellement on con-

state une récidive mamelonnée de la grosseur d'un œuf de poule avec adénopathie
carotidienne au niveau de l'angle de la mâchoire. Opération le 9 février 1904.
Traitement antinéoplasique jusqu'au 25 avril.

Interruption du traitement.

Aggravation.

OBSERVATION N° 141

N° 355

Cancer du pylore. Pylorectomie avec gastro-entérostomie.
Traitement antinéoplasique.

Mme B..., 42 ans, est atteinte d'un cancer du pylore : la tumeur est du
volume du poing et très mobile. Opération le 18 janvier 1904. Pylorectomie
avec fermeture en cordon de bourse de l'estomac et du duodénum et gastro-
entérostomie. Le traitement antinéoplasique commencé le 23 février est continué jusqu'au 8 mars.

30 septembre. — État général et local très satisfaisant.

OBSERVATION N° 142

TRAITEMENT EXTERNE

Cancer de l'utérus étendu aux culs-de-sac du vagin et aux ligaments larges.
Cas inopérable. Traitement antinéoplasique.

Mme B..., âgée de 70 ans, est atteinte de néoplasme utérin inopérable. On
sent au fond du vagin un gros chou-fleur dur, saignant, presque immobile.
Les ligaments larges sont envahis. Il y a des symptômes vésicaux et rectaux.
La malade ne peut guère quitter le lit à cause des douleurs et de l'abondance
de l'écoulement sanieux. On commence le traitement le 24 février.

Le 2 mars les douleurs sont moins vives.

Le 10, le bourgeon vaginal a diminué de volume et est devenu mobile;
moins de pertes et moins d'odeur.

Le 17, l'amélioration s'accentue. La malade se lève tous les jours.

Le 23, le toucher ne ramène pas de sang, le bourgeon vaginal est plaqué
contre la paroi gauche du vagin.

Le cratère du col est rétréci et moins fongueux.

Le 14 avril, la masse vaginale gauche qui au début rendait difficile l'intro-
duction du doigt, a presque disparu.

Le 2 mai, le doigt entre librement jusqu'au col.

Le 13 mai, la malade a rendu ces jours derniers une certaine quantité de pus.

Curetage le 1er juin 1904.

La malade n'a pas voulu continuer les injections.

30 septembre. — Son état général est assez satisfaisant. Localement, il n'y a aucune reproduction des bourgeons cancéreux.

La défécation et la miction s'effectuent sans douleur. L'affection paraît en voie de régression.

OBSERVATION N° 143

TRAITEMENT EXTERNE

Épithélioma du plancher de la bouche et de la gencive, s'étendant à la partie inférieure de la langue. Traitement antinéoplasique.

Mme P..., âgée de 65 ans, est atteinte d'un épithélioma du plancher de la bouche, de la gencive et de la face interne de la lèvre inférieure, qui a débuté il y a 6 ans à la suite de l'ablation d'une dent. L'affection a gagné la pointe de la langue où existaient de profondes ulcérations cratériformes.

Il existe à gauche une plaque épithéliomateuse ulcérée, à la face interne de la joue et sur la voûte palatine des plaques noires de leucoplasie.

Énorme masse ganglionnaire sous-maxillaire. Le bord alvéolaire du maxillaire est envahi.

Traitement à partir du 24 février. Le 4 mars, la langue est plus souple : les taches noires de la voûte palatine ont pâli et les masses ganglionnaires ont diminué de volume.

Le 15 mars, ablation de 2 dents malades et prélèvement de 2 fragments sur la langue et la gencive pour confirmer le diagnostic.

L'amélioration s'accentue rapidement. La langue redevient souple. La tuméfaction sous-maxillaire disparaît.

La malade retourne dans son pays le 6 avril.

On reçut de bonnes nouvelles quelque temps après son retour.

OBSERVATION N° 144

TRAITEMENT EXTERNE

Cancer du sein droit opéré le 2 juillet 1903. Récidive il y a 3 mois. Traitement antinéoplasique.

Mme P..., 46 ans, a été opérée le 2 juillet 1903, par le Dr Hartmann, d'un cancer du sein du côté droit. Récidive manifeste depuis 3 mois. Du côté de la cicatrice qui est partiellement adhérente et épaissie il y a une masse cancéreuse du volume d'une noisette. Du côté gauche, masse cancéreuse du volume d'une petite tête fœtale avec rétraction du mamelon. Adénopathies axillaire et sus-claviculaire. Léger œdème du bras droit. Cette malade a suivi pendant 2 mois sans résultat un traitement par les rayons X.

Traitement antinéoplasique à partir du 26 février.

Le 4 mars, la masse du sein gauche et les ganglions sus-claviculaires ont sensiblement diminué. Le 22 mars, l'amélioration s'accentue : le noyau de la cicatrice droite a presque disparu ; la partie indurée et adhérente s'est assouplie et mobilisée. Le 15 avril, le mamelon est devenu mobile. Le 9 mai, l'état local est très satisfaisant à droite et à gauche ; les masses cancéreuses ont diminué de moitié.

30 septembre. — État général et local très satisfaisant.

OBSERVATION N° 145

N° 446

Cancer de la langue à foyers multiples sur des plaques leucoplasiques anciennes.
Traitement antinéoplasique. Opération.

M. E..., âgé de 65 ans, est atteint depuis longtemps de leucoplasie buc-cale. Il a un foyer d'épithélioma papillaire sur la partie médiane de la langue, un autre à la *partie médiane* et antérieure avec une ulcération d'un cen-timètre de profondeur à gauche ; un troisième foyer existe au milieu du bord droit de la langue sous forme d'une ulcération de 6 à 8 millimètres de pro-fondeur, sur 12 à 15 de diamètre. Les deux autres foyers présentent chacun 18 à 20 millimètres de diamètre. La langue est mobile, mais très doulou-reuse. Elle est indurée autour des foyers cancéreux. Il y a un ganglion sous-maxillaire droit du volume d'une noisette. Traitement à partir du 27 février ; le malade a subi sans aucun résultat l'application des rayons X.

Le 1er mars, la plaque leucoplasique antérieure s'est desquamée et le ganglion sous-maxillaire est douloureux.

Le 7 mars, les foyers d'induration de la langue ont diminué ainsi que les plaques leucoplasiques et le ganglion sous-maxillaire. L'amélioration s'accentue.

La peau du cou, qui avait été brûlée par les rayons X, se cicatrise.

Le 21 mars, le ganglion est presque entièrement disparu.

Le 5 avril, l'amélioration de l'état local est considérable et l'induration est très superficielle.

M. Doyen propose l'opération pour activer la guérison.

L'intervention a lieu le 15 avril. Ablation du bord droit de la langue exactement au pourtour de l'ulcération. Réunion et suture. Ablation de toute la partie dorsale de la langue et réunion immédiate. Ablation de la glande sous-maxillaire; on ne trouve aucun ganglion volumineux : réunion immédiate.

Le traitement est continué pour être interrompu le 5 mai.

La langue a repris une forme à peu près normale malgré l'étendue considérable de la partie réséquée.

3o septembre. — État général et local très satisfaisant.

OBSERVATION N° 146

TRAITEMENT EXTERNE

Cancer du sein droit. Commencement de récidive en cuirasse.
Traitement antinéoplasique.

Mme F..., 56 ans, a été opérée de cancer du sein le 10 juillet 1903 par le Dr Guinard. Elle se présente le 29 février avec une récidive dans la cicatrice; la récidive n'est pas encore très étendue, mais revêt la forme d'un cancer en cuirasse au début. Traitement antinéoplasique à partir du 29 février. Au bout de 4 injections, le malade interrompt le traitement. A partir de cette date elle se cachectise rapidement.

OBSERVATION N° 147

TRAITEMENT EXTERNE

Cancer des deux seins. Traitement antinéoplasique.

Mme H.... âgée de 52 ans, est atteinte de cancer des deux seins. Début du côté droit il y a 6 ans par une petite tumeur à évolution lente et qui a subi de nombreuses cautérisations à l'acide phénique concentré. Il s'est produit il y a quelques mois au sein gauche au moment de la ménopause une tumeur qui présente actuellement le volume d'un œuf de poule. Il n'y a pas de ganglions axillaires perceptibles. La malade désire essayer le traitement sans opération. On commence les injections le 29 février 1904. Le 5 mars, diminution sensible de la tumeur du côté gauche. Le 28 mars, on constate une rétraction marquée du néoplasme des deux côtés. L'état général est beaucoup meilleur. Le 16 avril, la malade, qui se trouve bien, part à la campagne pour un mois.

3o septembre. — Etat général et état local excellents.

Régression complète des deux néoplasmes.

OBSERVATION N° 148

TRAITEMENT EXTERNE

*Cancer du sein gauche opéré avec signes de généralisation vertébrale. Traite-
ment antinéoplasique. Amélioration momentanée. Cessation du traitement.
Mort.*

Mme Z..., 35 ans, a été opérée d'un cancer du sein gauche en octobre 1903.
Elle se plaignait de douleurs lombaires. Quatre mois après l'opération, contrac-
tures douloureuses dans les membres inférieurs et paralysie de la jambe
gauche. Le 29 février, la malade est couchée depuis les suites de l'opération
et présente une paralysie complète de la jambe gauche : elle est très cachectique. Il existe un petit noyau de récidive danss la cicatrice et une chaîne
ganglionnaire le long du trapèze. Contracture des muscles de la nuque et
impossibilité de soulever la tête.

Commencement du traitement le 29 février. Le 5 mars, difficulté de mou-
voir les lèvres et les paupières. Parésie du bras gauche. Le 10 mars, amélioration au point de vue de la mobilité; diminution de volume des noyaux; le
17 mars, forte contracture dans le membre inférieur gauche. Les noyaux
cancéreux perceptibles ont presque disparu. Le 30 mars la malade peut soulever la tête; le 18 avril, crise douloureuse avec phénomènes bulbaires (dys-
pnée, nausée, demi-syncope). Le 24 avril, l'état général est moins bon; la
malade est entrée dans un état de torpeur et de somnolence presque continues.
Le traitement est interrompu, les injections ont d'ailleurs été faites assez
irrégulièrement en raison de la faiblesse de la malade. Aggravation et mort
le 27 mai.

OBSERVATION N° 149

N° 371

Cancer du rectum récidivé et inopérable. Traitement antinéoplasique,

Mme B..., 32 ans, a été opérée plusieurs fois pour cancer du rectum,
notamment d'anus contre nature et d'opération de Kraske. Elle arrive à la
clinique le 1er mars 1904 presque mourante, elle porte un anus contre
nature; du côté du rectum, rien n'est cicatrisé et on constate une fissure
profonde, sanieuse, ulcérée, au fond de laquelle se trouve l'extrémité du rectum.
Toute cette plaie immense qui mesure extérieurement 18 à 20 centimètres
de longueur sur 12 à 15 de profondeur, est en pleine récidive cancéreuse. La

malade n'étant pas transportable, on institue le traitement antinéoplasique le 2 mars.

Le 16, l'état général s'est amélioré et la plaie commence à se déterger ; le 15 avril il n'existe plus de débris sphacélés, toute la plaie est rose et bourgeonnante ; le 30 mai, l'état général est assez satisfaisant et s'est beaucoup amélioré depuis l'entrée à la clinique. Il est probable qu'il sera utile de faire le curetage de la plaie.

Au commencement de juin 1904, l'état local est très satisfaisant, vers le 25, la malade perd de nouveau l'appétit pour succomber le 4 juillet, probablement par suite d'une phlébite interne, alors que l'amélioration locale avait atteint des proportions inespérées.

OBSERVATION N° 150

N° 374

Cancer du sein gauche à marche rapide opéré le 22 août 1903. Récidive il y a 18 mois, ganglion sus-claviculaire. Traitement antinéoplasique et opération.

Mme D..., âgée de 35 ans, a été opérée le 22 août 1903 par le Dr Auclerc, de Roubaix, d'une ablation partielle du sein gauche. Récidive il y a dix-huit mois. Traitement par le sérum d'Adamkievicz. Aggravation rapide et ulcération de la tumeur. Il y a une grosse masse sus-claviculaire gauche et un groupe ganglionnaire volumineux dans le creux de l'aisselle.

Le cas a été considéré comme inopérable. La malade est très cachectique.

Traitement à partir du 2 mars. Opération le 5. Le 30, suture secondaire pour refermer la partie moyenne de la plaie dont les lèvres étaient trop tendues au moment de la suture et s'étaient écartées.

La malade part le 9 mars en très bon état et interrompt le traitement.

Elle revient le 10 mai, présentant un petit ganglion sus-claviculaire, trois petits noyaux axillaires et trois autres points de récidive au voisinage de la cicatrice.

Le traitement est repris quotidiennement, puis interrompu. Généralisation au cuir chevelu et mort avec symptômes de généralisation cérébrale en août 1904. (V. fig. 383 et 384.)

OBSERVATION N° 151

N° 368

Cancer du sein droit. Traitement antinéoplasique. Opération.

Mme D..., 59 ans, est atteinte d'une tumeur du sein assez volumineuse, dure, très mobile sous la peau. On ne sent pas de ganglions axillaires volu-

mineux. Traitement antinéoplasique. Opération le 9 mars. Ablation du sein
et des ganglions axillaires.

L'examen de la pièce montre qu'il s'agit d'un épithélioma à lacunes
caséeuses qui à un premier aspect aurait pu en imposer pour de la tuberculose.

Le diagnostic histologique est celui de cancer. Continuation du traitement antinéoplasique. La malade pendant la convalescence a été atteinte d'une
bronchopneumonie qui l'a beaucoup affaiblie. Le 16 mai l'état local et général est satisfaisant.

3o septembre. — État excellent.

<h2 style="text-align:center">OBSERVATION N° 152</h2>

N° 448

Cancer du sein gauche récidivé. Traitement antinéoplasique. Opération.

M^llo C..., âgée de 43 ans, a été opérée en décembre 1902 d'un cancer du
sein gauche et en septembre 1903, d'une récidive. Actuellement, il existe
une série de noyaux cancéreux le long de la cicatrice, une grosse masse néoplasique dans l'aisselle gauche, un ganglion et de l'œdème sus-claviculaires.
Douleurs lancinantes dans le bras gauche : bon état général.

Traitement à partir du 2 mars : le 8, les noyaux paraissent moins durs ;
le 15, disparition des douleurs du bras gauche. Le 18, il n'y a plus d'œdème
sus-claviculaire ni de ganglions.

L'amélioration s'accentue et la cicatrice se mobilise, mais il persiste toujours une masse axillaire. Opération le 19 avril. La masse axillaire est beaucoup plus considérable qu'elle ne paraissait, et il y a de nombreux noyaux
disséminés le long des vaisseaux. Ligature latérale de la veine axillaire. On
continue le traitement.

3o septembre. — État local et général satisfaisants.

<h2 style="text-align:center">OBSERVATION N° 153</h2>

N° 373

Cancer massif du sein gauche avec extension en cuirasse et inopérable.
Traitement antinéoplasique.

Mme M..., 38 ans, se présente le 3 mars avec une tumeur massive du sein
gauche : le sein est énorme, hémisphérique, et tout à fait immobile. La peau
de toute la région présente des noyaux de cancer en cuirasse et il y a dans
l'aisselle gauche une grosse masse ganglionnaire.

Traitement à partir du 3 mars.

Le 10, la peau est moins rouge et moins tendue. Les noyaux superficiels ont jauni, la partie inférieure et externe du sein est plus souple et la tumeur est devenue légèrement mobile. Les douleurs en ceinture ont diminué. La malade respire plus facilement. Le 30 mars, l'amélioration s'est accentuée. Le 12 avril, la masse ganglionnaire a diminué à son tour. Le creux sus-claviculaire, qui était primitivement rempli sans qu'on perçoive de masses distinctes, s'est affaissé. La peau est devenue suffisamment souple au-dessus et en dedans du mamelon et, comme nous l'avons déjà signalé, à la partie inféro-externe ; la tumeur s'est si bien mobilisée sur les parties profondes que l'opération paraît indiquée pour activer la guérison. La malade refuse l'opération et préfère continuer le traitement.

Elle part le 7 juillet.

L'état général était satisfaisant, le sein très aplati, mobile et les anciens noyaux cutanés d'un rose jaunâtre. Cessation du traitement.

La malade revient le 15 août très affaiblie ; récidive manifeste ; elle succombe le 17 en quelques heures avec de la cyanose.

OBSERVATION N° 154

N° 410

Sarcome récidivé de la cuisse droite. Traitement antinéoplasique. Opération.

M. B..., 51 ans, présente une récidive de sarcome de la partie interne et inférieure de la cuisse droite. Opéré par le Dr Marcotte en décembre 1902.

La tumeur a la grosseur d'une petite orange. Les ganglions inguinaux sont hypertrophiés et toute la région est légèrement empâtée.

Début du traitement le 3 mars.

Opération le 25 mars.

Le traitement est continué.

30 septembre. — État très satisfaisant.

OBSERVATION N° 155

TRAITEMENT EXTERNE

Cancer du sein droit non opéré. Traitement antinéoplasique.

Mme B..., 33 ans, est atteinte d'un cancer de tout le sein droit avec rétraction du mamelon, masse axillaire volumineuse et ganglion sus-claviculaire.

5 injections du 6 au 18 mars.

La malade cesse de revenir.

OBSERVATION N° 156

TRAITEMENT EXTERNE

Mme D..., âgée de 60 ans environ, a subi un curetage pour épithéliome cylindrique de la cavité de l'utérus faisant saillie par le col sous l'aspect d'un bourgeon polypiforme.

Traitement antinéoplasique le 10 mars.

Etat satisfaisant le 30 septembre.

OBSERVATION N° 157

N° 381

Ostéo-sarcome du pied. Amputation intra-malléolaire.
Traitement antinéoplasique.

Mme S..., 32 ans, est atteinte d'un sarcome étendu de la plante du pied. Amputation intra-malléolaire le 8 mars. Le sarcome avait envahi tous les muscles de la plante du pied. Traitement antinéoplasique à partir du 10 mars. Le traitement est interrompu le 14 avril.

30 septembre. — État général satisfaisant. Pas de récidive.

OBSERVATION N° 158

TRAITEMENT EXTERNE

Cancer du sein droit récidivé. Traitement antinéoplasique.

Mme M..., âgée de 45 ans, a été opérée en mars 1902 d'un cancer du sein droit et en octobre 1903 d'une récidive. Il existe actuellement une récidive en cuirasse autour de la cicatrice et du côté opposé un adénome du volume d'un petit œuf avec adénopathie axillaire et ganglion sus-claviculaire. Œdème du creux sus-claviculaire droit. Bon état général. Traitement à partir du 11 mars. Le 15, les noyaux rouges commencent à pâlir. L'adénome du sein droit a diminué de volume et les plaques rouges ont un aspect jaunâtre. La malade interrompt le traitement le 1er avril.

Le 30 septembre on apprend qu'elle se cachectise.

OBSERVATION N° 159

N° 386

Tumeur végétante de l'ovaire avec ascite. Opération. Traitement antinéoplasique.

Mme N..., âgée de ..., est opérée le 11 mars d'hystérectomie abdominale totale pour tumeur végétante pelvienne avec ascite. La tumeur végétante paraît avoir pris naissance sur les franges de la trompe de Fallope du côté gauche. Il y a 3 à 4 litres d'ascite; la tumeur est du volume des deux poings, tout le péritoine pelvien est villeux et congestionné. Il y a un petit noyau de généralisation épiploïque. Le reste du péritoine supérieur est sain.

Le traitement commencé le 14 mars est interrompu le 26 avril et repris le 17 mai. Il n'y a aucune trace d'ascite ni de reproduction de la tumeur.

État très satisfaisant le 30 septembre 1904.

OBSERVATION N° 160

N° 390

Cancer du col de l'utérus récidivé. Traitement antinéoplasique.

Mme D..., 40 ans, a été opérée en août 1903 à Bordeaux d'amputation du col cancéreux : actuellement, on constate une récidive sous forme d'un immense cratère : les ligaments larges sont indurés.

Traitement à partir du 14 mars.

Le 4 avril, les pertes ont diminué sensiblement : le traitement a été interrompu le 19 avril, la malade voulant retourner chez elle.

OBSERVATION N° 161

N° 391

Cancer du sein gauche. Ablation. Traitement antinéoplasique.

Mme D..., 48 ans, est atteinte d'un cancer en masse du sein gauche avec rétraction du mamelon. Traitement à partir du 15 mars. Opération le 16 : ablation du sein et des ganglions axillaires, notamment des ganglions postérieurs qui formaient une masse volumineuse. On continue le traitement.

30 septembre. — Aucune trace de récidive. (V. fig. 85, 86 et 87.)

OBSERVATION N° 162

N° 383

*Cancer de la langue et du plancher de la bouche. Adénopathie sous-maxillaire
gauche. Opération, Traitement antinéoplasique.*

M. L..., 47 ans, est atteint d'épithélioma de la pointe de la langue et du
plancher de la bouche; il y a 2 gros ganglions sous-maxillaires gauches.

Opération le 12 mars. Ablation de la pointe de la langue et des ganglions
sous-maxillaires. Le malade quitte la clinique le 1ᵉʳ avril.

La cicatrisation est satisfaisante. (V. fig. 46.)

OBSERVATION N° 163

N° 401

Cancer de la langue inopérable. Traitement antinéoplasique.

M. C..., âgé de 59 ans, est atteint d'un cancer massif de la langue qui est
entièrement ulcéré du côté droit; adénopathie sous-maxillaire. Douleurs dans la
tête et les oreilles.

Le malade est en mauvais état et le cas paraît désespéré. Traitement à partir
du 18 mars. Le traitement est suivi très irrégulièrement et interrompu pendant
trois semaines. Le malade reçoit deux nouvelles injections et part en mauvais
état.

Aggravation rapide. — Mort en mai 1904.

OBSERVATION N° 164

N° 402

*Sarcome mélanique de la paroi abdominale. Adénopathie inguinale et iliaque
bilatérale, ganglion axillaire gauche. Opération. Traitement antinéoplasique.*

M. T..., 56 ans, a été opéré en août 1903 d'un sarcome mélanique de la
peau de l'abdomen, de petit volume. Récidive rapide et généralisation ganglionnaire. On constate le 18 mars une tumeur cutanée de petit volume, facilement
opérable; dans l'aine gauche, de gros ganglions se continuant en chapelet le

long des vaisseaux iliaques ; dans l'aine droite, ganglions superficiels et profonds de moindre volume. Adénopathie considérable dans l'aisselle gauche. Etat général assez satisfaisant.

Opération le 18 mars. Ablation de la tumeur cutanée et des trois foyers ganglionnaires qui s'étendent très profondément dans les fosses iliaques et le creux de l'aisselle.

Traitement antinéoplasique à partir du 19 mars.

Le malade retourne chez lui le 5 mai, Il y a reproduction de quelques ganglions inguinaux et axillaires et on constate 3 petits noyaux cutanés, comme des lentilles à distance de la tumeur primitive. (V. fig. 156 à 160.)

OBSERVATION N° 165

N° 395

Cancer du sein droit. Opération. Traitement antinéoplasique.

Mme D..., 58 ans, présente une tumeur du sein du volume d'une orange, avec ganglions axillaires. La tumeur est survenue en 3 mois à la suite d'un traumatisme. Opération le 16 mars. Traitement antinéoplasique à partir du 20 mars.

30 septembre. — Aucune récidive.

OBSERVATION N° 166

TRAITEMENT EXTERNE

Cancroïde de la lèvre inférieure récidivé deux fois. Ablation.
Traitement antinéoplasique.

M. B..., 47 ans, a été opéré en mars 1901, à la maison Dubois, d'un cancroïde à la lèvre.

Ablation d'une première récidive en mars 1902. Le malade présente de nouveau, en mars 1904, une induration épithéliale exulcérée de petite étendue. Ablation le 19 mars 1904. Traitement à partir du 21 mars.

30 septembre. — Aucune récidive.

OBSERVATION N° 167

TRAITEMENT EXTERNE

Petit épithélioma ulcéré de l'aile du nez. Ablation. Traitement antinéoplasique.

M. D..., âgé de 60 ans, présente de l'acné nasal et sur le côté droit le côté droit un petit épithélioma ulcéré rebelle à tout traitement. Cet épithélioma s'est produit à la suite d'une petite plaie produite par une chute sur le nez en 1900.

Opération à la cocaïne le 17 mars. Traitement antinéoplasique et anti-staphyloccocique pour combattre une poussée d'acné suppuré.

Le traitement est interrompu le 9 avril. Revenu le 13 mai avec une petite excoriation de l'aile gauche du nez. Il sera tenu en observation.

30 septembre. — État satisfaisant.

OBSERVATION N° 168

TRAITEMENT EXTERNE

Cancer du sein droit. Traitement antinéoplasique.

Mme B..., âgée de 62 ans, a présenté depuis cinq ans et demi tous les signes d'une maladie de Paget du côté droit. Depuis 10 mois, le mamelon est rétracté et il existe une induration sous-jacente assez étendue et des ganglions axillaires droits. L'état général est encore satisfaisant.

Le traitement commencé le 24 mars est interrompu le 2 avril par la volonté de la malade, qui ne veut pas d'injections.

OBSERVATION N° 169

N° 427

Cancer de l'utérus récidivé ayant envahi les ligaments larges.
Traitement antinéoplasique. Opération.

Mme de C..., âgée de 35 ans, a été opérée à Dublin, en février 1904, d'amputation du col et de curetage pour épithélioma.

Récidive rapide. On constate au toucher un cratère bourgeonnant avec envahissement des ligaments larges des deux côtés. La masse néoplasique est immobile. Le cas a été considéré par plusieurs chirurgiens comme inopérable.

Traitement antinéoplasique à partir du 28 mars, les pertes diminuent et la tumeur se mobilise sensiblement. Le ligament gauche est plus envahi que le droit ; l'induration s'étend des deux côtés dans la direction des uretères et envahit le bas-fond de la vessie. Laparotomie le 8 avril. Le cratère vaginal est limité avant l'ouverture du ventre par une incision circulaire de la muqueuse. Le ventre ouvert, l'utérus est enlevé tout d'abord, les deux uretères traversent une masse néoplasique du volume d'une petite orange ; la dissection montre qu'ils ne sont pas envahis et la masse néoplasique en est détachée en totalité. Après la dissection des deux uretères et l'ablation des deux masses cancéreuses latérales, on enlève une masse postérieure adhérente au rectum et en avant une masse néoplasique correspondant au cul-de-sac antérieur du vagin, ayant envahi toute la face antérieure de la vessie, qui se trouve réséquée dans la partie moyenne du trigone entre les orifices des uretères et le col de la vessie.

Suture transversale du péritoine pelvien et fermeture du ventre. La malade est alors placée dans la position de l'hystérectomie vaginale pour la suture de la plaie vésicale. Continuation du traitement antinéoplasique à partir du 14 avril.

Le 16 mai, la cicatrisation du vagin est complète. Il persiste un orifice vésical de 2 millimètres environ, qui laisse couler de l'urine quand la vessie commence à être pleine et au fond une fistule de l'uretère gauche. Le traitement est continué.

22 août. — Aucune trace de récidive.

OBSERVATION N° 170

N°⁸ 442, 490

Cancer de la langue inopérable. Traitement antinéoplasique.

M. V. d. B..., 47 ans, est atteint d'un cancer massif de toute la moitié gauche de la langue, qui est dure, peu mobile et conserve l'empreinte des dents. Il s'agit d'un épithélioma scléreux et exubérant, ulcéré superficielle-ment. Salivation abondante. Alimentation difficile.

Traitement à partir du 30 mars. Le 15 avril, amélioration légère. Le 20, la langue est plus souple et moins douloureuse ; le 22 mai, la salivation est abondante, l'état général satisfaisant et le ganglion sous-maxillaire a diminué de volume. Le 24, l'épaisseur de la langue a diminué.

État satisfaisant le 30 septembre.

OBSERVATION N° 171

N° 396

Cancer du cæcum. Opération. Traitement antinéoplasique.

Mᵐᵉ P..., 57 ans, qui est assez grasse, mais cachectique, présente une tumeur cancéreuse du côlon ascendant, du volume du poing.

Opération le 29 mars 1904. Extirpation du cæcum et du côlon ascendant ainsi que de la partie terminale de l'iléon. Fermeture du côlon et de l'iléon en cordon de bourse; entéro-anastomose latérale. Traitement antinéoplasique à partir du 30 mars. La malade quitte la clinique en bon état le 29 avril.

OBSERVATION N° 172

N° 421

Tumeur de la parotide gauche. — Traitement antinéoplasique. — Opération.

M. C..., 44 ans, est atteint d'une tumeur de la parotide gauche, du volume d'un petit œuf, dure et immobile. Ganglion sous-maxillaire du volume d'une noix. Douleurs dans l'oreille. Bon état général. Traitement à partir du 30 mars. Le 2 avril, diminution des douleurs d'oreille.

Le 7 mai, la tumeur a un peu diminué de volume.

Opération le 9 mai : l'ablation est incomplète dans la profondeur. On continue le traitement antinéoplasique, qui est bientôt interrompu.

OBSERVATION N° 173

TRAITEMENT EXTERNE

Adénomes multiples des deux seins avec adénopathie axillaire.
Traitement antinéoplasique.

Mme C..., 25 ans, qui est atteinte de dyspepsie nerveuse, présente des adénomes multiples des deux seins avec masse ganglionnaire dans l'aisselle de chaque côté. Les deux seins sont mobiles : le droit est plus volumineux. Traitement antinéoplasique à partir du 30 mars. La malade interrompt le traitement le 9 avril.

OBSERVATION N° 174

TRAITEMENT EXTERNE

Cancer du sein droit opéré il y a trois ans. — Récidive.
Traitement antinéoplasique. — Opération.

Mme J..., âgée de 44 ans, a été opérée il y a trois ans à Charleville, par le Dr Bonnet, d'un cancer du sein droit. Récidive volumineuse datant d'un an, sans œdème du bras. Ganglion sus-claviculaire du côté opposé. Immobilité du bras à cause de la douleur. Assez bon état général.

Traitement antinéoplasique à partir du 3o mars.

Ablation du sein le 8 juin. — A cessé le traitement le 22 juin.

Mauvais état le 26 septembre 1904.

OBSERVATION N° 175

N° 425

Cancer du sein droit récidivé et ulcéré. — Traitement antinéoplasique.
Amélioration rapide. — Opération. — Mort.

Mme R..., 45 ans, a été opérée en 1902 d'une tumeur du sein avec adénite axillaire considérable. La récidive s'est manifestée sous l'aspect d'une tumeur adhérente à la paroi thoracique et profondément ulcérée avec adénopathie axillaire. L'ulcération est profonde et sanieuse. Traitement à partir du 3o mars. Le 2 avril, la masse axillaire commence à être plus libre; le 7 avril, l'œdème du bras a diminué, et la masse cancéreuse s'est mobilisée. L'étendue de l'ulcération ne pouvant permettre une cicatrisation satisfaisante, l'ablation est pratiquée le 11 avril. La paroi thoracique est envahie au point le plus profond de l'ulcération où est faite accidentellement une petite ouverture à la plèvre. Ce point était précisément le plus sanieux de l'ulcération. La malade succomba au bout de 48 heures à une infection suraiguë, bien que toute la partie où l'ulcération était adhérente ait été curetée et désinfectée avec le plus grand soin.

Cette observation est intéressante parce qu'elle démontre que les microbes des ulcérations cancéreuses anciennes peuvent être doués d'une virulence extraordinaire; dans ce cas, on ne pouvait faire de cautérisation énergique ni au chlorure de zinc ni au formol, avant l'opération, sous peine d'ouvrir largement la plèvre.

D'autre part, ce cas est peut-être un de ceux où la mobilisation de la tumeur qui paraissait absolument inopérable s'est faite le plus rapidement; et sans cette infection accidentelle, le résultat du traitement s'annonçait comme devant être très satisfaisant.

OBSERVATION N° 176

TRAITEMENT EXTERNE

Cancer du col de l'utérus généralisé au vagin et aux ligaments larges.
Traitement antinéoplasique. — Opération.

Mme M..., âgée de 38 ans, est atteinte d'un cancer du col depuis deux ans et demi, et a été déclarée inopérable en juillet 1902 par les Drs Tillaux et Quénu. Amaigrissement de 27 kilogr. en six mois.

En trois mois, elle a reçu 20 injections de sérum d'Adamkiéwicz sans aucun autre résultat qu'un affaiblissement général progressif avec perte de l'appétit. Ce traitement a été terminé en janvier 1904. Elle a des douleurs dans le bas-ventre depuis le mois de septembre 1903 et des douleurs dans les reins depuis quatre mois. Pertes abondantes et fétides.

L'état général est encore assez satisfaisant.

Localement, tout le fond du vagin n'est qu'un cratère très ouvert et ulcéré. Les culs-de-sac et les ligaments larges sont envahis. Traitement à partir du 1er avril.

Le 4 avril, diminution des douleurs. Le 12, l'état général est meilleur et l'écoulement très diminué. Le 15, au toucher on constate que les tissus envahis sont plus souples et se mobilisent. Le doigt ne ramène pas de sang.

Le 5 mai, l'amélioration s'est accentuée. L'état général est satisfaisant : la malade reprend des forces et la masse cancéreuse s'est encore mobilisée.

Curetage le 22 mai pour préparer l'hystérectomie. Hystérectomie abdominale le 3 juin après un nouveau curetage.

L'uretère droit est dilaté et traverse une masse cancéreuse qui est extirpée sans léser le conduit. Opération incomplète.

Le 29 septembre. — État général médiocre, cardiopathie, albuminurie, œdème des jambes.

OBSERVATION N° 177

N° 429

Cancer du sein droit récidivé. — Traitement antinéoplasique. — Opération.

Mme B..., 27 ans, a été opérée le 4 janvier d'une ablation de la partie supérieure du sein sans curage de l'aisselle. On constate actuellement une masse ganglionnaire volumineuse, et au-dessus de la cicatrice une dizaine de noyaux cutanés.

Traitement antinéoplasique à partir du 2 avril. Opération le 5; on laisse la partie inférieure du sein afin de pouvoir réunir la peau. Le muscle pectoral a été réséqué sur une grande étendue.

Le traitement antinéoplasique est continué régulièrement jusqu'au 30 mai et la malade retourne chez elle. On constate une induration probablement cicatricielle de ce qui reste du tendon du grand pectoral.

30 septembre. — État satisfaisant.

OBSERVATION N° 178

N° 431

Cancer de la langue. — Traitement antinéoplasique. — Opération.

M. B..., 64 ans, est atteint d'un cancer du bord gauche de la langue qui a débuté il y a un an. L'ulcération primitive s'est agrandie après des cicatrisations au nitrate d'argent. Divers traitements par le radium et les rayons X ont eu comme résultat l'aggravation progressive.

Actuellement, le 5 avril, toute la moitié gauche de la langue est envahie jusqu'au V lingual. Le ganglion sous-maxillaire du volume d'une noisette. La langue est douloureuse.

Traitement à partir du 5 avril, opération le 8. Le ganglion sous-maxillaire est laissé.

Réunion complète le 19.

Le cas est défavorable. Le malade se nourrit mal et succombe en juillet 1904.

OBSERVATION N° 179

N° 453

Cancer de la glande sous-maxillaire et de la région sus-hyoïdienne médiane récidivé. — Traitement antinéoplasique. — Opération.

Mme M..., âgée de 28 ans, a été opérée il y a un an d'une petite tumeur sous-maxillaire qui a récidivé rapidement. En octobre 1903, le professeur Reclus fit une large ablation de toute la région sus-hyoïdienne. Actuellement, le 5 avril 1904, on constate une récidive adhérente au maxillaire inférieur, tout à fait immobile et s'étendant de la branche montante de la mâchoire à l'os hyoïde et au delà de la ligne médiane. Œdème du cou et du creux sus-claviculaire où existe un ganglion volumineux.

La tumeur est ulcérée à sa partie moyenne.

Traitement antinéoplasique à partir du 5 avril.

Le 11, la tumeur s'est un peu mobilisée et le ganglion sous-maxillaire a légèrement diminué de volume.

Le 19, se produit au point ulcéré un orifice qui donne issue à un liquide noirâtre; le 20 avril, ablation de la tumeur jusqu'au niveau de la muqueuse buccale. Il persistait un écoulement purulent le 6 mai. Nouvelle opération consistant dans l'extirpation minutieuse de toutes les parties qui limitaient le trajet suppuré. Abrasion, au ciseau et au maillet, des couches superficielles

du maxillaire inférieur qui recommençait à être envahi, et ablation du ganglion
sus-claviculaire qui avait été laissé hors de la première opération. Le traitement est continué. La malade était dans un état satisfaisant lorsque, en
juin 1904, elle se suicida parce qu'elle était devenue enceinte.

OBSERVATION N° 180

TRAITEMENT EXTERNE

Épithélioma de la joue droite. — Opération. — Traitement antinéoplasique.

Mme P..., âgée de 55 ans, présente à la joue droite un épithélioma de près
de 3o millimètres d'étendue qui est opéré le 19 mai.
Traitement antinéoplasique du 7 avril au 10 mai.
15 septembre. — État satisfaisant.

OBSERVATION N° 181

N° 432

Cancer du sein gauche récidivé. — Traitement antinéoplasique. — Opération.

Mme D..., 45 ans, a été opérée d'ablation du sein gauche le 28 août 1903.
Actuellement, la cicatrice est dure, adhérente au grand pectoral et cancéreuse. Traitement antinéoplasique à partir du 7 avril.
Opération le 9. Le grand pectoral est envahi et réséqué sur une grande
étendue. Le traitement antinéoplasique est continué jusqu'au 8 mai, époque
à laquelle la malade quitte la clinique.

OBSERVATION N° 182

N° 457

Cancer du sein gauche. — Traitement antinéoplasique. — Opération.

Mme G..., 48 ans, est atteinte d'une tumeur mobile du sein gauche du
volume d'un œuf, légèrement aplatie et fluctuante, qui a l'aspect d'un adénome :
mais il existe une masse ganglionnaire volumineuse dans l'aisselle et un ganglion sus-claviculaire induré.
Traitement à partir du 7 avril.
La masse diminue de volume dans une petite proportion. Opération le 22.
La masse des ganglions axillaires est beaucoup plus considérable qu'on ne

pouvait le supposer et s'étend jusqu'au-dessous de la clavicule. Le traitement est interrompu le 3 mai au départ de la malade.

Le 30 septembre. — État satisfaisant.

OBSERVATION N° 183

TRAITEMENT EXTERNE

Cancer de la langue récidivé et inopérable. — Traitement antinéoplasique.

M. D..., âgé de 58 ans, a été opéré en octobre 1903 d'une ablation partielle de la langue pour cancer. La récidive était confirmée il y a 3 mois; toute la moitié droite de la langue est envahie par une masse cancéreuse bourgeonnante et grisâtre avec sécrétion abondante. Le cas est absolument inopérable et la langue à peu près immobile. Traitement à partir du 8 avril.

Le 27 avril la langue est plus mobile; le 2 mai, la salivation est moins abondante. L'amélioration s'accentue lentement en raison de l'étendue énorme de la surface bourgeonnante qui a perdu sa teinte grisâtre pour prendre un aspect rosé. C'est un très mauvais cas.

OBSERVATION N° 184

N° 437

Myxo-sarcome énorme et récidivé de la cuisse gauche.
Traitement antinéoplasique. — Opération.

M. M.., âgé de 43 ans, a été opéré en 1900 d'un myxo-sarcome sous-cutané de la cuisse gauche, du poids de 400 grammes, qui a récidivé en 1901.

Actuellement la tumeur a atteint un volume considérable, mais elle est demeurée mobile. Traitement à partir du 11 avril. Opération le 12 avril. Réunion immédiate. Le 16 mai la cicatrice est souple et satisfaisante.

30 septembre. — Aucune trace de récidive.

OBSERVATION N° 185

TRAITEMENT EXTERNE

Cancer du sein gauche récidivé. — Traitement antinéoplasique.

Mᵐᵉ M..., âgée de 56 ans, a été opérée, le 4 juin 1903, d'amputation du sein gauche pour cancer; ablation des ganglions axillaires.

La malade se présente à la consultation le 12 avril avec plusieurs noyaux de récidive dans la cicatrice et un ganglion sus-claviculaire avec œdème de la région.

Traitement à partir du 13 avril.

Le 18, diminution légère du noyau situé au milieu de la cicatrice : le 29, diminution du ganglion sus-claviculaire ; le 16 mai, les noyaux de la cicatrice sont devenus plus souples. La cicatrice est mobile, l'œdème sus-claviculaire a disparu.

26 septembre. — État satisfaisant.

OBSERVATION N° 186

TRAITEMENT EXTERNE

Cancer de l'utérus inopérable. — Traitement antinéoplasique.

Mme G..., âgée de 50 ans, est atteinte d'un cancer de l'utérus inopérable. Le col est détruit ; on trouve au fond du vagin un vaste cratère envahissant les culs-de-sac. Douleurs dans les reins, dans le bas-ventre, les aines et les cuisses. Pertes abondantes et fétides. État général assez bon.

Traitement à partir du 13 avril.

Le 18, il y a moins d'œdème et l'écoulement a diminué. Les douleurs rénales se sont atténuées. Le 22, la malade s'alimente mieux et a pu dormir. Elle ne revient pas.

OBSERVATION N° 187

N° 447

Cancer de la grande lèvre récidivé et généralisé au pli de l'aine.
Traitement antinéoplasique. — Opération.

Mme B..., 64 ans, a été opérée en octobre 1903 par le Dr Souligoux d'un cancer de la grande lèvre. Opération d'une 1re récidive en février dans les ganglions inguinaux. On constate actuellement une 2e récidive qui comprend la grande lèvre et toute la région inguinale. Traitement antinéoplasique à partir du 13 avril. Opération le 18.

Le néoplasme pénètre au niveau du triangle de Scarpa dans la gaine des vaisseaux : l'ablation large étant impossible en ce point, l'opération est continuée à la curette, de telle manière qu'elle demeure incomplète. Pansement à plat. Interruption du traitement antinéoplasique peu après.

OBSERVATION N° 188

N° 439

Épithélioma récidivé de la lèvre inférieure, du plancher de la bouche, du freinde la langue et du maxillaire. — Traitement antinéoplasique. — Opération.

M. G..., 35 ans, a été opéré deux fois, en octobre et en décembre 1903, d'un épithélioma de la lèvre inférieure. Actuellement, la récidive a envahi tout le sillon gingivo-labial inférieur, en ménageant le bord libre de la lèvre. Le maxillaire est envahi ainsi que toute la partie antérieure du plancher de la bouche et le frein de la langue.

Le cas paraît inopérable : toute la peau du menton est d'un rouge vif et très indurée.

Traitement antinéoplasique à partir du 14 avril. L'amélioration se produit assez rapidement malgré les ulcérations buccales qui, primitivement grisâtres, ont pris une teinte rosée.

Opération le 27 mai. Section verticale de la lèvre inférieure dont la partie inférieure est complètement envahie par l'épithélioma.

Curetage des masses épithéliales et résection de la peau amincie; résection de la partie médiane du maxillaire et ablation de la partie médiane du plancher buccal et de la base de la langue.

Traitement antinéoplasique; on reçoit des nouvelles satisfaisantes au commencement de septembre.

OBSERVATION N° 189

TRAITEMENT EXTERNE

Cancer du pylore très volumineux et inopérable. — Traitement antinéoplasique.

Mme S... E..., âgée de 53 ans, se présente à la consultation avec tous les signes d'un cancer de l'estomac très avancé; tumeur du volume du poing adhérente profondément; état cachectique, œdème des jambes. Le traitement est commencé le 10 avril : le 25, la tumeur est devenue plus mobile, mais l'état général demeure très médiocre; le 29, aspect cachectique; le cas paraît désespéré. Interruption du traitement.

OBSERVATION N° 190

N° 510

Cancer du rectum inopérable. — Traitement antinéoplasique.

Mr J..., 58 ans, est atteint d'un cancer du rectum très haut situé, adhérent au sacrum et inopérable. Il n'y a pas eu encore de phénomènes d'obstruction et l'état général est très satisfaisant. Traitement antinéoplasique à partir du 19 avril.

Le malade, qui se sentait s'affaiblir, reprend des forces. Le 10 mai, selles régulières sans constipation ni diarrhée.

3o septembre. — État général très satisfaisant. Amélioration notable de l'état local.

OBSERVATION N° 191

TRAITEMENT EXTERNE

Cancer du vestibule du larynx. — Traitement antinéoplasique.

M. P..., 68 ans, présente entre l'amygdale droite et le repli aryténo-épiglottique une induration ulcérée de la dimension d'une pièce de 5 francs. Salivation abondante et fétide; dysphagie; petit ganglion rétro-auriculaire. Le malade est très gros : toute opération paraît impraticable. Traitement antinéoplasique à partir du 22 avril.

Le 6 mai, la salivation est moins abondante : le 23 mai, l'état général est meilleur : le ganglion rétro-auriculaire a disparu.

Le malade ne revient pas.

OBSERVATION N° 192

N° 845

Cancer de l'utérus récidivé et généralisé au vagin.
Traitement antinéoplasique.

Mme A..., 3g ans, a été opérée il y a 18 mois à Lorient, d'hystérectomie vaginale pour cancer. Actuellement, la récidive a envahi le vagin jusqu'à la vulve; c'est à peine si l'on peut introduire le doigt qui est enserré dans des masses dures. Douleurs dans le bassin, les jambes et les cuisses. L'état général est assez satisfaisant. Pertes abondantes et peu odorantes. Le cas est très défavorable : la malade est soumise au traitement, sur la demande expresse de son beau-frère qui est médecin, à partir du 24 avril.

Elle succombe en mai 1go4.

OBSERVATION N° 193

TRAITEMENT EXTERNE

Cancer du sein droit récidivé. — Traitement antinéoplasique.

Mme N..., âgée de 49 ans, a été opérée d'un cancer du sein droit, à Bordeaux, en mai 1899 : ablation d'une récidive en janvier 1900. Actuellement il existe une nouvelle récidive, notamment à la partie postérieure du creux axillaire, avec œdème considérable du membre supérieur, œdème et ganglion sus-claviculaires. État général assez satisfaisant, bien qu'il y ait des douleurs lombaires.

Traitement à partir du 25 avril.

Le 9 mai, l'œdème a beaucoup diminué et les masses indurées se mobilisent; le 12 mai, la circonférence du bras à la partie supérieure et à la partie moyenne ainsi que celle de la partie moyenne de l'avant-bras qui étaient le 24 avril de 39 centimètres, 35 centimètres et 33 centimètres sont de : 35 centimètres, 33 centimètres et 31 centimètres. La cicatrice qui était adhérente en un point s'est mobilisée.

30 septembre. — L'état demeure satisfaisant.

OBSERVATION N° 194

TRAITEMENT EXTERNE

*Tumeur cancéreuse sous-hépatique au niveau de l'angle du côlon.
Traitement antinéoplasique.*

M. L..., âgé de 68 ans, se présente le 26 avril, portant une tumeur volumineuse au-dessous du bord du foie, au niveau de l'angle du côlon et s'étalant dans la profondeur, notamment vers le flanc droit. État cachectique, constipation opiniâtre alternant avec des crises de diarrhée et d'entérocolite. Le diagnostic de plusieurs médecins est celui d'une tumeur cancéreuse dont le siège seul a été discuté. Le cas est inopérable.

Traitement antinéoplasique à partir du 26 avril.

Dès le 2 mai, on constate que la partie accessible de la tumeur a diminué de volume et que la masse totale s'est mobilisée.

Le 6 mai, le malade a engraissé de 2 kilogrammes. Il s'alimente mieux; l'état général est meilleur. Il se plaint toujours de son entérite. On reconnaît au niveau de la tumeur une masse de 6 centimètres de diamètre environ et un peu plus bas une portion plus petite séparée par un sillon.

Le 10 août. — État général satisfaisant. La tumeur est moins volumineuse et les troubles gastro-hépatiques ont disparu. Cette amélioration a été constatée par le Dr Barnsby.

OBSERVATION N° 195

TRAITEMENT EXTERNE

*Cancer du sein gauche. — Récidive inopérable dans la paroi thoracique.
Traitement antinéoplasique.*

Mme C..., âgée de 50 ans environ, a été opérée à Londres le 20 août 1902,
d'un cancer du sein gauche. 2ᵉ opération pour une récidive le 1ᵉʳ juin 1903
à New-York.

Il se produit une généralisation dans la paroi thoracique du côté du sternum.
Le 20 mars 1904 on fait l'ablation des deux ovaires pour enrayer la généralisation.

La malade, examinée le 28 avril, présente une tuméfaction assez considérable
de la région sous-claviculaire. Cette tuméfaction est diffuse et douloureuse à
la pression. La généralisation cancéreuse s'est produite dans l'épaisseur même
de la paroi thoracique. En bas de la cicatrice, on constate une récidive
mobile du volume d'une noix.

En dehors de la cicatrice, on observe notamment la masse sous-claviculaire
déjà signalée, qui forme sous la peau une saillie considérable de l'étendue de
la paume de la main. Le creux sus-claviculaire est œdématié. Il y a dans
l'aisselle une masse indurée à peu près immobile, adhérente au tendon du
grand pectoral, en arrière une autre masse au bord du grand dorsal. Douleurs
dans les épaules et le thorax. Petite tumeur pseudo-fluctuante à la partie
antéro-supérieure de la jambe, au-devant du tibia. État général médiocre.

Traitement à partir du 29 avril.

Le 6 mai, après l'injection on constate une diminution notable de l'induration sous-claviculaire qui, en même temps, est devenue plus mobile, et
moins douloureuse. La peau peut glisser à la surface de cette tumeur et l'œdème
dur a fait place à un œdème mou.

Le 20 mai, le diamètre de la masse sous-claviculaire est diminué d'un quart.

Le 22, début de congestion pulmonaire du côté droit avec température
de 39°. Cette complication est survenue au retour d'une promenade. Le 25,
léger épanchement pleural à droite. Rien du côté gauche. Le traitement est
cessé le 27 sur la demande de la famille, qui attribue cette complication aux
injections. La malade retourne en Amérique où elle ne tarde pas à expirer.

OBSERVATION N° 196

TRAITEMENT EXTERNE

Cancer du sein gauche récidivé. — Traitement antinéoplasique.

Mme T..., âgée de 56 ans, a été opérée il y a 7 ans d'un cancer du sein
gauche. La cicatrice est rouge, adhérente, indurée; le bras gauche est œdé-

matié ainsi que le creux sus-claviculaire : il existe des douleurs dans l'épaule et la cicatrice qui est envahie par une reproduction cancéreuse.

Traitement à partir du 4 mai : le 9, diminution des douleurs; le 13, les rougeurs de la cicatrice ont pâli beaucoup.

30 septembre. — État satisfaisant.

OBSERVATION N° 197

N° 469

Cancer de l'utérus ayant envahi les culs-de-sac du vagin et les ligaments larges et considéré comme inopérable. — Traitement antinéoplasique. — Opération.

Mlle E..., 29 ans, est atteinte d'un cancer du col ulcéré ayant envahi largement les culs-de-sac vaginaux et les ligaments larges. La masse est énorme, adhérente à la vessie et complètement immobile. Douleurs dans le membre inférieur gauche. Il y a au fond du vagin une masse végétante du volume d'un œuf. Traitement à partir du 5 mai.

L'amélioration est rapide et la masse se mobilise suffisamment pour que l'intervention devienne possible.

Opération le 27 mai.

Curetage de la masse végétante vaginale : la curette pénètre profondément dans l'utérus qui est mobile. Tamponnement de la cavité et incision circulaire de la muqueuse vaginale.

La malade est placée dans la position de Trendelenbourg ; laparotomie ; ablation de l'utérus et des annexes ; dissection des 2 uretères et ablation d'une masse considérable du volume d'un petit œuf, qui les entourait des deux côtés ; ablation d'une masse antérieure qui envahissait la musculeuse de la vessie ; la muqueuse fait hernie et la musculeuse est suturée ; ablation en arrière d'une masse très étendue, adhérente à la face antérieure du rectum sur une hauteur de 6 à 8 centimètres, et qui a dû être partiellement curetée, sous peine de perforer l'intestin. Mort à la fin de juin.

OBSERVATION N° 198

N° 471

Cancer de l'utérus inopérable. — Douleurs pelviennes et rénales.
Traitement antinéoplasique.

Mme C. ., 35 ans, est atteinte de cancer du col ayant envahi les culs-de-sac du vagin et les ligaments larges, notamment le gauche. La masse est immobile et inopérable. Traitement à partir du 5 mai. Le 19, diminution des pertes et de l'odeur ; le 28, l'état général s'améliore.

État satisfaisant à la fin d'août.

OBSERVATION N° 199

N° 428

Myxo-sarcome rétro-péritonéal récidivé. — Traitement antinéoplasique.

Mme P..., 51 ans, a été opérée en mai 1903 d'un myxo-sarcome énorme de la région rétro-péritonéale gauche englobant le rein qui a été enlevé avec la tumeur. Cette dernière pesait 15 kilogrammes. Le 7 mai, on constate une récidive assez étendue dans la fosse iliaque gauche, accessible au toucher vaginal.

Douleurs abdominales. Traitement antinéoplasique momentané. Aggravation rapide.

OBSERVATION N° 200

TRAITEMENT EXTERNE

Cancer du sein gauche opéré en avril 1898. — Récidive en 1903. — Œdème du bras. — Traitement antinéoplasique.

Mme W... âgée de 68 ans, ablation du sein en avril 1898 par le Dr Decori. Récidive il y a un an. Il y a de nombreux noyaux cutanés rougeâtres, une masse axillaire étendue et un ganglion sus-claviculaire. Le bras est légèrement œdématié. État général assez satisfaisant, bien que l'on observe un certain degré d'oppression et de la toux qui paraissent dus à une bronchite légère.

Les noyaux cutanés sont d'un rouge vif et présentent de nombreuses arborisations vasculaires. Traitement antinéoplasique à partir du 7 mai.

État satisfaisant en août 1904.

OBSERVATION N° 201

TRAITEMENT EXTERNE

Cancer du sein gauche. — Ablation partielle il y a deux ans. — Récidive au bout de quelques mois. — Œdème du bras. — Traitement antinéoplasique.

Mme H..., âgée de 62 ans, a été opérée il y a deux ans par le Dr Lamarre, de Saint-Germain, d'une ablation partielle du sein gauche cancéreux. La récidive était manifeste un an après. Il existe actuellement une masse cancéreuse adhérente dans la profondeur, saignante, ulcérée, fixée au muscle pectoral, et au—

dessus une masse axillaire diffuse, immobile avec ganglion sus-claviculaire, œdème du bras et de la main. Traitement antinéoplasique le 7 mai.

État satisfaisant en août 1904.

OBSERVATION N° 202

N° 472

Cancer du sein, avec adénopathie. — Opération. — Traitement antinéoplasique.

Mlle G..., 66 ans, est atteinte de cancer du sein volumineux avec adénopathie considérable. Opération le 6 mai : le nombre et le volume des ganglions sont extraordinaires; il y en a une quarantaine de toutes dimensions.

La tumeur à la coupe présente des masses végétantes rougeâtres, analogues à certaines végétations des tumeurs annexielles.

Traitement antinéoplasique le 8 mai.

OBSERVATION N° 203

N° 482

*Cancer du sein avec ganglions axillaires. — Traitement antinéoplasique
Opération.*

Mlle C..., 38 ans, est atteinte de cancer du sein gauche avec ganglions axillaires.

Traitement le 13 mai. Opération le 14 mai. Ablation du sein et curage de l'aisselle.

Le 14 août. — État satisfaisant.

OBSERVATION N° 204

TRAITEMENT EXTERNE

*Cancer de la langue du côté gauche ayant envahi la base.
Traitement antinéoplasique.*

M. C..., 41 ans, est atteint d'un cancer très étendu de la moitié gauche de la langue, qui se prolonge inférieurement à la base et dans le plancher de la bouche. La langue est ulcérée, sanieuse, presque immobile et très douloureuse. Les ulcérations s'étendent à gauche jusqu'à l'amygdale. Douleurs d'oreilles et salivation très abondante. Traitement antinéoplasique à partir du 18 mai.

Le 24, diminution de la salivation et des douleurs d'oreilles.

Le 5 août, ablation d'un ganglion sous-maxilliaire droit et curetage de la langue.

Le 20 septembre. — État très précaire.

OBSERVATION N° 205

TRAITMENT EXTERNE

Cancer du col de l'utérus et du vagin étendu aux ligaments larges et inopérable.
Traitement antinéoplasique.

Mme V..., 54 ans, présente un cancer du col de l'utérus avec envahissement des culs-de-sac vaginaux. Le vagin est envahi par le néoplasme sous forme de masses disséminées; on reconnaît au fond un cratère sanieux. Douleurs lombaires et abdominales. Assez bon état général.

Traitement antinéoplasique à partir du 18 mai.

Le cas paraît demeurer stationnaire pendant quelque temps; puis le cratère s'efface et cesse d'être sanieux.

Interruption du traitement le 1er août.

30 septembre. — Le néoplasme ne s'est pas accru sensiblement.

OBSERVATION N° 206

TRAITEMENT EXTERNE

Cancer des 2 seins opéré 2 fois. — Récidive en cuirasse. — Douleurs lancinantes.
Traitement antinéoplasique.

Mme P..., âgée de 50 ans, a été opérée il y a 6 ans, par le Pr Poirier, d'un cancer du sein droit. Ablation d'une récidive en cuirasse, rouge, immobile et dure; à gauche, cancer en masse du sein. Ganglions sus-claviculaires des deux côtés. Douleurs de généralisation dans les deux épaules et les plexus brachiaux.

État général médiocre. Traitement antinéoplasique à partir du 19 mai.

Le 26 juillet, la plaque scléreuse a pâli, et s'est assouplie; le sein opposé est devenu mobile.

OBSERVATION N° 207

N° 501

Cancer du sein droit récidivé. — Traitement antinéoplasique.

Mme G..., 48 ans, a été opérée de cancer du sein droit en octobre 1901.

2° opération pour récidive en mai 1903.

3° opération en janvier 1904, à Rio de Janeiro.

Le 24 mai, la partie inférieure de la cicatrice est souple.

Vers le tiers supérieur, on constate dans le grand pectoral deux noyaux de récidive du volume d'une noisette.

A l'extrémité de la cicatrice, existe un autre noyau du volume d'une amande; ganglions axillaire et sus-claviculaire engorgés.

Traitement à partir du 24 mai.

Le 20 juin, diminution des noyaux de récidive.

Le 4 juillet, amélioration notable et diminution de volume de la masse sus–claviculaire.

30 septembre. — État assez satisfaisant.

OBSERVATION N° 208

N° 518

Cancer du sein gauche récidivé. — Cancer du sein droit. — Noyaux cutanés disséminés sur l'abdomen, le thorax, le cuir chevelu. — Cancer de l'utérus. — Ascite.

Mme J..., 39 ans, a été opérée le 4 février 1904, à Versailles, d'ablation du sein gauche. Le 27 mai, la cicatrice est souple de ce côté, mais le sein droit est pris en masse quoique très mobile. Rétraction du mamelon. Ganglions axillaires. Noyaux cancéreux cutanés lenticulaires disséminés sur le thorax et l'abdomen, dans le cuir chevelu. Ascite abondante. Cancer de l'utérus. L'état général est très satisfaisant.

Traitement antinéoplasique à partir du 27 mai. Ponction de l'ascite le 3 juin : il y a 6 litres de liquide séreux.

A l'examen, on constate que l'utérus est dur et très peu mobile; il est difficile d'apprécier l'état du péritoine. Il n'y a pas d'écoulement vaginal.

2° ponction le 30 juin : 5 litres. 3° ponction le 6 août : 6 litres; augmentation des masses dures dans l'abdomen.

Opération le 9 août. On constate une carcinose péritonéale généralisée; le mésentère est granuleux et rétracté et tout le péritoine pariétal et viscéral est atteint de granules cancéreuses. Il y a en outre de grosses masses noueuses sous-péritonéales.

30 septembre. — Tous les noyaux superficiels ont pâli et se sont assouplis; le liquide ascitique s'est à peine reproduit; il y en a 2 ou 3 litres environ. La malade sort chaque jour et son état général est satisfaisant.

OBSERVATION N° 209

N° 500

Cancer du rectum inopérable avec sténose. — Ablation partielle.
Traitement antinéoplasique.

M. R..., 48 ans, dont l'état général est médiocre, est atteint d'un rétrécissement cancéreux du rectum de consistance fibreuse, difficile à atteindre avec le doigt et adhérent au sacrum. Il y a danger d'obstruction.

Traitement antinéoplasique à partir du 29 mai. Opération partielle le 31, par la méthode de Kraske.

Il est impossible d'enlever la partie supérieure du néoplasme, qui est solidement fixé à la partie antérieure du sacrum.

L'obstruction n'étant plus à craindre, on ajourne la création d'un anus iliaque.

Le 9 juillet, cicatrisation presque complète.

Le 15 septembre, l'état local est satisfaisant.

Le 30 septembre, le malade est encore pâle, mais il a repris des forces.

OBSERVATION N° 210

TRAITEMENT EXTERNE

Cancer du col de l'utérus et du vagin. — Cas inopérable.
Traitement antinéoplasique.

Mme S..., âgée de 50 ans, présente un cancer bourgeonnant du col et des culs-de-sac vaginaux avec envahissement des ligaments larges.

Traitement antinéoplasique à la fin de mai. 9 injections en tout.

OBSERVATION N° 211

N° 512

Cancroïde de la lèvre inférieure. — Opération. — Traitement antinéoplasique.

M. G..., 55 ans, est opéré le 30 mai d'un cancroïde de la lèvre sans adénopathie.

Traitement antinéoplasique à partir du 1er juin. 4 injections.

Le 30 septembre. — État satisfaisant.

OBSERVATION N° 212

N° 505

Cancer du sein généralisé en cuirasse. — Cancer de l'utérus et du péritoine.
Traitement antinéoplasique. — Amélioration temporaire. — Mort.

Mme A..., 44 ans, a été opérée en août 1902 d'ablation du sein droit. Récidive en cuirasse et envahissement du sein gauche. Cancer de l'utérus et des ligaments larges, avec adénopathie inguinale et signes de généralisation abdominale.

Le cas est désespéré et on institue le traitement sur la demande d'une personne qui porte intérêt à la malade.

Début du traitement le 1ᵉʳ juin. La malade est très anémique : les plaques pâlissent comme d'habitude et la cicatrice s'assouplit. Le 15 juillet, l'état général est sensiblement meilleur et l'état local est assez satisfaisant.

A la fin de juillet, la malade s'affaiblit pour succomber le 20 août.

OBSERVATION N° 213

N° 508

Cancer du rectum. — Traitement antinéoplasique. — Opération.

Mᵐᵉ B..., 45 ans, a été opérée en 1899 d'hystérectomie totale pour tumeur utérine et pyosalpingite. Elle présenta il y a un an les signes d'un cancer du rectum très haut situé. On fit il y a 5 mois et demi un anus iliaque pour remédier à l'obstruction. On a essayé sans résultat le sérum d'Adamkiévicz.

Opération le 31 mai.

La tumeur, très haut située, est abaissée après résection du sacrum. Ablation du néoplasme et de la cloison recto-vaginale.

Traitement antinéoplasique.

L'état général était très mauvais et la plaie suppura beaucoup.

Le traitement antinéoplasique fut interrompu le 8 août.

30 septembre. — La malade est très faible et la cachexie est due en partie à la suppuration de cette plaie, qui tarde à se cicatriser.

OBSERVATION N° 214

N° 509

Cancer secondaire des ganglions parotidiens gauches. — Opération.
Traitement antinéoplasique.

M. M..., 47 ans, syphilitique, a été opéré en octobre 1903 d'un cancroïde de la lèvre. Récidive le long de la branche montante du maxillaire. Nouvelle opération en octobre 1903 avec ablation des foyers mentionnés plus haut et du ganglion sous-maxillaire. Le 23 mai, ganglion parotidien du volume d'un œuf de pigeon. Mastication difficile. Envahissement de la région carotidienne, qui est le siège d'un phlegmon cancéreux.

Traitement antinéoplasique le 2 juin. Opération le 3. Résection d'une partie de la parotide. Curetage et ablation des ganglions carotidiens, qui s'étendent jusqu'à la poignée sternale. Tamponnement de la plaie.

Le malade part le 10 juillet après avoir reçu 12 injections; il avait subi avant le mois de juin pendant 2 mois, sans résultat, un traitement par les rayons X.

OBSERVATION N° 215

N° 521

Cancer de la langue. — Adénites cervicale et parotidienne gauche.
Traitement antinéoplasique.

Mme P..., 62 ans, est atteinte depuis un an et demi d'un cancer de la langue plus étendu du côté gauche. Les bords sont ulcérés, taillés à pic et gardent l'empreinte des dents. Engorgement énorme des ganglions parotidiens et cervicaux du côté gauche. Le cas est très défavorable.

Traitement du 4 juin au 10 juillet : 10 injections sans résultat appréciable.

Nous avons signalé parmi les mauvais cas (N° 18) un cas de cancer de la langue récidivé chez une femme d'une trentaine d'années. L'infection ganglionnaire était très étendue et le traitement n'a pas donné de résultat appréciable. Je rappelle ce cas en raison de la rareté du cancer de la langue chez la femme, notamment vers l'âge de 30 ans.

Nous renvoyons d'autre part à l'observation 143, où l'on constatera que chez une femme d'un certain âge, mais qui a été soignée à temps, le traitement a amené un cicatrisation rapide et presque complète d'un épithelioma pavimenteux lobulé de l'extrémité et du frein de la langue, de la partie antérieure du plancher buccal et de la gencive.

OBSERVATION N° 216

N° 514

Cancer du rectum. — Opération. — Traitement antinéoplasique.

M. R..., 59 ans, est atteint d'un cancer du rectum opérable commençant à 4 centimètres de l'anus. Opération le 3 juin par la méthode de Kraske, avec ouverture du péritoine.

L'anus n'est pas incisé. Extirpation de la muqueuse du bout inférieur et suture du bout supérieur au pourtour de l'anus.

Traitement antinéoplasique du 6 juin au 30 juillet. 16 injections.

OBSERVATION N° 217

N° 530

Cancer de l'utérus inopérable. — Traitement antinéoplasique. — Curetage.

Mme R..., 43 ans, a déjà été opérée à Bordeaux en 1903 de curetage pour cancer utérin. L'état général est médiocre. Douleurs dans les reins et les cuisses. Pertes fétides. En mars et avril, traitement par les rayons X sans résultat.

Traitement antinéoplasique le 7 juin. Curetage le 28. Le traitement est cessé le 16 juillet, à la 11° injection.

OBSERVATION N° 218

N° 534

Cancer du corps de l'utérus. — Traitement antinéoplasique.
Hystérectomie vaginale.

Mme C..., 55 ans, est atteinte d'un cancer du col ulcéré. Les culs-de-sac sont envahis et détruits. Traitement antinéoplasique le 9 juin. Le 24, l'utérus s'est assez mobilisé pour permettre l'hystérectomie vaginale, qui est pratiquée le 26. Le 12 août, la malade est entièrement cicatrisée et cesse le traitement à la 14° injection.

OBSERVATION N° 219

TRAITEMENT EXTERNE

Mme P..., 50 ans, a été opérée de cancer du sein droit par le professeur Tillaux le 10 octobre 1903.

En décembre 1903, seconde opération pour récidive dans l'aisselle; le 25 mai, récidive en cuirasse avec noyaux d'une certaine épaisseur, adhérente aux plans profonds, et 3 ulcérations. Ganglions sus-claviculaires, douleurs lancinantes. Traitement antinéoplasique le 14 juin. Le 24, après la 5° injection, la teinte rouge a considérablement pâli. Le 27 juillet, après la 15° injection, la malade cesse le traitement.

OBSERVATION N° 220

N° 535

Cancer de la langue et du plancher de la bouche en voie de généralisation.
Traitement antinéoplasique.

Mme B..., 44 ans, présente un cancer de la presque totalité de la langue
et du plancher de la bouche, qui sont recouverts d'ulcérations grisâtres. Il y a
un ganglion sous-maxillaire gauche. L'affection s'est généralisée à presque tout
le plancher de la bouche.

Traitement antinéoplasique à partir du 18 juin. Curetage des ulcérations
le 24.

Le 27 septembre il n'y a pas de trace d'adénopathie sous-maxillaire et
l'affection reste limitée à la cavité buccale. La malade a eu deux hémorrhagies
spontanées.

OBSERVATION N° 221

N° 550

Cancer de la langue, de la voûte palatine et de l'amygdale.
Traitement antinéoplasique.

M. D..., 50 ans, est atteint d'un cancer inopérable ayant envahi la
langue, l'amygdale, le naso-pharynx. Le cas est désespéré et le traitement
n'est commencé que sur les instances du médecin traitant.

15 injections du 20 juin au 28 juillet.

Le malade part sans amélioration.

OBSERVATION N° 222

N° 552

Cancer du sein gauche. — Opération. — Traitement antinéoplasique.

Mme P..., 44 ans, est atteinte d'une tumeur du sein gauche qui a débuté
en décembre 1903. Il y a un gros bourgeon ulcéré et beaucoup de ganglions
axillaires.

Opération le 21 juin. Traitement antinéoplasique du 21 juin au 14 août,
14 injections.

OBSERVATION N° 223

N° 595

*Cancer du sein en cuirasse, compliqué de masses volumineuses et **ulcérées**.*
— Trois opérations, la 1ʳᵉ en 1901. — Cancer en masse du sein droit.
— Œdème du bras. — Traitement antinéoplasique.

Mme B..., 43 ans, a été opérée en février 1901 d'une tumeur du sein gauche et 18 mois après d'une 1ʳᵉ récidive. Au bout de 2 mois, 3ᵉ opération. Récidive suraiguë.

Actuellement, il existe à gauche une masse dure, rouge, ulcérée et saignante. Tout autour, cancer en cuirasse. Le sein droit est atteint de cancer massif avec énormes ganglions axillaires.

Œdème des bras. Cachexie.

Traitement à partir du 14 juillet. Le 25, après la 4ᵉ injection, les plaques rouges sont moins colorées et les masses indurées plus mobiles.

Le 10 août, l'œdème du bras a diminué ; le 6 septembre, le sein droit est devenu mobile et l'état local est assez satisfaisant, mais la malade est faible et anémique. On interrompt le traitement.

Le 20 septembre, la malade est toujours faible et paraît en voie de généralisation viscérale.

OBSERVATION N° 224

N° 598

Tumeur du sein droit. — Opération. — Traitement antinéoplasique.

Mme L..., 32 ans, a été opérée au Brésil d'une tumeur du sein droit qui a été considérée comme un squirrhe du sein après examen histologique. La malade demande à suivre un traitement préventif contre la récidive.

17 injections du 16 juillet au 2 septembre.

OBSERVATION N° 225

N° 600

Cancer du pylore. — Traitement antinéoplasique. — Laparotomie exploratrice.

M. L..., 38 ans, est atteint de cancer de l'estomac et présente une tumeur dure et bosselée. Traitement antinéoplasique à partir du 23 juillet. Opération le 28 juillet. L'adhérence de la tumeur au foie la rend inopérable et son extension contre-indique même une gastro-entérostomie. Le malade est ramené chez lui en mauvais état le 10 août.

OBSERVATION N° 226

N° 606

Épithélioma de la face interne de la joue gauche et des piliers gauches du voile du palais. — Contracture de la mâchoire. — Traitement antinéoplasique.

M. C..., âgé de 54 ans, se présente à la consultation le 25 juillet. On a constaté, il y a un an, une ulcération de la gencive inférieure, au fond de la bouche, à gauche. Actuellement, il existe à la face interne de la joue gauche, une vaste ulcération empiétant sur la gencive inférieure et sur les piliers du voile du palais. La mastication est presque impossible et la déglutition difficile.

Le malade se nourrit mal, car il ne peut ouvrir la bouche. La langue est assez souple, mais peu mobile. Douleurs dans le cou et l'oreille. Le malade est absolument inopérable.

Traitement à partir du 25 juillet.

Dès la 3° injection, le malade remarque que la mastication est plus facile. A la 6°, la contracture des muscles masticateurs a beaucoup diminué, la déglutition est plus facile et les douleurs sont moins vives.

Le 17 août, on constate une diminution notable du ganglion sous-maxillaire.

Le 9 septembre, l'ulcération buccale est à peu près complètement cicatrisée. Le malade ouvre la bouche de façon à y introduire le pouce et à permettre l'inspection de la cavité buccale.

Il part le 17 septembre, après avoir reçu 21 injections, et peut être considéré comme guéri. Ce malade reviendra dans quelques semaines.

OBSERVATION N° 227

N° 601

Cancer du pylore en voie de généralisation. — Traitement antinéoplasique.
Laparotomie exploratrice.

M. H... de A..., 64 ans, est atteint depuis 18 mois de cancer de l'estomac.

Traitement antinéoplasique à partir du 25 juillet. Laparotomie le 27. On constate qu'il s'agit d'un cancer colloïde de l'estomac, généralisé à l'épiploon et au péritoine.

Le malade quitte la clinique le 3 septembre, après avoir reçu 14 injections. État général assez satisfaisant.

OBSERVATION N° 228

TRAITEMENT EXTERNE

Cancer des deux seins. — Cas inopérable. — Traitement antinéoplasique.

Mme D... est atteinte de cancer en masse des deux seins avec envahissement des aisselles et œdème des deux bras : gros ganglion sus-claviculaire. Douleurs dans les épaules et la région lombaire. Le cas est très défavorable. On fait sur les instances de la famille 14 injections, du 5 août au 16 septembre : la malade ne présente pas d'amélioration.

OBSERVATION N° 229

N° 639

Cancer pédiculé de la région glosso-épiglottique. — Traitement antinéoplasique.
Opération.

Mme D..., 69 ans, présente des accès de suffocation occasionnés par une tumeur du volume d'un petit œuf de poule développée aux dépens du repli glosso-épiglottique gauche et très mobile. Ganglion sous–maxillaire gauche. Traitement antinéoplasique le 17 août. Opération le 23. La tumeur est attirée avec les doigts entre les arcades dentaires, maintenues écartées par un ouvre-bouche, et extirpée au delà du pédicule, par quelques coups de ciseaux.

5 ou 6 points de suture suffisent pour réunir la muqueuse. On continue le traitement antinéoplasique jnsqu'au 16 septembre, et la malade quitte la clinique pour revenir dans quelques semaines.

OBSERVATION N° 230

N° 630

Cancer de l'utérus. — Hystérectomie vaginale. — Traitement antinéoplasique.

Mme B..., 37 ans, est opérée le 17 août d'hystérectomie vaginale pour cancer du col.

L'opération est difficile et on laisse des pinces à demeure.

Traitement antinéoplasique.

5 injections du 20 août au 11 septembre.

OBSERVATION N° 231

N° 619

Ostéo-sarcome de l'extrémité supérieure du tibia à marche rapide. — Traitement antinéoplasique. — Évidement osseux.

La jeune K..., 7 ans, est atteinte d'ostéo-sarcome de l'extrémité supérieure du tibia droit du volume du poing.

Début en mai 1904 à la suite d'une chute sur le genou. La radiographie montre que l'envahissement occupe tout le quart supérieur du tibia. Traitement antinéoplasique le 6 août. Le 10 août, curetage de la tumeur. Le 8 septembre, à la 12° injection, il y a récidive manifeste. Résection du genou portant sur une grande étendue du tibia. Le 30 septembre, après un arrêt de la tumeur et 8 nouvelles injections, on constate une nouvelle récidive du côté du tibia. L'amputation sera nécessaire.

OBSERVATION N° 232

N° 646

Cancer de la lèvre inférieure ulcéré et étendu à la région mentonnière et sous-maxillaire droite. — Opération. — Traitement antinéoplasique.

M. F..., 43 ans, est atteint d'un épithélioma de la lèvre occupant les 3/4 de la lèvre inférieure du côté droit, toute la commissure, la muqueuse jusqu'au sillon gingival et la région mentonnière, qui est perforée.

Opération très étendue le 23 août.

Au côté du menton on ne peut faire qu'un curetage des tissus néoplasiques. Ablation des ganglions sous-maxillaires ramollis. Traitement antinéoplasique.

30 septembre. — État médiocre.

OBSERVATION N° 233

TRAITEMENT EXTERNE

Cancer de l'utérus inopérable. — Curetage. — Traitement antinéoplasique.

Mme R..., 37 ans, qui est d'une corpulence considérable, présente un cancer inopérable du col et des culs-de-sac vaginaux.

Curetage le 23 août.

Traitement antinéoplasique.

9 injections jusqu'au 30 septembre.

OBSERVATION N° 234

N° 649

Lipome du cordon récidivé, avec transformation myxomateuse.
Traitement antinéoplasique. — Opération.

M. L..., âgé de 34 ans, a été opéré autrefois d'un lipome du cordon spermatique droit qui s'était développé en trois semaines et tellement vite que l'on avait cru à une hydrocèle du cordon. A l'examen, la tumeur présentait les caractères d'un lipome. La tumeur fut cultivée, étant donné son développement rapide, et donna une culture positive de micrococcus neoformans. Nous avons vu que les cas qui ont donné rapidement des cultures virulentes se sont montrés, en général, propices à la récidive ; le malade a été tenu en observation. Il s'est présenté de nouveau fin août, à la clinique, portant une tumeur récidivée de 5 à 6 centimètres de diamètre et le double de longueur. Le testicule était en avant et en dedans.

Opération le 30 août. On enlève le testicule qui adhère à la tumeur. Traitement antinéoplasique.

L'examen microscopique démontra que la tumeur nouvelle était partiellement myxomateuse.

OBSERVATION N° 235

N° 635

Cancer de la parotide gauche. — Opération. — Traitement antinéoplasique.

Mme L...,.53 ans, est opérée le 11 août d'une tumeur de la parotide gauche adhérente, du volume d'une petite orange. Ablation des ganglions sous-maxillaires.

Traitement antinéoplasique à partir du 20 août.

Le 30 septembre, menace de récidive.

OBSERVATION N° 236

N° 626

Épithéliome du canal nasal. — Traitement antinéoplasique. — Opération.

Mme T..., 64 ans, a été soignée il y a un an pour des polypes du nez : 6 mois après, une récidive exigea une nouvelle opération.

Le 13 août, trépanation du sinus pour empyème. On reconnaît au bout de quelques jours la présence d'une tumeur à la partie supéro-interne. Opération le 27 par la voie cutanée sous-orbitaire.

Traitement antinéoplasique à partir du 1er septembre.

OBSERVATION N° 237

N° 655

Cancer du sein droit. — Opération. — Traitement antinéoplasique.

Mme B..., 63 ans, est opérée le 1er septembre d'ablation du sein droit pour cancer, avec curage de l'aisselle. Les ganglions sont très petits et le cas est assez favorable.

Traitement antinéoplasique du 3 au 24 septembre.

OBSERVATION N° 238

N° 658

Cancer du pharynx avec généralisation aux ganglions du cou des deux côtés. Traitement antinéoplasique.

M. C..., 60 ans, se présente avec un double chapelet de ganglions du cou allant d'une oreille à l'autre. La déglutition est très pénible, la salivation abondante et fétide. On constate, en entr'ouvrant la bouche, une tumeur cancéreuse occupant particulièrement le côté droit du pharynx.

Traitement antinéoplasique à partir du 3 septembre. 9 injections jusqu'au 23. La déglutition devint plus facile et les ganglions diminuèrent de volume en s'indurant.

OBSERVATION N° 239

TRAITEMENT EXTERNE

Mme de T..., 37 ans, est atteinte depuis un an de cancer du rectum très haut situé adhérent au sacrum et inopérable. Anus contre nature il y a deux mois pour remédier à l'obstruction.

Traitement antinéoplasique à partir du 12 septembre.

OBSERVATION N° 240

N° 670

Cancer du sein gauche. — Opération. — Traitement antinéoplasique.

Mme B..., 57 ans, est opérée, le 2 septembre 1904, de cancer du sein gauche avec curage de l'aisselle; 3 ganglions du volume d'un haricot sont ensemencés et donnent en 24 heures 3 cultures pures de micrococcus neoformans.

Traitement antinéoplasique à partir du 20 septembre.

OBSERVATION N° 241

N° 673

Cancer de la verge avec infection ganglionnaire. — Traitement antinéoplasique. Opération.

M..., 63 ans, est atteint de cancer de la verge étendu autour du sillon préputial. Ganglions inguinaux gauches volumineux. Quelques petits ganglions à droite.

Traitement antinéoplasique à partir du 22 septembre. Le 27, le suintement sanieux a beaucoup diminué. Opération le 30 : amputation de la verge à la partie moyenne et ablation de ganglions caséeux gauches, inguinaux et cruraux.

OBSERVATION N° 242

N° 664.

Cancer du rein gauche. — Traitement antinéoplasique. — Opération.

M. P..., 63 ans, entré en observation à la clinique le 12 septembre 1904, pour une tumeur du rein, est opéré de néphrectomie le 21 septembre. L'examen histologique démontre qu'il s'agit d'un cancer. Traitement antinéoplasique à partir du 28 septembre.

Néphrectomie le 3 octobre.

Récapitulation

des Observations cliniques

**Première série, comprenant 126 observations
arrêtées à la date du 20 janvier 1904** [1]

Ces 126 cas comprenaient.

A) 21 cas où il n'était plus possible de reconnaître trace de tissu cancéreux.

B) 47 cas en observation, dont 18 avec résultat favorable.

C) 58 cas sans intérêt, tous mauvais cas, et où le traitement avait été commencé trop tardivement ou n'avait pas été suivi avec persévérance.

A) Sur les 21 cas de guérison, deux (N°s 68 et 73) étaient morts accidentellement le 25 janvier 1904.

Un autre cas (N° 76) est mort accidentellement de pneumonie le 18 juillet 1904. Sa plaie était demeurée cicatrisée et sans trace de récidive.

Le cas N° 61, qui présente de la péritonite chronique, a été de nouveau ponctionné.

On n'a pas eu de nouvelles récentes des cas 66 et 79.

Tous les autres cas (soit 15), Obs. N°s 59, 60, 62, 63, 64, 65, 67, 69, 70, 71, 72, 74, 75, 77, 78, sont actuellement, à la fin de septembre, en parfait état, et sans trace de reproduction cancéreuse.

Si nous exceptons donc les cas 66 et 79, dont on n'a pas eu de nouvelles récentes, les résultats acquis le 25 janvier s'étaient maintenus identiques et satisfaisants le 30 septembre 1904, chez les 19 autres malades.

---

1. Voir communication à l'Académie de Médecine, p. 60 à 80.

B) Sur les 47 cas en observation, 7 cas (N⁰ˢ 92, 96, 97, 98, 100, 114, 118) peuvent être placés actuellement au nombre des guérisons, c'est-à-dire au nombre des cas où il est impossible de déceler aucune trace de tissu cancéreux.

A ces 7 cas, nous pouvons en ajouter un 8ᵉ (N° 113), où la mort est survenue accidentellement, alors qu'il n'existait pas de récidive.

Deux malades (N⁰ˢ 88 et 124) sont mortes également d'une affection intercurrente, alors que, localement, elles étaient en parfait état.

8 cas (N⁰ˢ 80, 81, 89, 91, 102, 108, 122, 125) sont en voie d'amélioration et rentrent dès aujourd'hui, sans conteste, parmi les cas favorables.

Les cas favorables de cette première série de 126 observations sont donc demeurés au nombre de 18, comme nous l'avions signalé dans la statistique de fin janvier 1904.

Parmi cette même série, il y a 8 cas (N⁰ˢ 83, 85, 87, 95, 101, 111, 119, 120) dont nous n'avons pas reçu de nouvelles à la fin de septembre. Nous laissons donc les résultats en suspens, tout en signalant que de ces 8 cas la moitié environ, étant données les nouvelles reçues en juillet et août, resteront favorables.

Il nous reste sur les 47 cas en observation, 21 mauvais cas, dont 8 sont morts depuis janvier, sinon davantage, car nous n'avons pas eu de nouvelles de tous.

Notre première série de 126 observations se divise donc ainsi, le 30 septembre 1904 :

19 bons résultats confirmés sur les 21 cas du 20 janvier 1904, 2 n'ayant pas donné de nouvelles; et 8 bons résultats parmi les cas en observation le 20 janvier 1904, soit un total de :

27 cas favorables, pouvant être considérés comme autant de guérisons.

On voit que nous ne comptons pas 2 cas favorables, parce que les malades sont morts accidentellement avant que l'observation ait été assez prolongée.

8 cas sont en voie d'amélioration manifeste, et peuvent être considérés, sans conteste, comme des cas favorables.

10 cas (8 des cas en observation le 20 janvier et 2 cas retranchés des 21 cas signalés le 20 janvier comme guérison) n'ont pas donné de nouvelles récentes et demeurent en observation.

Le nombre des mauvais cas est donc augmenté de 21, soit un total de :

79 mauvais cas, dont un grand nombre sont morts très peu de temps après le commencement du traitement, et sans avoir pu être suivis un temps suffisant.

On jugera par ce chiffre que nous n'avons pas cherché à améliorer la statistique en supprimant les cas par trop défavorables et où le traitement a été institué *in extremis*, sur la demande des malades, sans qu'on ait pu leur donner aucun espoir.

Deuxième série.

Nous arrivons à la deuxième série d'observations, qui comprend 116 cas, tous postérieurs au 20 janvier 1904. Sur ces 116 observations, nous comptons actuellement 20 cas où il n'y a aucune trace de cancer pouvant être reconnu à l'examen du malade, et qui peuvent être inscrits parmi les guérisons.

Ce sont les Nᵒˢ 127, 139, 145, 151, 154, 157, 159, 161, 165, 166, 169, 177, 180, 184, 185, 203, 211, 218, 222 et 226.

En effet, nous ne comptons pas 6 observations récentes (Nᵒˢ 222, 234, 237, 240, 241 et 242).

7 cas qui paraissent guéris doivent être observés quelque temps encore (Nᵒˢ 141, 177, 182, 200, 201, 229, 230).

24 cas sont en voie d'amélioration manifeste ou bien ont présenté ce fait très remarquable, d'un arrêt dans l'évolution du néoplasme avec amélioration de l'état général (Nᵒˢ 128, 129, 131, 132, 142, 143, 144, 147, 152, 156, 170, 188, 190, 193, 194, 196, 198, 205, 207, 208, 209, 233, 238 et 239).

10 cas, dont la moitié environ doivent être favorables d'après la marche de la maladie dans les premiers temps du traitement, n'ont pas donné de nouvelles (Nᵒˢ 133, 137, 162, 171, 173, 181, 202, 206, 216, 236).

Nous avons enfin 49 mauvais cas dont 16 sont morts à notre connaissance.

Nous ferons donc la même observation que, dans cette 2ᵉ série d'observations, nous n'avons pas éliminé les mauvais cas et que nous avons soigné tous les malades auxquels on nous a prié de donner nos soins.

Plusieurs de nos premiers cas de guérison, confirmés depuis plus de 2 et 3 ans, ne se sont-ils pas produits dans des cas où toute opération

paraissait impossible, où le mal avait été considéré par plusieurs médecins compétents comme au-dessus des ressources de l'art? Dans un
certain nombre de ces cas, la guérison a été obtenue sans opération
ou après une opération incomplète, qui avait laissé des tissus nettement cancéreux dans la plaie.

Ces plaies de mauvaise nature se sont cependant cicatrisées sous
l'influence du traitement et il n'y a pas eu de récidive : voir les observations 59, 60, 62, 64, 65, 70, 71, 72, 74, 75, 78, dont les premières
remontent au 2 janvier 1901, au 6 décembre 1902, au 8 décembre
1902, au 10 décembre 1902, au 20 juillet 1903, et au 18 septembre 1903, pour ne citer que ceux de ces cas où les guérisons datent
déjà de plus d'un an.

Si nous faisons une récapitulation générale des 242 observations,
en supprimant, pour ne pas avoir l'air de favoriser notre statistique,
tous les cas qui sont morts accidentellement après guérison confirmée
et ceux dont nous n'avons pas reçu de nouvelles récentes, nous comptons 22 observations de l'ancienne série (N°ˢ 59, 60, 62, 63, 64, 65,
67, 69, 70, 71, 72, 74, 75, 77, 78, 92, 96, 97, 98, 100, 114, 118), et
les 20 cas appartenant à la série d'observations postérieure au 25 janvier, soit en tout le 30 septembre 1904 :

42 observations, où il n'existe actuellement aucune trace de cancer
et que nous pouvons compter à ce jour comme des guérisons confirmées.

Nous ajouterons, pour satisfaire les plus incrédules, que dans notre
prochaine statistique générale, nous signalerons intégralement, comme
nous l'avons fait jusqu'ici, les suites observées, qu'elles soient favorables ou défavorables.

Parmi les cas en observation, nous avons signalé dans la 1ʳᵉ série
8 cas (N°ˢ 80, 81, 89, 91, 102, 108, 122, 125) et dans la 2ᵉ série 24 cas
en voie d'amélioration manifeste (N°ˢ 128, 129, 131, 132, 142, 143,
144, 147, 152, 156, 170, 188, 190, 193, 194, 196, 198, 205, 207,
208, 209, 233, 238, 239) auxquels nous devons ajouter 13 cas récents
(N°ˢ 141, 177, 182, 200, 201, 222, 229, 230, 234, 237, 240, 241, 242).

Soit pour les deux séries d'observations à la fois, 32 cas avec
résultat favorable le 30 septembre, et 13 cas trop récents pour permettre de conclure.

Dans chaque série, 10 cas, soit 20 cas en tout, n'ont pas donné de
nouvelles récentes.

Enfin, le nombre total des mauvais cas des deux séries est de 128 ;
nous les avons énumérés plus haut.

Récapitulation générale.

Notre récapitulation générale donne :

42 guérisons confirmées le 30 septembre 1904;

46 cas en observation, dont beaucoup paraissent favorables;

20 cas n'ayant pas donné de nouvelles et qui seront classés ulté-rieurement.

128 mauvais cas, où le traitement n'a donné aucun résultat, ayant été commencé trop tard ou interrompu en dehors de notre volonté, avant d'avoir pu produire des effets durables.

6 cas nous restent à signaler : ce sont les 6 cas, déjà mentionnés, de malades morts accidentellement, alors que leur guérison paraissait acquise. Nous avons retranché ces 6 cas des cas de guérison parce que nous ne voulons conserver parmi les cas de guérison que des malades survivants, et qui puissent être examinés par des médecins compétents. Pour la plupart d'entre eux il est facile de connaître l'état antérieur au traitement antinéoplasique, en s'adressant, pour confirmer mes obser-vations, aux médecins qui leur donnaient leurs soins à cette époque. Les pièces intéressantes ont été conservées dans le musée et presque toutes les opérations ont été suivies de l'examen microscopique des tumeurs, dont les préparations peuvent être examinées dans mon labo-ratoire.

Considérations générales
sur le Traitement antinéoplasique

Nous allons résumer, avec les additions nécessitées par les progrès faits dans le traitement depuis mes deux communications du 22 et du 23 février 1904, à l'Académie des Sciences et à l'Académie de Médecine, tout ce qui concerne la préparation des liquides actifs aussi bien que leur emploi thérapeutique.

1° PRÉPARATION DES LIQUIDES THÉRAPEUTIQUES

Culture du micrococcus neoformans

L'ensemencement des fragments de tumeurs et de ganglions ou de suc cancéreux aspiré à la pipette se fait dans du bouillon de mamelle de vache en lactation peptonisé et glycosé à 1 p. 100. On peut réussir également avec le même bouillon non glycosé.

Toxines et vaccins.

A. *Toxines*. — L'emploi, pour obtenir les toxines, de cultures récentes de micrococcus neoformans ne donne pas de résultats appréciables. Nous n'avons obtenu de toxines actives qu'en ensemençant des cultures renouvelées fréquemment, tous les deux mois environ, pendant deux ans, par des passages sur les animaux, notamment la souris blanche, et, chaque fois, avant une nouvelle inoculation, sur le bouillon et sur la gélose simple ou glycosée à 2 p. 100. Comme il faut au moins un an pour obtenir des toxines actives, il en résulte que l'on ne peut pas obtenir avant une période de deux ans et demi à trois ans les produits nécessaires pour obtenir des résultats thérapeutiques. Je dois ajouter que la production des toxines du micrococcus neoformans est très délicate, car, pour un écart minime de température ou pour une petite différence dans la constitution du bouillon, le microbe se développe mal ou meurt très rapidement.

Les cultures doivent être faites en couches minces et très aérées, on doit éviter les trépidations, qui font tomber le voile au fond du ballon.

Il faut employer plusieurs types de toxine : 1° la toxine pure est active après 12 à 18 mois de culture; ces cultures sont obtenues en ensemençant des cultures de virulence modifiée par de nombreux passages sur les milieux biologiques et artificiels indiqués plus haut. Cette toxine est filtrée par les procédés habituels et exposée pendant 4 jours à la température de 50°, pour y tuer toute trace de microbes.

2° La toxine atténuée se prépare en additionnant les cultures préparées de la même manière de :

7 p. 100 de chlorhydrate de quinine,

2 p. 100 d'acide cacodylique, et

2 p. 100 d'acide méthylarsénique, qui doivent être ajoutés avec toutes les précautions aseptiques de rigueur.

On laisse à l'étuve pendant 5 jours à 37° et on filtre par les procédés habituels.

B. *Vaccins*. — Il est nécessaire de préparer deux vaccins figurés. Pour préparer ces vaccins il est dangereux d'employer des cultures jeunes, auraient-elles été soumises à l'action de divers agents modificateurs. Ces cultures, qui ne donnent pas de toxines appréciables, sont très dangereuses, car elles provoquent des accès fébriles prolongés et parfois aussi un accroissement aigu des masses cancéreuses, suivi de généralisation.

Il faut employer pour la préparation des vaccins des cultures renouvelées et modifiées par les différents passages indiqués ci-dessus pendant 2 ans et demi à 3 ans. Il faut alors ensemencer les microbes ainsi modifiés dans des tubes de bouillon et les maintenir à l'étuve pendant 10 à 12 mois. A cette époque, on peut préparer un vaccin faible, en soumettant les cultures à la température de 45° pendant 2 jours et un vaccin fort, en soumettant les mêmes cultures pendant le même temps à la température de 40° seulement.

On voit que je me suis inspiré, pour ces recherches, de la méthode de modification du virus rabique imaginée par Pasteur et de la découverte par Koch de la tuberculine et de ses effets sur les tissus tuberculeux.

Dans les premiers temps les résultats thérapeutiques étaient très inconstants, mais une observation clinique rigoureuse m'a démontré que j'étais sur la voie. C'est en analysant chaque jour tous les cas en expérience que je suis arrivé à améliorer petit à petit les liquides destinés au traitement.

Jusqu'il y a quelques mois je n'ai pratiqué qu'une vaccination anticancéreuse. J'ai déjà signalé que cette vaccination touchait par certains points à la vaccination anticharbonneuse de Pasteur, où l'on emploie un vaccin faible et un vaccin fort, par d'autres points au traitement de la tuberculose par la tuberculine de Koch. Nous avons vu que pour arriver à obtenir des cultures susceptibles de permettre la préparation des toxines et des vaccins, il fallait également employer des passages analogues à ceux employés par Pasteur pour la modification du vaccin rabique.

J'ai donc cherché avec patience, sans trop m'écarter des découvertes acquises ; mais je m'en suis éloigné suffisamment pour ne pas tomber dans l'erreur de tant d'expérimentateurs qui, parce qu'une méthode a réussi pour la vaccination anticharbonneuse ou pour la sérothérapie de la diphtérie, se sont attardés à suivre une méthode identique pour le cancer.

Si j'ai eu la bonne fortune de découvrir un traitement spécifique du cancer, je devrai cette découverte à ce que, depuis le début de mes études médicales, tout en m'occupant spécialement de chirurgie, j'ai poursuivi l'étude approfondie de l'histologie et de la bactériologie.

Je pose en fait qu'il aurait été impossible à un bactériologiste exclusif de mener à bien ces recherches. J'ai pu réussir parce que j'avais mon laboratoire de bactériologie à côté de ma salle d'opérations, parce que tout, cultures, fabrication de toxines et de vaccins, direction des expériences thérapeutiques, se trouvait centralisé dans la même main et dans le même institut

Il m'a été ainsi possible, tout en surveillant mes expériences de laboratoire, de profiter de mon expérience approfondie de l'évolution du cancer, et, c'est en appréciant cliniquement des indices souvent imperceptibles à un œil moins exercé, que je me suis trouvé conduit à modifier et à améliorer, étape par étape, le traitement du cancer.

Sérothérapie animale.

Les résultats d'immunisation obtenus chez l'homme étant nettement les résultats d'une vaccination et d'une accoutumance progressive de l'organisme aux toxines et aux vaccins que je préparais, il était évident que le sérum des malades traités devait acquérir contre le cancer les mêmes propriétés que le sérum d'un animal immunisé contre la diphtérie par exemple.

Il était donc logique de rechercher si le cheval réagirait aux injections, et s'il serait possible d'obtenir un sérum animal antitoxique. J'ai injecté à des chevaux par les méthodes en usage, après épreuve par la malléine et injection de sérum antitétanique, les quatre types de toxines et de vaccins mentionnés plus haut. Je suis arrivé à me convaincre que les liquides qui réussissaient le mieux étaient les vaccins et les toxines les plus anciens que je possédais et dont j'avais toujours eu soin de réserver une certaine quantité pour des expériences ultérieures.

Bien m'a pris d'être prévoyant, car ce sont les cultures de plus d'un an de date, et ensemencées avec mes microbes les plus anciens, de plus de deux ans de date, et qui avaient été modifiés par le plus de passages successifs, qui m'ont donné un résultat satisfaisant. .

En effet, en injectant pendant trois jours de suite à des chevaux 50 à 70 centimètres cubes d'une telle culture, simplement filtrée sur le coton, on obtient après la seconde injection une température rectale de 39 à 39,5 et après la 3ᵉ injection une température qui approche ou dépasse 40°.

Si l'on continue les injections, l'animal peut succomber au bout de peu de temps, en conservant une température très élevée. Si au contraire, après la 3ᵉ injection, on laisse retomber le thermomètre au-dessous de 38°, on peut recommencer les injections au nombre de 3 et ainsi de suite. Le sérum de ces chevaux a commencé à être réellement actif au bout de 8 à 10 mois d'immunisation, et les premiers chevaux arrivent à n'avoir presque plus de réaction des mêmes injections qui donnent aux nouveaux animaux une température élevée. Ce sérum a été expérimenté depuis plusieurs semaines, corollairement avec le procédé de vaccination.

2° THÉRAPEUTIQUE DU CANCER

Si l'on considère le polymorphisme des tumeurs et la variabilité de leur évolution, on conçoit *a priori* qu'un traitement antinéoplasique doit être très complexe et très difficile à appliquer.

Prenons un cas de diphtérie; le sérum réussit ou ne réussit pas : le cas est jugé en 2 ou 3 jours.

Prenons un cas de furoncle ou d'anthrax. L'administration de la staphylase, qui guérit parfois en 2 heures, pas davantage, un coryza aigu avec envahissement de la trachée, suffit le plus souvent.

Dans les cas où l'infection paraît grave, une seule ou deux injections de sérum antistaphylococcique déterminent une modification locale immédiate et la guérison. Un furoncle qui évolue naturellement en 12 à 15 jours se trouve guéri, suivant l'époque du début du traitement, en 2 à 5 jours; de même pour l'anthrax, la guérison survient en 3 à 10 jours.

Mais la diphtérie, le furoncle et l'anthrax sont des affections à évolution aiguë. Le cancer au contraire tue rarement en moins de 3 mois et peut durer 2 ans, 6 ans et davantage. La maladie peut subir un arrêt apparent et présenter une recrudescence inattendue. Le début de la généralisation est le plus souvent insidieux.

Un traitement spécifique du cancer doit aboutir à ce résultat, de rendre les humeurs et les cellules de l'économie réfractaires à l'extension du tissu néoplasique.

On sait que certains malades résistent beaucoup plus que d'autres; nous avons observé des cancers suraigus à l'âge de près de 90 ans.

Il est évident d'autre part qu'un traitement anticancéreux ne pourra jamais déterminer la *restitutio ad integrum* d'organes essentiels dont le tissu a été entièrement détruit.

Dans toute lutte entre l'organisme humain et un agent infectieux quelconque, la guérison ou la mort dépendent de la résistance relative de l'un et de l'autre.

Nous en arrivons à cette conclusion qu'aucun cas de cancer ne pourra être curable qu'autant que l'organisme sera encore susceptible de réagir d'une manière positive sous l'influence du traitement.

Le traitement ne pourra donc être dirigé que par des médecins possédant une éducation clinique spéciale, et à la condition expresse que les malades soient sous leur direction absolue et exclusive. En effet, dans bien des cas, ce sont des personnes de la famille ou bien des médecins n'ayant pas l'expérience nécessaire, qui veulent décider si oui ou non on doit remettre une injection au lendemain, ou qui réclament l'interruption momentanée du traitement.

Ceci bien déterminé, je vais donner les résultats de mon expérience actuelle, qui est déjà considérable, puisque le 1er cas remonte au 2 janvier 1901, c'est-à-dire à près de 4 ans, et que je publie dans ce volume 242 observations.

Quels sont les cas que nous devons traiter? Nous avons vu que parmi nos 242 observations nous comptons 128 cas qui ont été soignés beaucoup trop tardivement ou bien qui n'ont pas suivi le traitement dans les conditions nécessaires pour obtenir un bon résultat. Beaucoup de ces malades étaient tellement atteints qu'ils sont morts en moins de 2 mois : on ne pourra jamais exiger de guérir un phtisique qui n'a plus que quelques jours à vivre.

Les cas qui doivent être soignés sont :

1° Tous les cas de tumeurs malignes confirmées et encore localisées qui d'après l'expérience clinique sont voués, après l'opération, à une récidive presque fatale. Ces cas, il est préférable actuellement de les opérer après deux ou trois injections préventives de toxines et de vaccins. On continue le traitement pendant deux ou trois mois dans les cas qui semblent favorables.

Dans ces cas qui paraissent défavorables, il faut reprendre le traitement après un mois de repos, et tenir longtemps le malade sous une surveillance rigoureuse.

Dans ces cas, on injecte avant l'opération, à deux jours d'intervalle et à parties égales, et en les mélangeant au moment de l'injection, deux flacons de 5 centimètres cubes de toxine forte et de toxine atténuée, puis, pour la seconde injection un flacon de vaccin fort.

2° Les cas de cancer confirmé mais encore localisé, où l'opération ne peut être faite complètement par suite de la nécessité de ménager des organes essentiels. Dans ces cas il y a avantage à enlever tout ce qu'on peut enlever et à faire le curetage de la profondeur du foyer ; ce curetage sera répété s'il y a lieu pour activer la cicatrisation. J'ai déjà cité en détail dans ma communication de février et plus haut, la guérison de cas où l'opération était manifestement incomplète et où il avait été laissé dans la plaie des tissus nettement cancéreux.

Dans ces cas, il est avantageux de faire avant l'opération trois ou quatre injections de toxines forte et atténuée mélangées. On opère, et le vaccin faible est injecté aussitôt après l'opération, puis à des intervalles de 2 ou de 3 jours, suivant la réaction des malades, on pratique trois à dix injections de toxines, une injection de vaccin fort, et ainsi de suite, pour terminer par une injection de vaccin fort.

3° Les cas absolument inopérables par suite de l'étendue de la lésion, et où la lésion n'a pas attaqué d'organes vitaux, comme le cancer du sein en cuirasse. On traite ces cas comme les précédents, mais en n'arrivant qu'avec prudence au vaccin fort, pour ne pas provoquer de réaction défavorable du côté du néoplasme.

On trouvera dans ce volume un assez grand nombre de cas où le résultat du traitement a été excellent sans opération. Nous ferons remarquer qu'il s'agissait sans exception de cas où les tissus cancéreux n'avaient pas une grande épaisseur. Toutes les fois qu'il existe une masse cancéreuse volumineuse, il faut tâcher de l'enlever, ne serait-ce qu'in-complètement.

En effet, quelle est l'action du traitement? Il provoque dans les cellules saines de la périphérie du néoplasme et dans les humeurs qui les irriguent une réaction défensive. Mais il faut que ces cellules soient saines ; or, les cellules qui ont pris le type néoplasique sont des cellules altérées; elles pourront s'atrophier, se résorber, se nécroser, mais elles ne pourront pas revenir à l'état normal.

L'opération, si elle est possible, ne serait-elle qu'un curetage, diminue l'effort réclamé à l'organisme. Les abcès tuberculeux ne se cicatrisent-ils pas, le plus souvent, après un simple grattage suivi du tamponnement avec une compresse stérilisée? On distingue facilement, pendant le traitement, à la surface des plaies cancéreuses grattées, si la récidive se produit, ou bien si la cicatrisation est normale.

Y aurait-il quelque doute, on prélève un fragment pour l'examen histologique.

4° Les cas de cancer massif inopérable et en voie de généralisation n'ont pas bénéficié du traitement d'une manière durable. Nous avons cependant observé des arrêts manifestes dans l'évolution de néoplasmes inopérables, avec amélioration de l'état général. Dans d'autres mauvais cas, on observe une amélioration sensible au bout des 5 ou 6 premières injections ; puis le cas s'aggrave. Il semble que l'organisme n'ait plus la force de réagir favorablement. C'est, pour employer une comparaison, un feu de paille éphémère, ou bien une lampe qui s'éteint faute d'huile. Ces détails sont très importants, parce que beaucoup de con-frères s'imaginent qu'ils doivent obtenir, par une seule injection de vaccin ou de sérum, la guérison d'un cas de cancer chez un malade qui, souvent, n'a plus un mois à vivre. L'homme est mortel, il ne faut pas l'oublier, et le médecin ne peut prétendre qu'à retarder le délai.

Vaccination anticancéreuse préventive.

Les résultats acquis jusqu'ici sont une immunisation de personnes déjà atteintes de cancer contre l'évolution ultérieure de la maladie. Il est évident que le même traitement peut immuniser contre le cancer, à titre préventif, pour un temps très long, des personnes non cancé-reuses encore. Cette vaccination peut être faite chez des personnes menacées de devenir cancéreuses soit parce qu'il existe des antécédents héréditaires inquiétants, car on hérite toujours du terrain, soit parce que, à un moment donné, on constate dans leur état général certaines altérations prémonitoires de l'invasion néoplasique.

Sérothérapie animale.

La vaccination produit habituellement une immunisation d'une certaine durée, tandis qu'un sérum antitoxique d'origine animale arrête dans son évolution une maladie infectieuse aiguë, sans produire d'immunisation pour l'avenir. J'ai donc cherché à obtenir un sérum animal anticancéreux dans le double but :

1° De combattre rapidement l'intoxication cancéreuse dans les cas graves, afin de préparer une réaction favorable vis-à-vis des vaccins chez des organismes trop intoxiqués, et où mes essais de vaccination ne produisaient aucun résultat ;

2° De pouvoir activer, dans certains cas, l'immunisation, en combinant à l'action des vaccins l'action antitoxique du sérum animal, qui permet d'injecter les premiers à plus forte dose.

Expériences nouvelles.

Les résultats acquis sont, comme on a pu le voir, très encourageants, mais il faut espérer mieux.

Le traitement, tel que je le propose aujourd'hui, n'est qu'une des étapes, la dernière à ce jour, de toutes les étapes que j'ai parcourues depuis janvier 1881.

L'augmentation du nombre des cas en traitement pourra seul nous permettre d'améliorer notre expérience clinique et, par suite, les résultats thérapeutiques.

Planches microscopiques

Les 174 micrographies publiées dans ce volume ne sont qu'un petit nombre des clichés préparés pour un travail plus complet. Un certain nombre de ces clichés ne se rapportent pas aux observations de malades traités par ma méthode, et sont destinés à une iconographie des tumeurs.

On trouvera dans chaque observation l'indication des figures correspondantes qui sont publiées. L'histologie de chaque cas a été faite avec le plus grand soin, et les coupes sont démonstratives.

Je me suis attaché, dans cette première publication de photomicrographies, à bien faire ressortir ces trois points :

1° Le processus néoplasique est très souvent juxtaposé au processus inflammatoire banal, et ce dernier précède fréquemment le premier, comme on le voit dans les coupes de cancer secondaire de l'épiploon par exemple.

2° Le polymorphisme des tumeurs est extraordinaire pour un même organe. Le polymorphisme des tumeurs dépend de ce fait, que ce n'est pas un seul des tissus de l'organe atteint, par exemple dans les glandes, l'épithélium ou le tissu conjonctif, qui est le point de départ du cancer. Tous les éléments de l'organe irrité réagissent ensemble contre l'organisme infectieux et se multiplient en subissant des transformations variables et en prenant, tantôt l'un, tantôt l'autre, la prédominance.

Aussi le même néoplasme peut-il présenter des aspects très variés en différents points assez rapprochés.

3° Les métastases cancéreuses peuvent représenter un type assez différent de la tumeur primitive, et si la cellule cancéreuse infectée qui immigre avec l'agent infectieux peut créer, dans le cas d'épithélium de la langue, un kyste à parois dermoïdes dans un ganglion sous-maxillaire, il ne faut pas faire de cette conservation du type de la tumeur primitive une loi absolue.

Plusieurs centaines d'autres clichés sont en préparation et seront publiés dans une seconde édition, avec des commentaires plus développés.

Fig. 1. — MICROCOCCUS NEOFORMANS.

Première culture, provenant de l'ensemencement d'un fragment de ganglion cancéreux.
Le microbe apparaît, au moment où le bouillon se trouble, sous la forme de microcoques
isolés et de diplocoques, parfois groupés en tétrades.

Grossissement : 2000 diam.

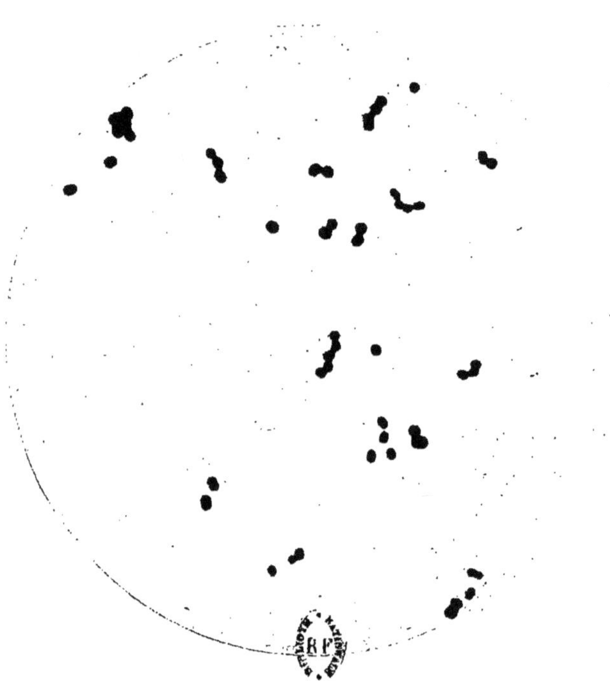

Fig. 2. — Micrococcus neoformans.

Même culture, plus âgée de 24 heures. — Triades et courtes chaînettes.
On remarquera qu'il existe déjà des éléments de diamètre assez variable.

Grossissement : 2000 diam.

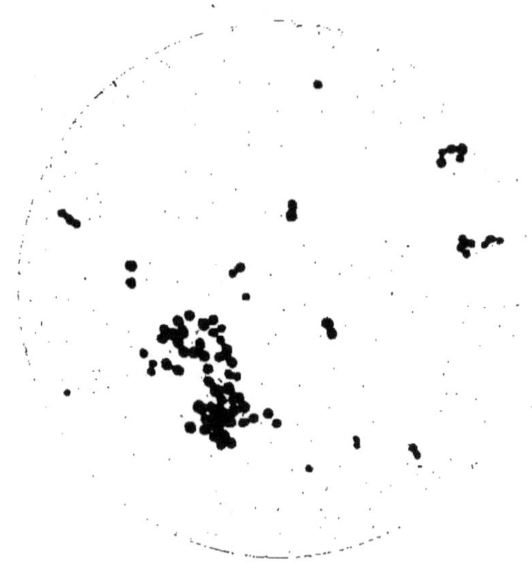

Fig. 3. — Micrococcus neoformans.

Même culture, agée de quatre jours. — Amas de grains de dimensions variables.

Grossissement : 2000 diam.

Fig. 4. — Micrococcus neoformans.

Même culture. — Chaînette bifurquée en Y.

Grossissement : 2000 diam.

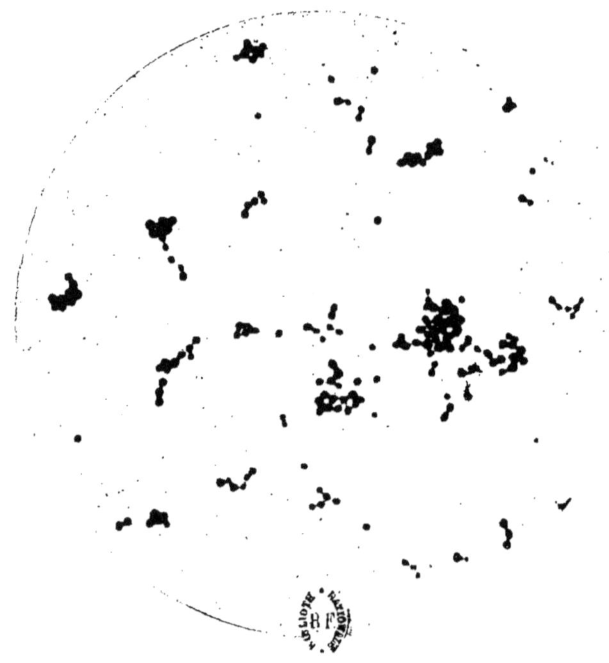

Fig. 5.   MICROCOCCUS NEOFORMANS.

Même culture âgée de quinze jours.
On y remarque des amas de grains de dimensions variables, des courtes chaînettes
et des chaînettes bifurquées en Y.
Un certain nombre d'éléments prennent mal le violet (Coloration Gram-éosine).

Grossissement : 2000 diam.

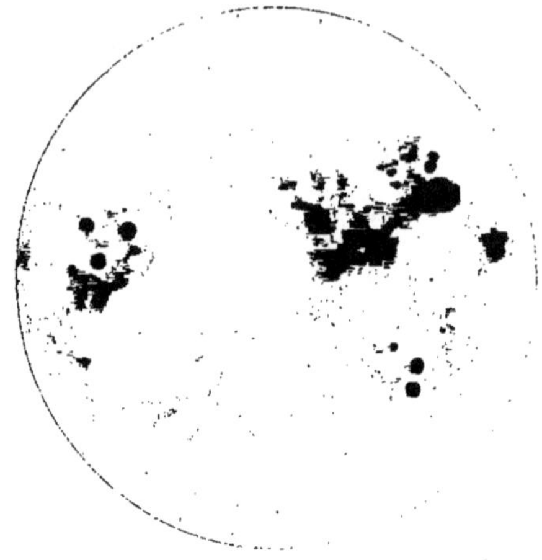

Fig. 6.

Tube ensemencé avec un fragment de ganglion cancéreux et demeuré stérile.
Examen le 3e jour. — Microcoques colorables dans le sédiment du tube.

Grossissement : 2000 diam.

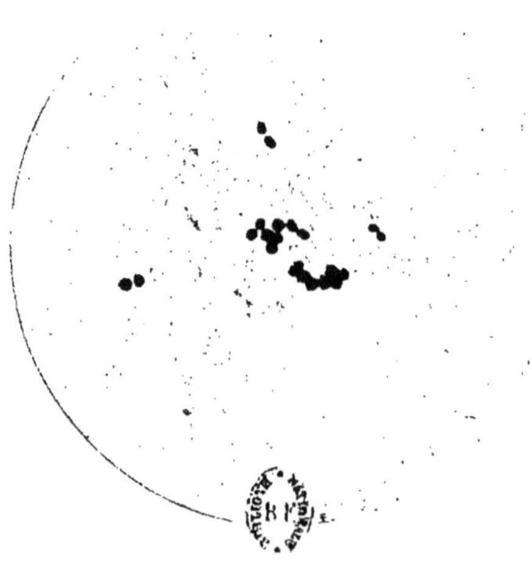

Fig. 7.

Tube ensemencé avec un fragment cancéreux et demeuré stérile. — Examen le 4e jour.
Microcoques paraissant avoir subi un commencement de multiplication.
La transplantation sur gélose n'a pas donné de culture.

Grossissement : 2000 diam.

2

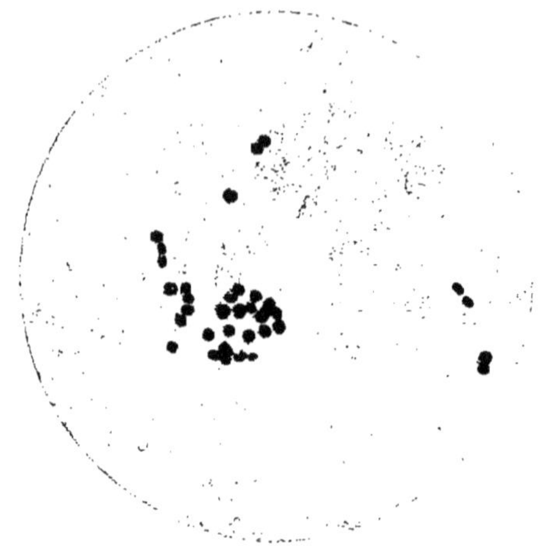

Fig. 8.

Tube ensemencé avec un fragment de ganglion sarcomateux et demeuré stérile.
Examen le 8e jour.
Microcoques paraissant avoir subi un commencement de multiplication.
La transplantation sur gélose n'a pas donné de culture.

Grossissement : 2 000 diam.

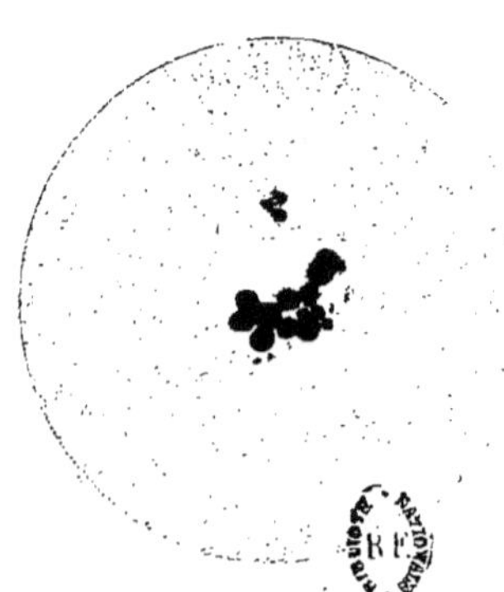

Fig. 9. — Micrococcus neoformans.

Culture âgée de 2 mois.
Coloration Gram-éosine. — Microcoques
de petit diamètre
ne se colorant plus que par l'éosine.

Grossissement : 3 000 diam.

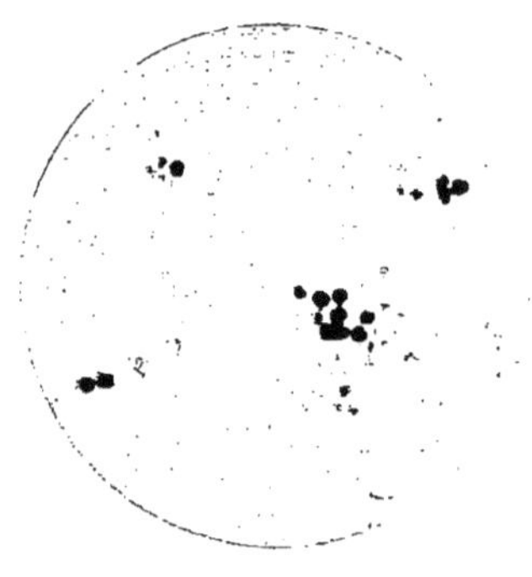

Fig. 10. — Micrococcus neoformans.

Culture âgée de 6 mois.
Coloration Gram-éosine. — Nombreux
microcoques ne se colorant plus
que par l'éosine.

Grossissement : 3 000 diam.

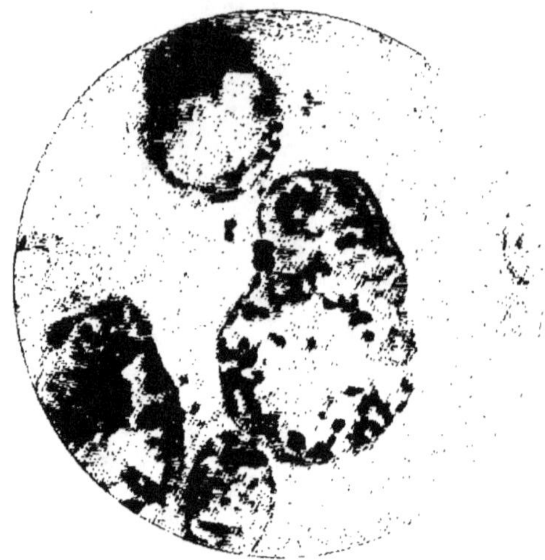

Fig. 11. — Pièce pathologique. — Micrococcus neoformans.

Diplocoques dans une cellule de l'épiploon cancéreux chez l'homme.
Coloration carmin-Gram. — Grossissement : 3 000 diam.

On voit à côté d'un diplocoque bien formé à cheval sur le bord d'un noyau, un autre
diplocoque, presque détruit par le processus de phagocytose, et mal coloré.

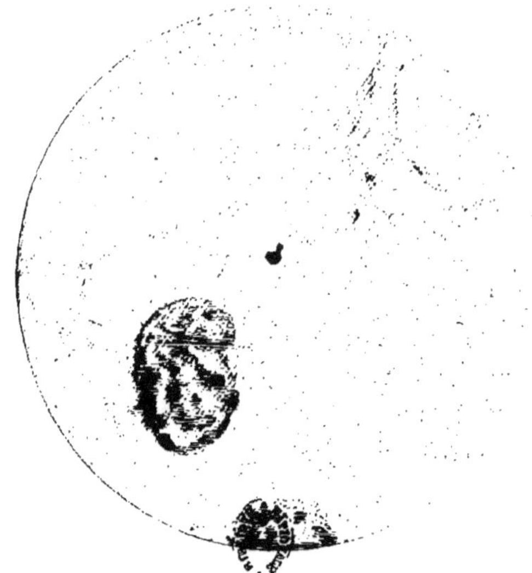

Fig. 12. — Pièce pathologique. — Micrococcus neoformans.

Diplocoque dans une trabécule conjonctive de l'épiploon cancéreux de l'homme.
Coloration carmin-Gram. — Grossissement : 3 000 diam.

Ce diplocoque est composé de deux sphérules de diamètres très différents, et s'insinue
dans un espace lymphatique avec une cellule épithéliale dont il précède le noyau.

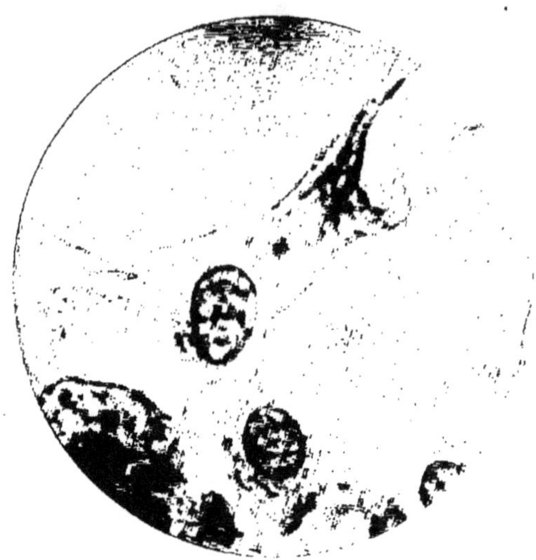

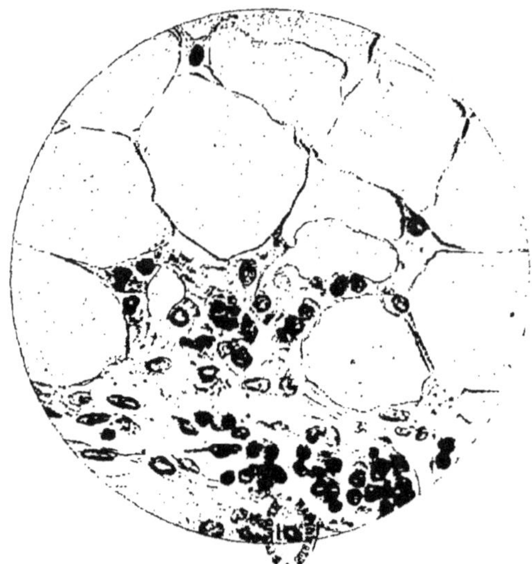

Ces 3 clichés du même point de la préparation ont été faits pour mieux démontrer le siège du diplocoque de la fig. 12 qui précède, dans une trabécule conjonctive, la pénétration d'une cellule cancéreuse.

Cette figure est le schéma typique de l'invasion du tissu adipeux par le processus néoplasique. Chacune des trabécules conjonctives paraît être un tube virtuel, un espace lymphatique, où s'infiltrent les cellules néoplasiques, accompagnées, comme le démontrent les fig. 11, 12, 13, 14, par le micrococcus neoformans.

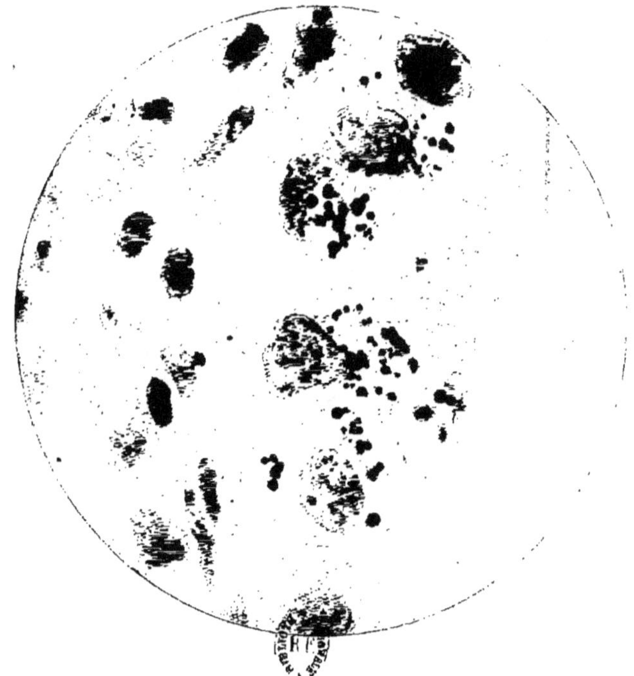

Fig. 15. — Pièce expérimentale.

Phagocytose du micrococcus neoformans dans les cellules épithéliales
du testicule du cobaye.

Grossissement : 1 500 diam.

On voit que les microcoques ont été absorbés par les épithéliums qui bordent le canal
d'un tube séminifère. Le diamètre de ces microcoques, qui sont en phagocytose, est
très variable et un certain nombre d'entre eux seulement ont bien conservé le violet après
l'action de l'iode. (Coloration carmin-Gram.)

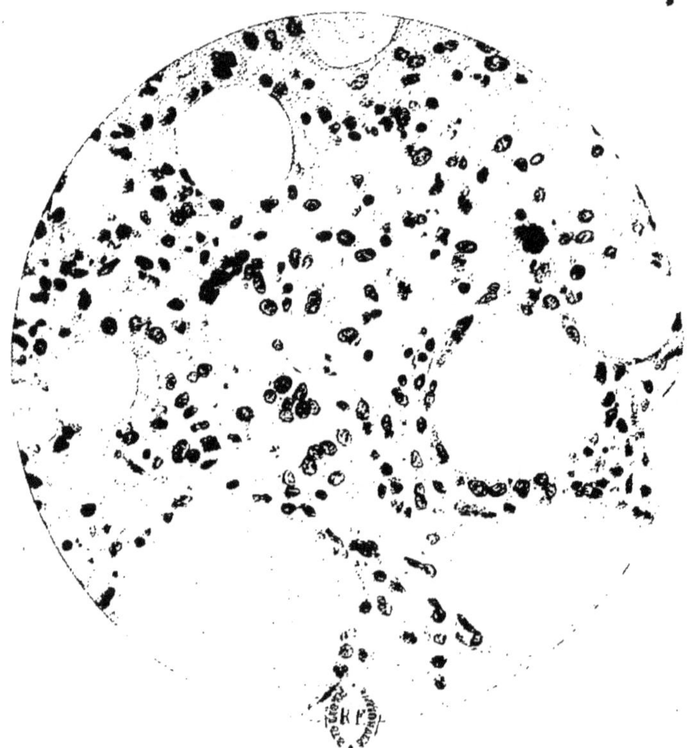

Fig. 16.   Pièce expérimentale.

Inflammation néoformatrice de la mamelle du cobaye femelle, après l'injection
d'une culture de micrococcus neoformans.

Grossissement : 400 diam.

Cette coupe doit être comparée à la figure 17, qui représente
une coupe de l'épiploon cancéreux chez l'homme.

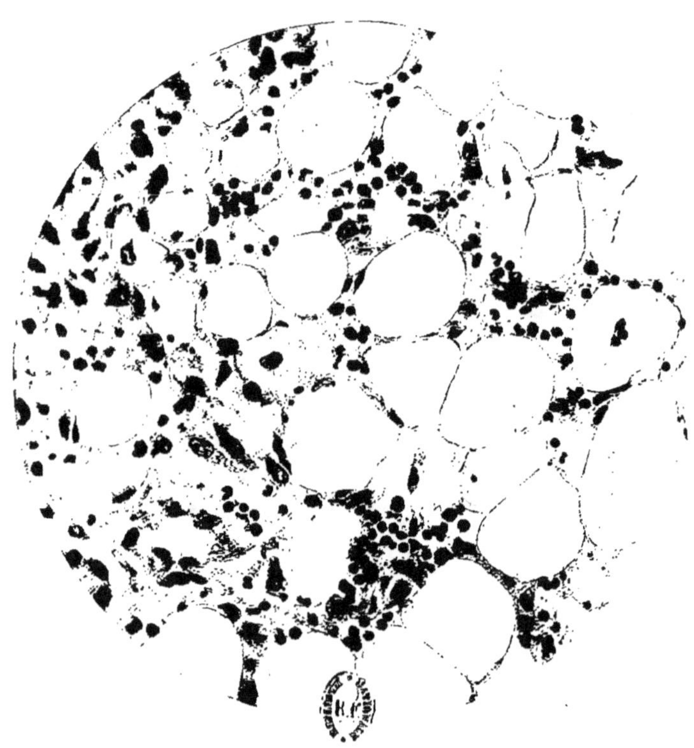

Fig. 17. — Pièce pathologique.

Cancer secondaire de l'épiploon chez l'homme. — Zone d'envahissement. — Juxtaposition du processus inflammatoire et de l'envahissement des cellules épithéliales.

Grossissement : 400 diam.

Cette coupe doit être comparée à la figure 16. qui provient d'une pièce expérimentale.

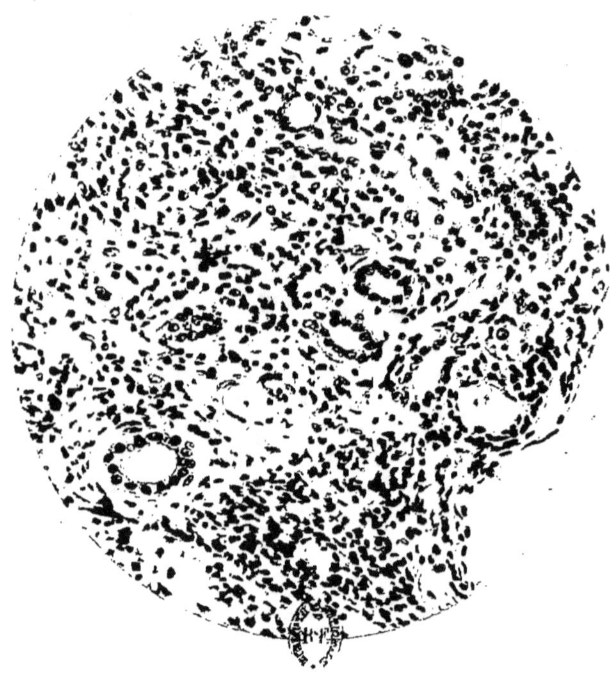

Fig. 18. — Pièce expérimentale.

Adénome expérimental du foie du cobaye femelle. — L'animal a succombé spontanément deux mois après l'injection d'une culture de micrococcus neoformans dans les mamelles.

Grossissement : 300 diam.

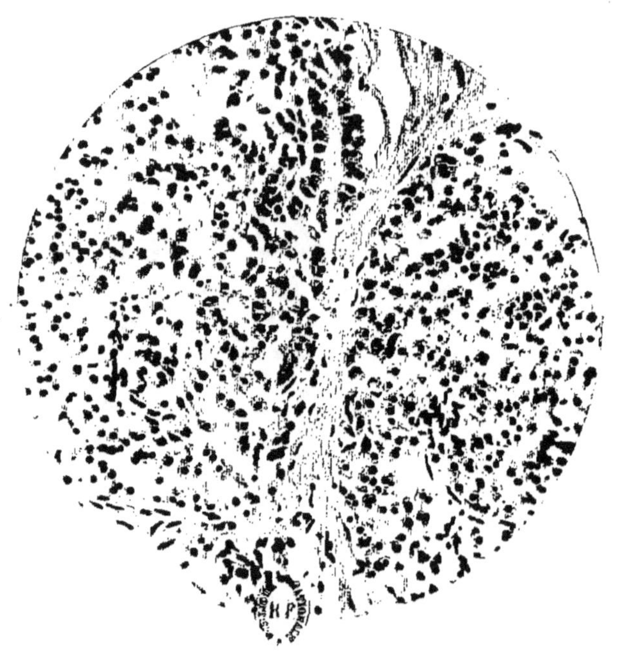

Fig. 19. — PIÈCE EXPÉRIMENTALE.

Tumeur de la souris n° 13. — Lésion carcinomateuse à comparer
aux figures 20 et 21, provenant de tumeurs cancéreuses chez l'homme.

Grossissement : 3oo diam.

Il s'agit d'un cancer colloïde à grands alvéoles.

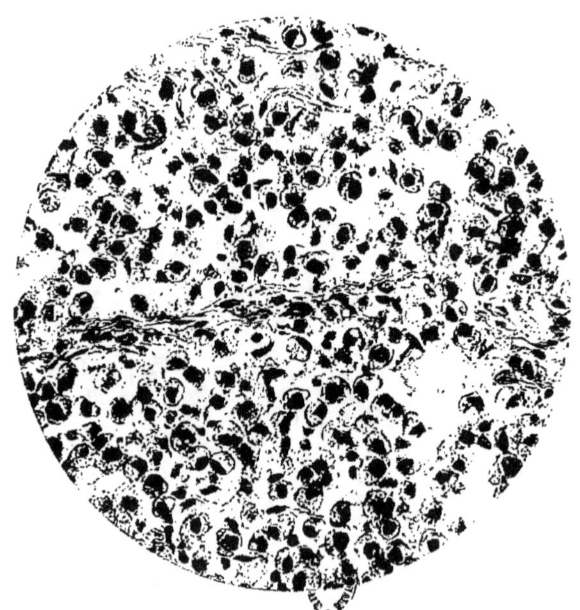

Cette coupe doit être comparée à la figure 19, qui provient
d'une pièce expérimentale.

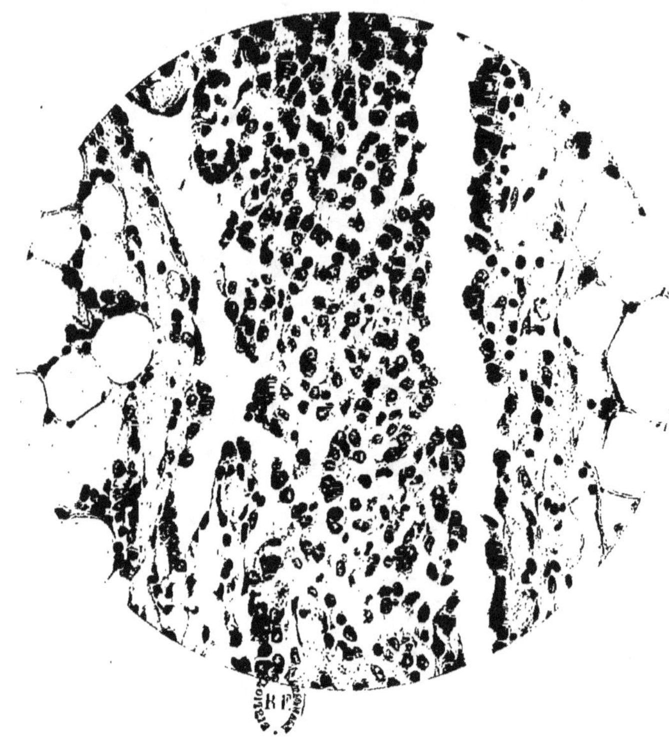

Fig. 21. — Pièce pathologique.

Cancer secondaire de l'épiploon chez l'homme.

Grossissement : 35o diam.

Cette coupe doit être comparée à la figure 19, qui provient d'une pièce expérimentale.

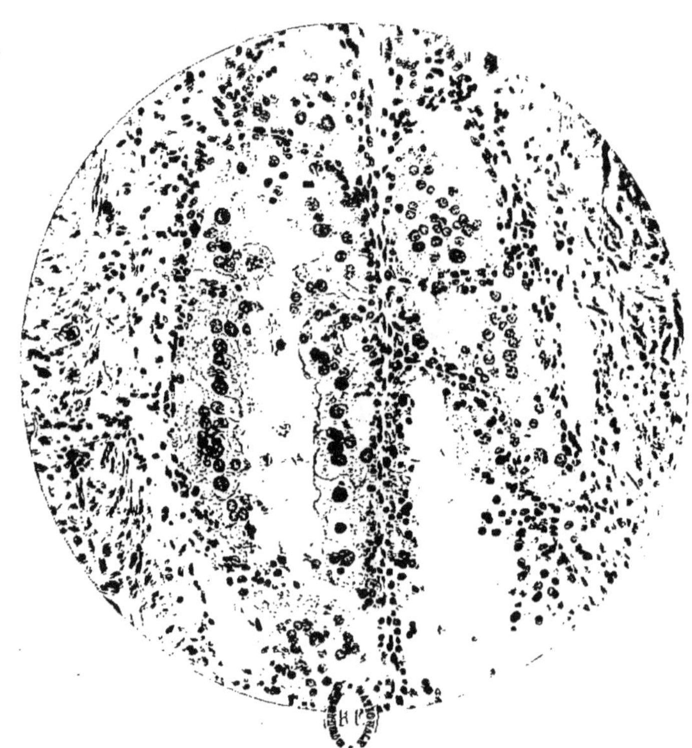

FIG. 22. — PIÈCE EXPÉRIMENTALE.

Souris n° 13. — Autre point du même foyer cancéreux (voir fig. 19).
Épithélioma cylindrique.

Grossissement : 250 diam.

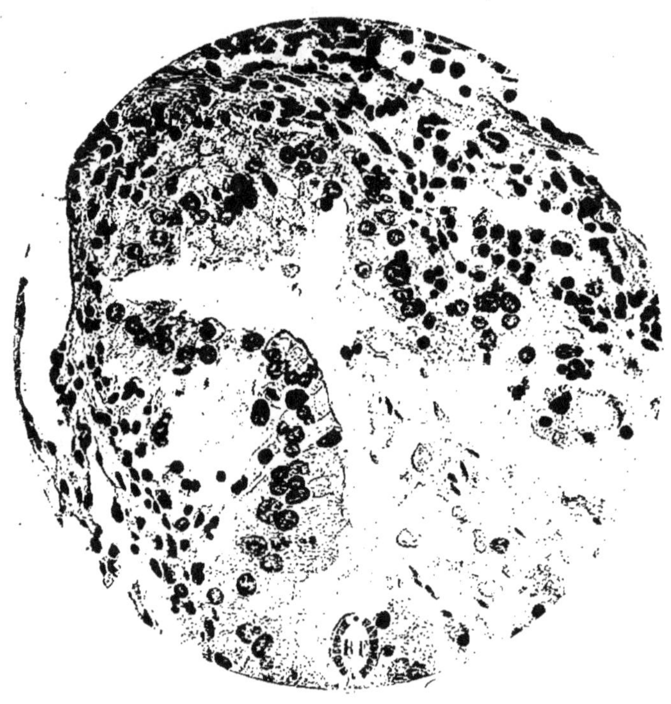

Fig. 23. — Pièce expérimentale.

Souris 13. — Point voisin du précédent (voir fig. 22). Épithélioma cylindrique.
Grossissement : 5oo diam.

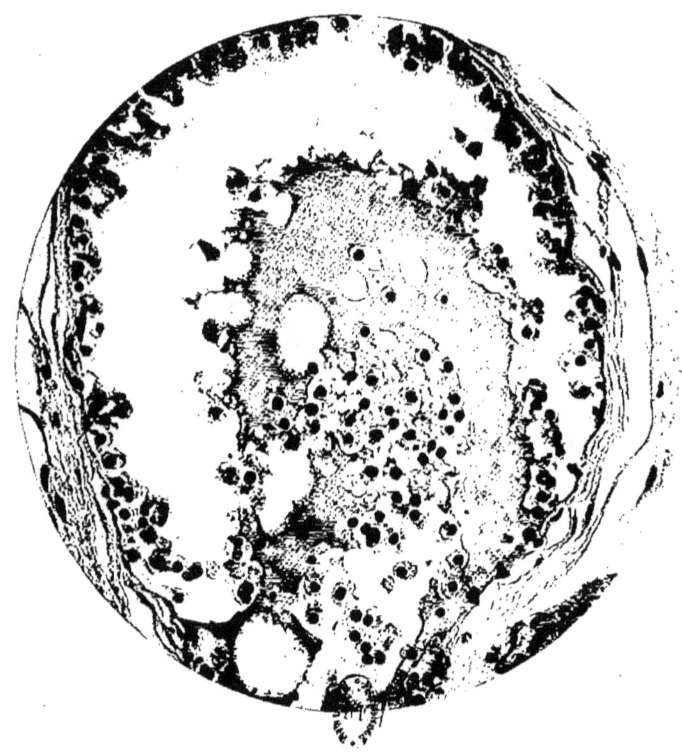

Fig. 24. — Pièce expérimentale.

Souris 13. — Autre point du même foyer cancéreux. Épithélioma colloïde.

Grossissement : 5oo diam.

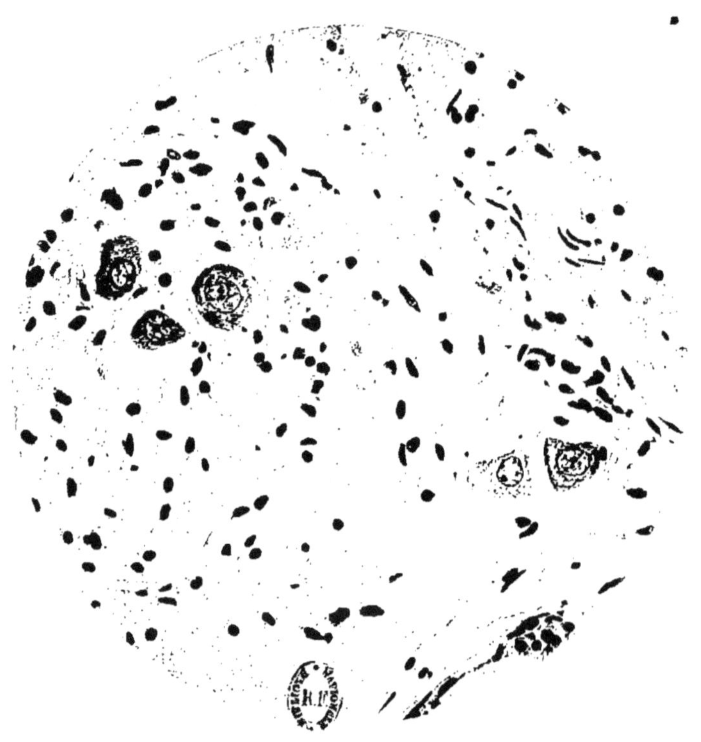

Fig. 25. — Pièce expérimentale.

Souris 13. — Autre point du même foyer cancéreux. Grosses cellules
isolées au milieu du tissu conjonctif
(voir fig. 19, 22, 23, 24).

Grossissement : 5oo diam.

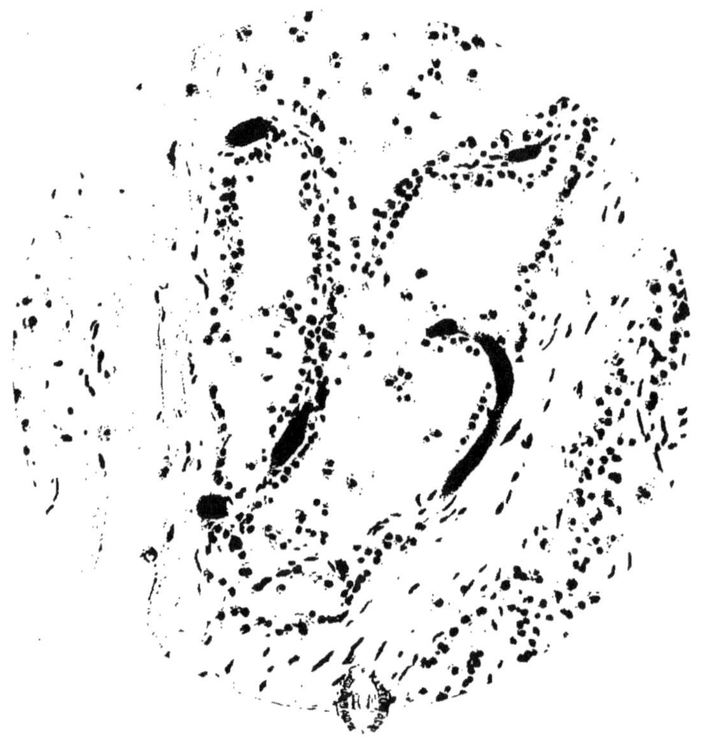

Fig. 26. — Pièce expérimentale.

Souris 13. — Autre point du même foyer cancéreux.
Embolies microbiennes au milieu de groupements épithéliaux analogues aux végétations
des kystes proliférants de l'ovaire (voir fig. 19, 22, 23, 24, 25).
Ces embolies microbiennes se voient sur les coupes colorées à l'hématéine.

Grossissement : 300 diam.

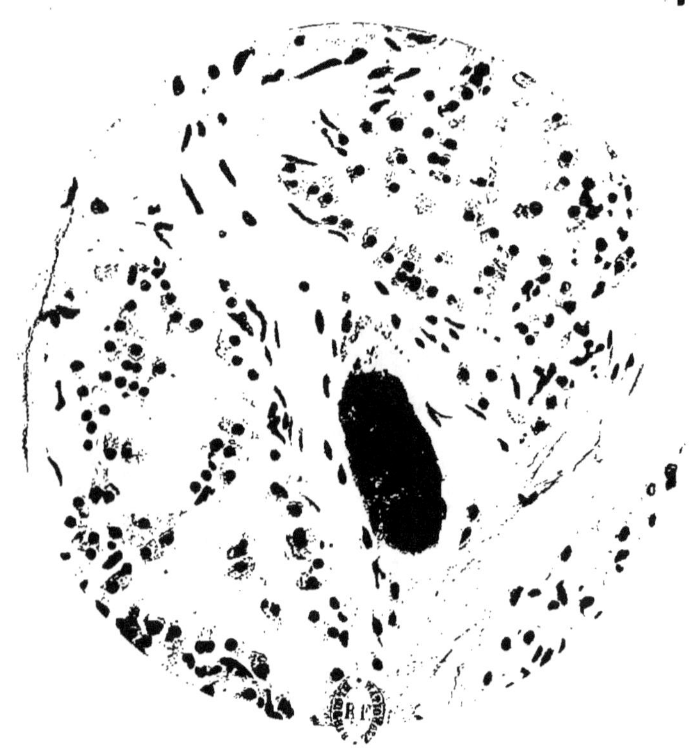

Fig. 27. — Pièce expérimentale.

Souris 13. — Point voisin du point représenté fig. 26.
Capillaire rempli de microcoques, entre deux alvéoles cancéreux.

Grossissement : 500 diam.

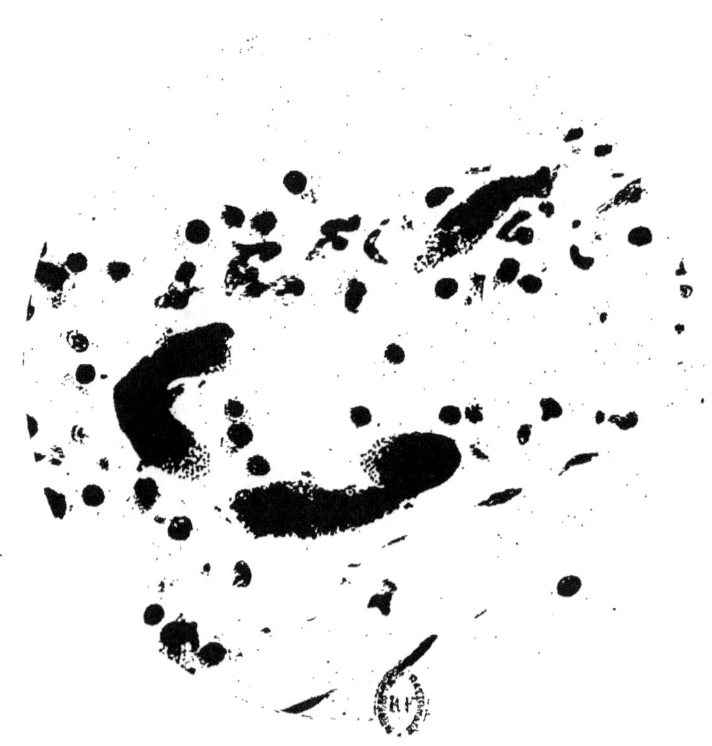

Fig. 28. — Pièce expérimentale.

Souris 13. — Point voisin des points représentés fig. 26 et 27.
Embolies microbiennes.

Grossissement : 1000 diam.

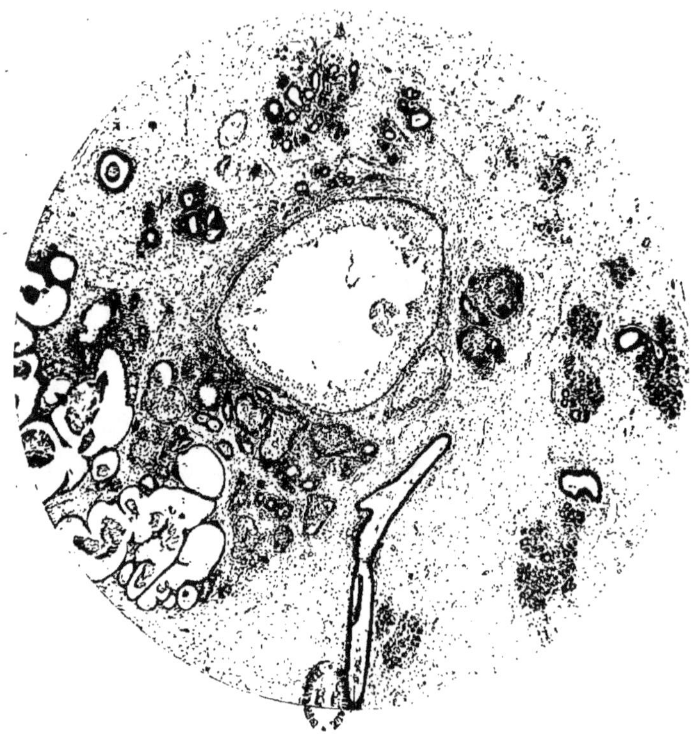

Fig. 29. — Pièce expérimentale.

Adénomo kystique expérimental de la mamelle.

Grossissement : 40 diam.

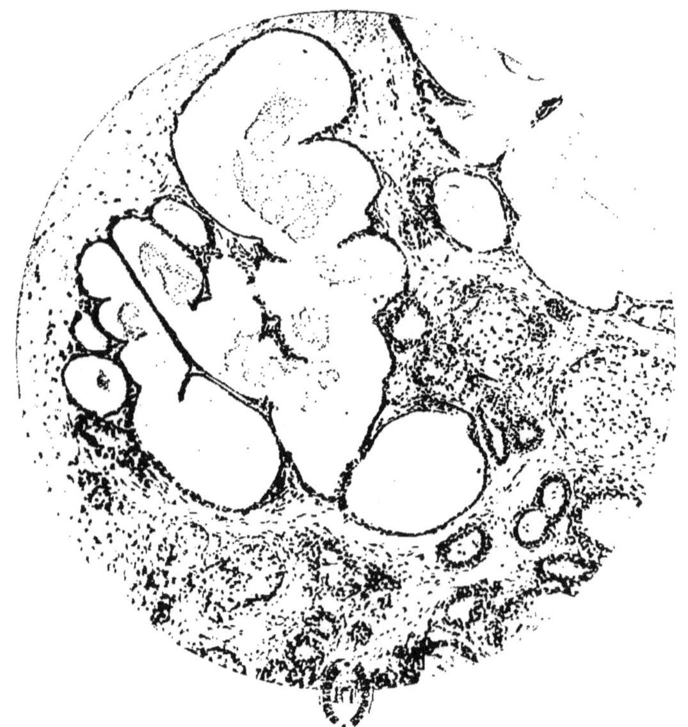

Fig. 30. — Pièce expérimentale.

Adénome kystique expérimental de la mamelle.

Grossissement : 100 diam. (Voir fig. 29.)

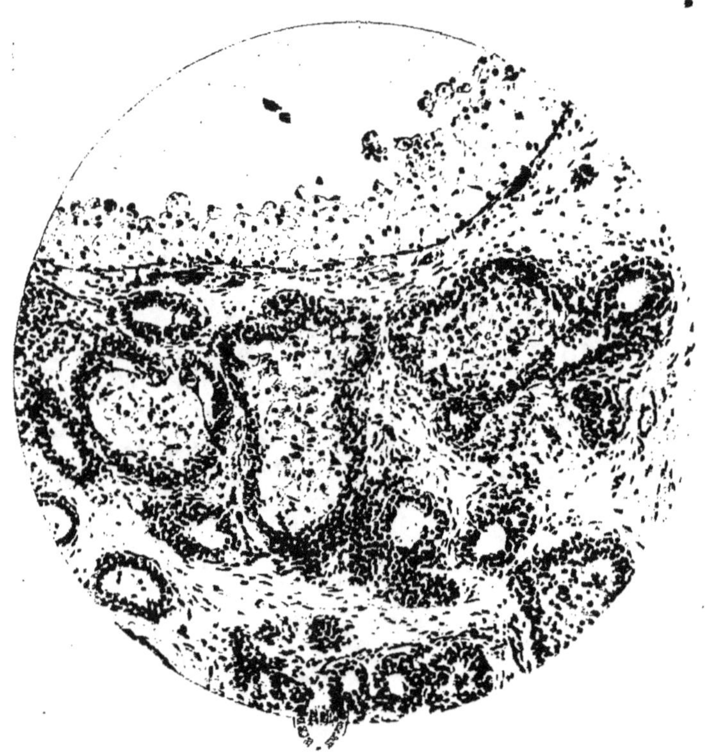

Adénome kystique expérimental de la mamelle. — Même pièce. (Voir fig. 29 et 30.)
Grossissement : 150 diam.

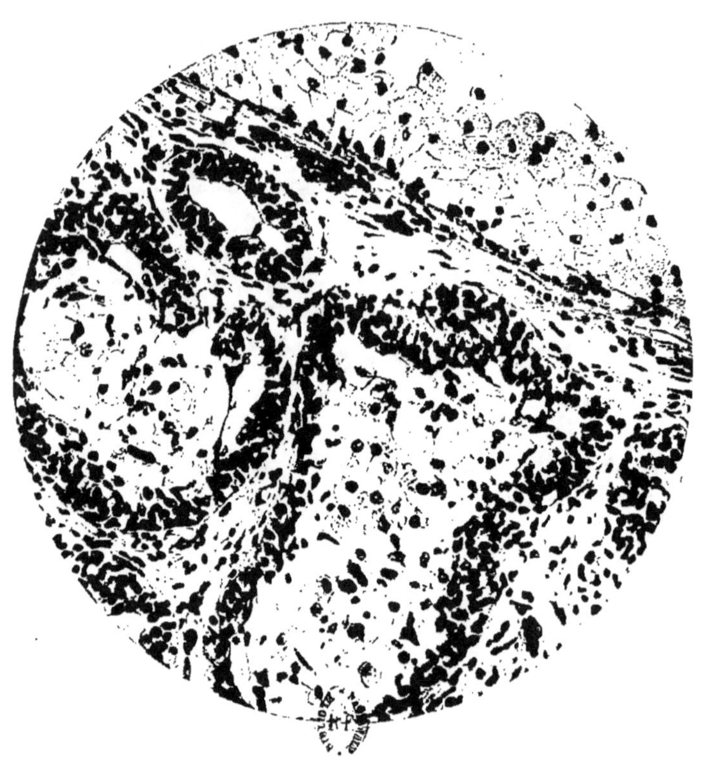

Fig. 32. — Pièce expérimentale.

Adénome kystique expérimental de la mamelle. — Même point que fig. 31.
Grossissement : 5oo diam.

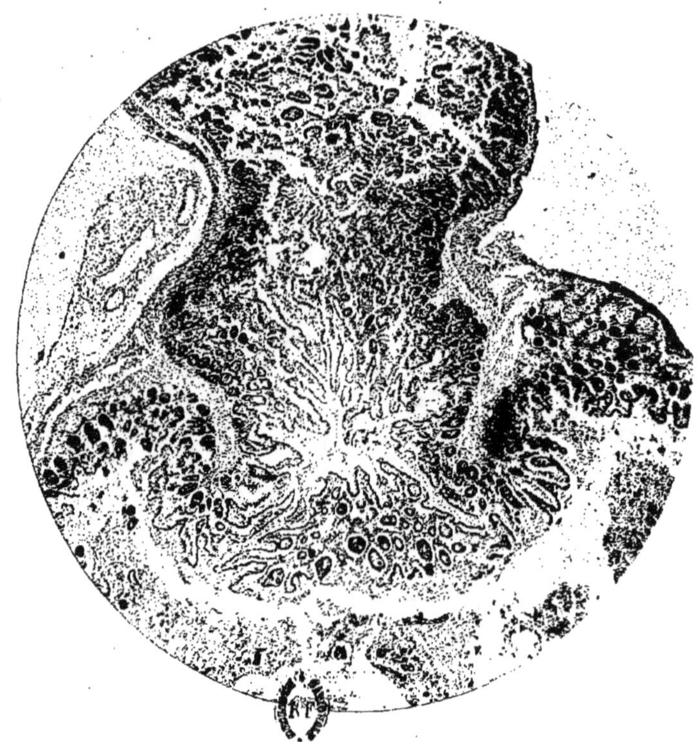

Fig. 33. — Pièce expérimentale.

Souris 3. — Adénome de l'intestin. — Grossissement : 45 diam.

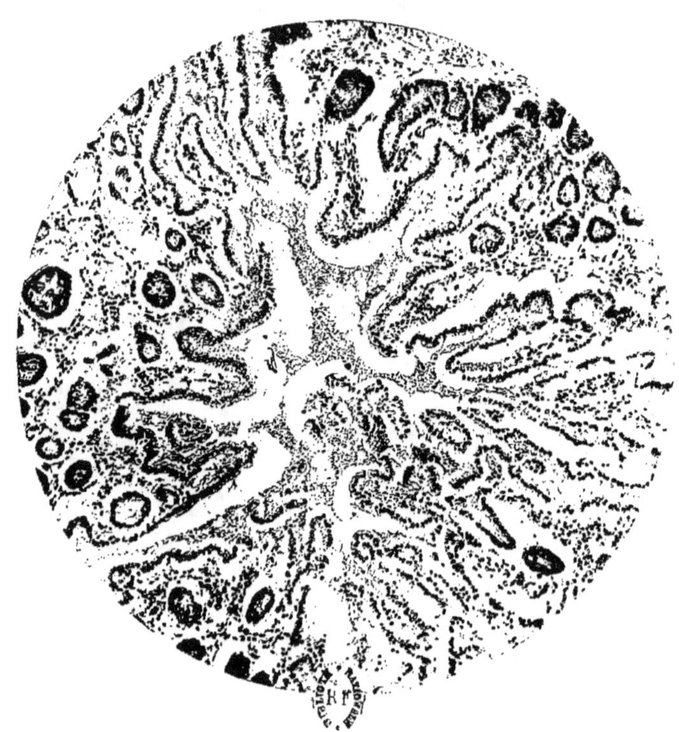

Fig. 34. — Pièce expérimentale.

Souris 3. — Adénome de l'intestin. — Même point que fig. 33.

Grossissement : 125 diam.

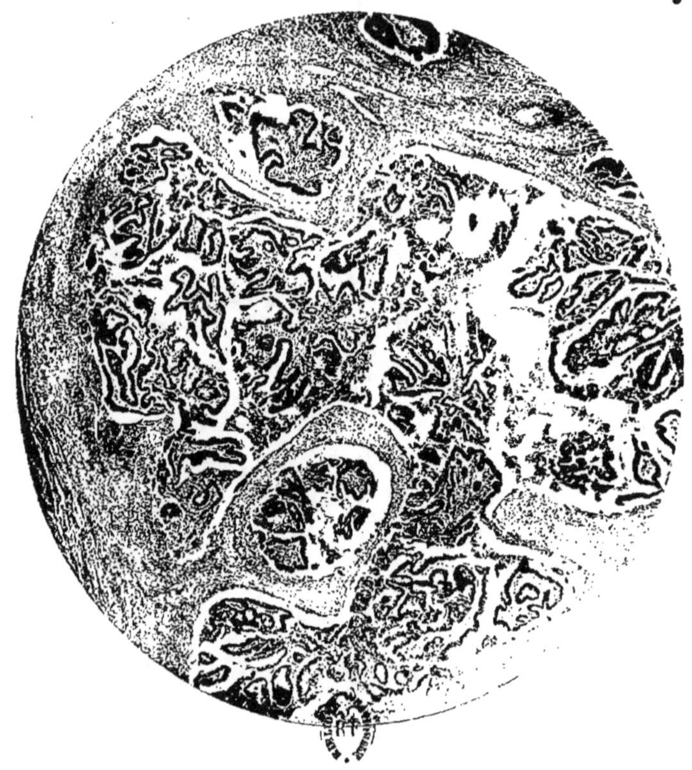

Fɪɢ. 35. — Pɪèᴄᴇ ᴘᴀᴛʜᴏʟᴏɢɪQᴜᴇ.

Cancer du rectum chez l'homme. — Cette coupe doit être comparée aux fig. 33 et 34.

Grossissement : 35 diam.

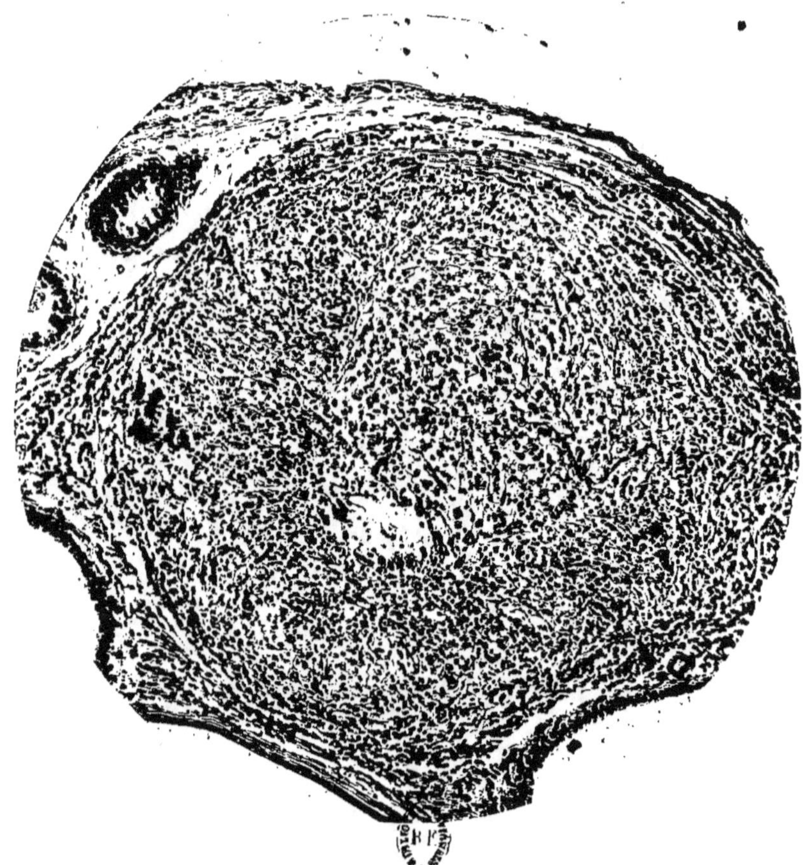

Fig. 36. — Pièce expérimentale.

Lymphosarcome expérimental de l'épididyme du rat blanc. — L'animal a été tué 5 mois
après une injection de culture virulente de micrococcus neoformans dans le testicule
Il existe sur la coupe plusieurs foyers identiques.

Grossissement : 140 diam.

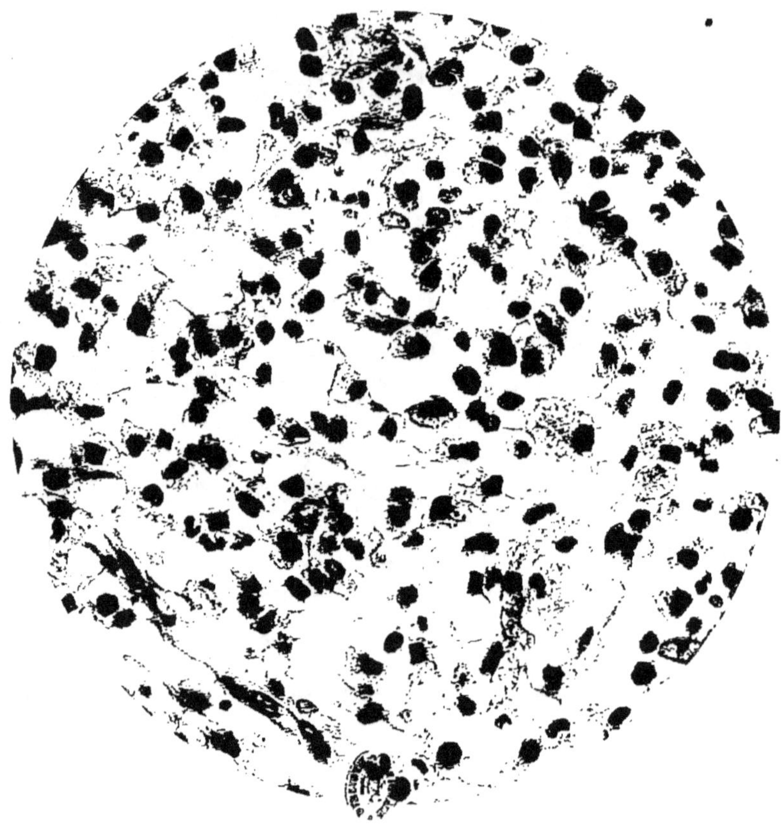

Même coupe. — Lymphosarcome expérimental de l'épididyme du rat blanc.   L'animal a été tué 5 mois après une injection de culture virulente de micrococcus neofomans dans le testicule. Il existe sur la coupe plusieurs foyers identiques.

Grossissement : 750 diam.

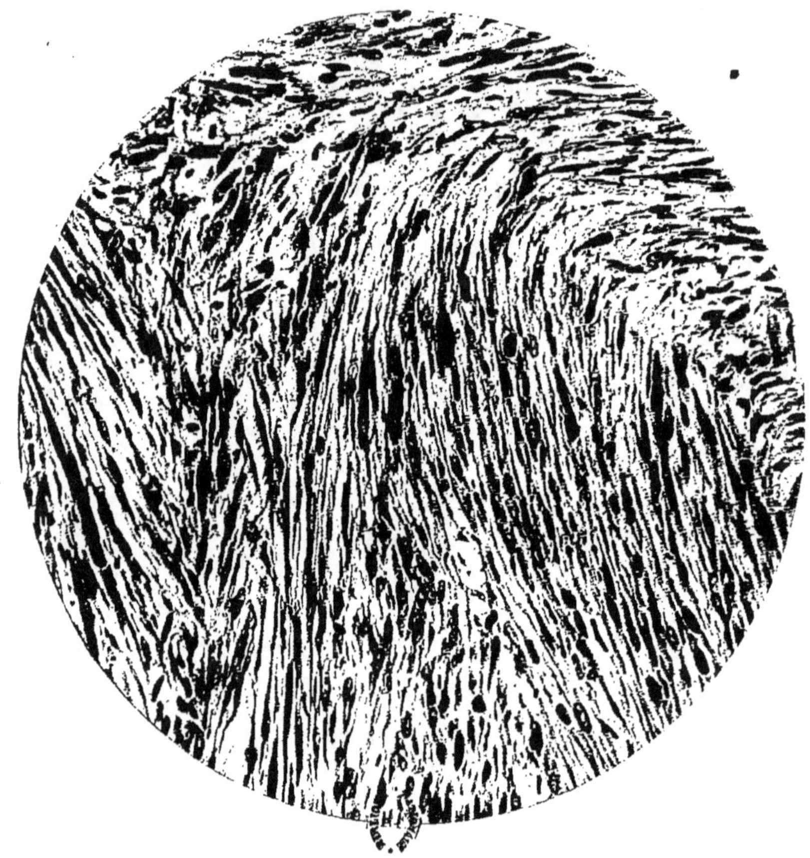

Fig. 38. — Pièce expérimentale.

Fibro-myome expérimental de la trompe de Fallope du rat blanc. — L'animal a été tué
5 mois après l'injection d'une culture virulente de micrococcus neoformans dans la
région rénale. L'injection a pénétré jusqu'au péritoine. La trompe s'est fixée, par suite
du processus irritatif, au voisinage du rein et il s'est développé à sa partie terminale
un fibro-myome ovalaire de six millimètres de diamètre.

Grossissement : 270 diam.

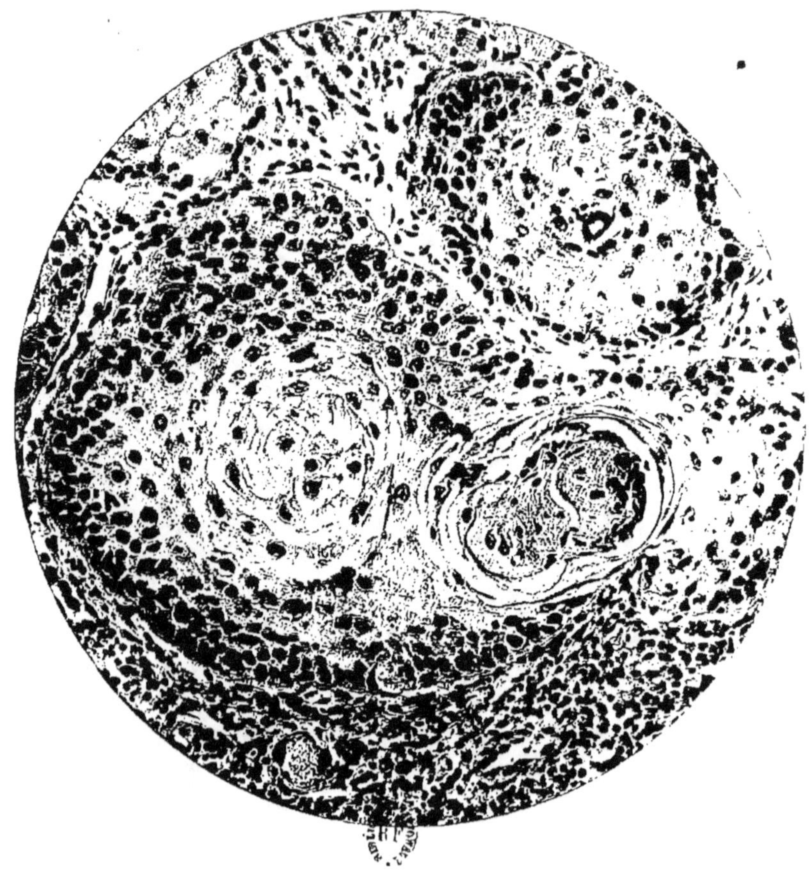

Fig. 39. — CANCER DE LA LANGUE.

Épithélioma pavimenteux lobulé. — Globes épidermiques
avec évolution cornée des cellules épidermiques.

N° 281. — 2 janvier 1904.

Grossissement : 240 diam.

Cette pièce et les suivantes sont sans exception des pièces pathologiques
ayant trait à l'histoire des néoplasmes dans l'espèce humaine.

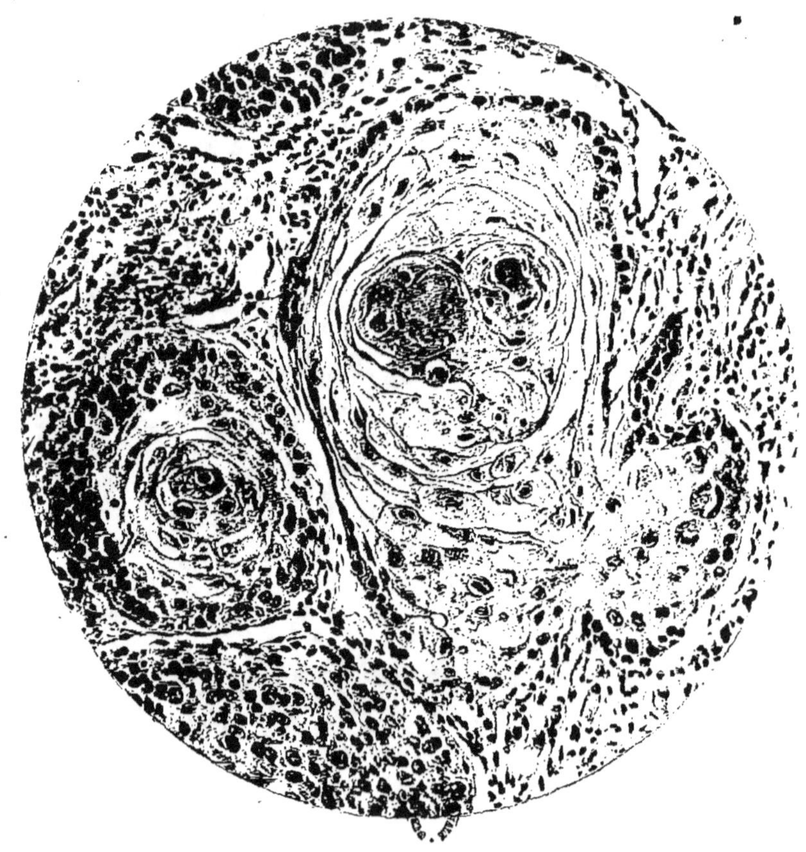

Fig. 40. — Cancer de la langue.

Épithélioma pavimenteux lobulé. — Formation des globes épidermiques.

Même cas. — N° 281. — 2 janvier 1904.

Grossissement : 240 diam.

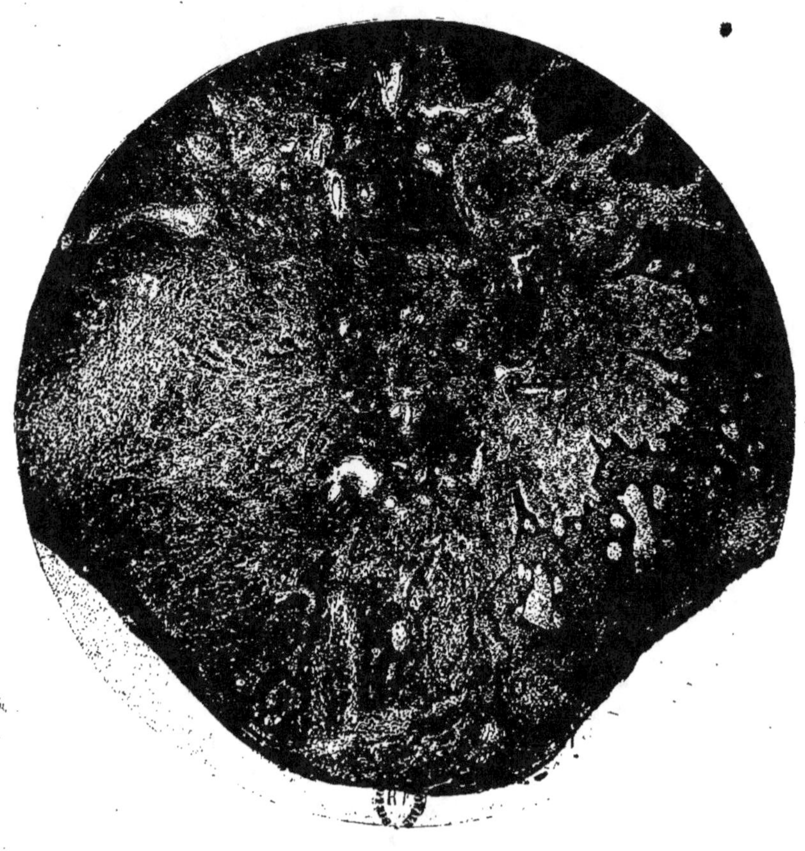

Fig. 41. — Cancer de la langue.

Épithélioma pavimenteux lobulé. — Zone d'envahissement.
A droite, l'épiderme pavimenteux commence à s'hypertrophier. A gauche,
on distingue le tissu pathologique.

Nº 352. — 19 février 1904.

Grossissement : 10 diam. (?)

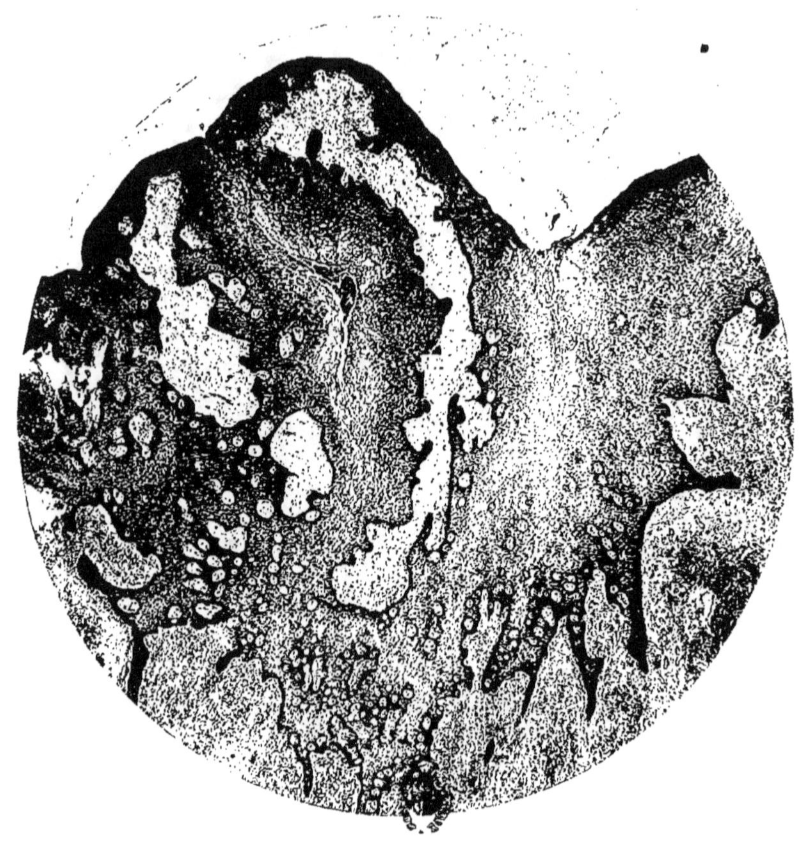

Fig. 42. — Même préparation que la fig. 41.

On constate l'hypertrophie des papilles dans le voisinage du cancer.

N° 352. — 19 février 1904.

Grossissement : 26 diam.

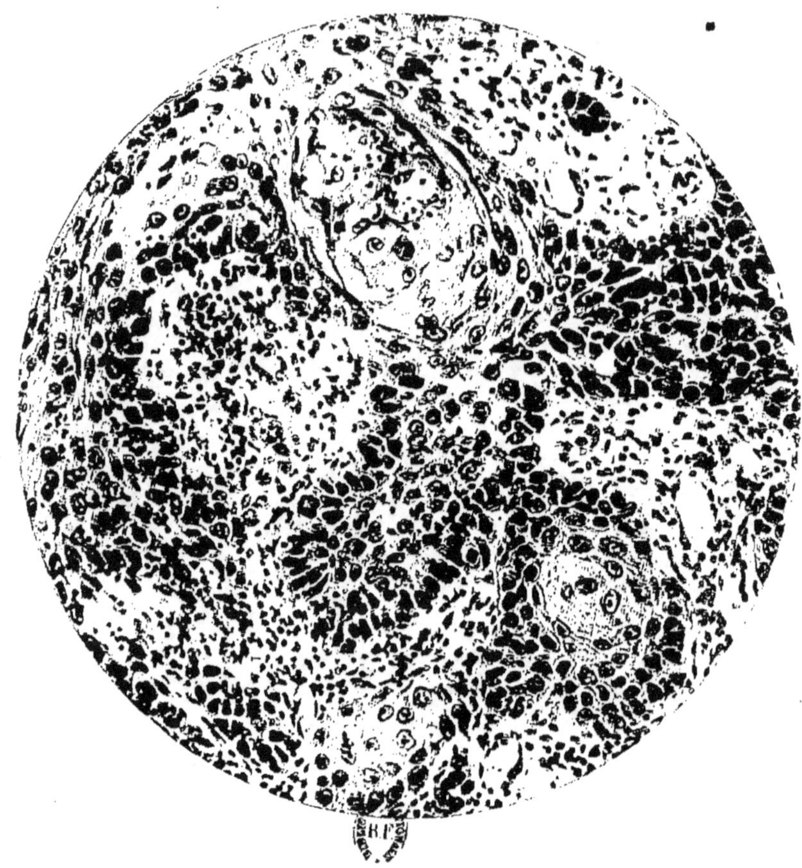

FIG. 43. — CANCER DE LA LANGUE.

Épithélioma pavimenteux lobulé.
Même cas. — Début de la formation de globes épidermiques.

N° 352. — 19 février 1904.

Grossissement : 240 diam.

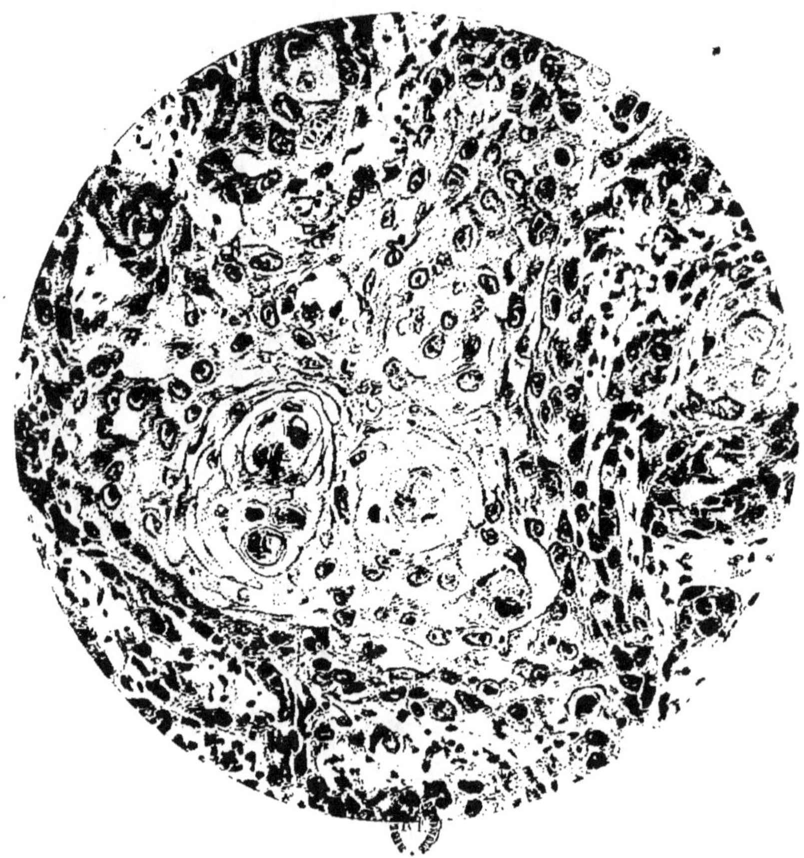

Fig. 44. — Cancer de la langue.

Épithélioma pavimenteux lobulé. — Même cas. — Formation de globes
épidermiques n'aboutissant pas à l'évolution cornée.

N° 352. — 19 février 1904.

Grossissement : 270 diam.

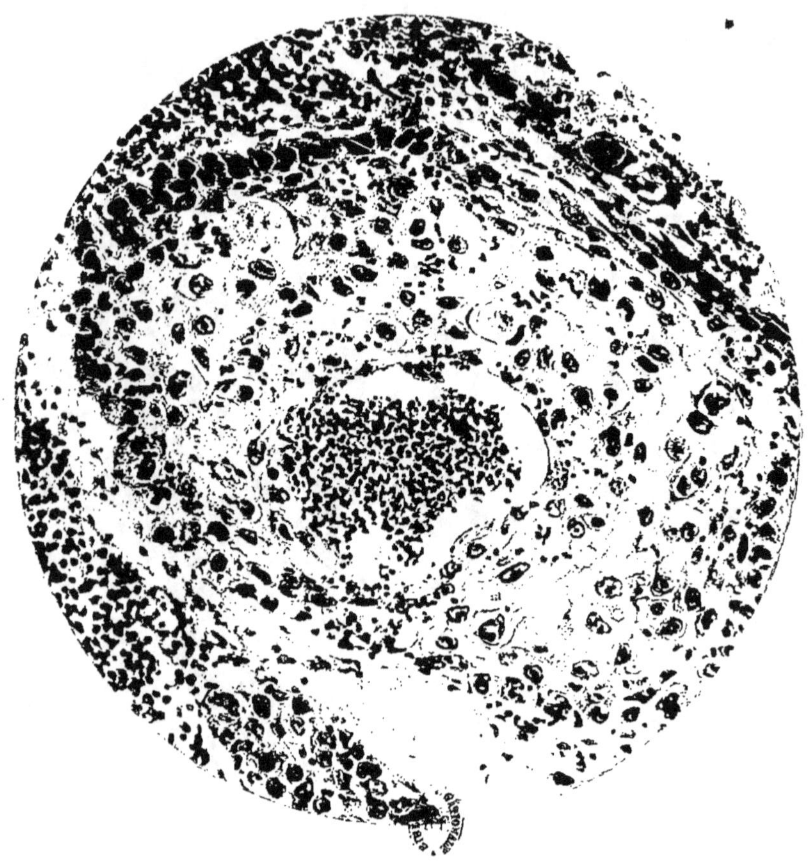

FIG. 45. — CANCER DE LA LANGUE.

Épithélioma pavimenteux lobulé. — Même cas. — Les globes épidermiques, au lieu d'aboutir
à l'évolution cornée, sont creusés de vacuoles remplis de leucocytes polynucléaires.

N° 352. — 19 février 1904.

Grossissement : 270 diam.

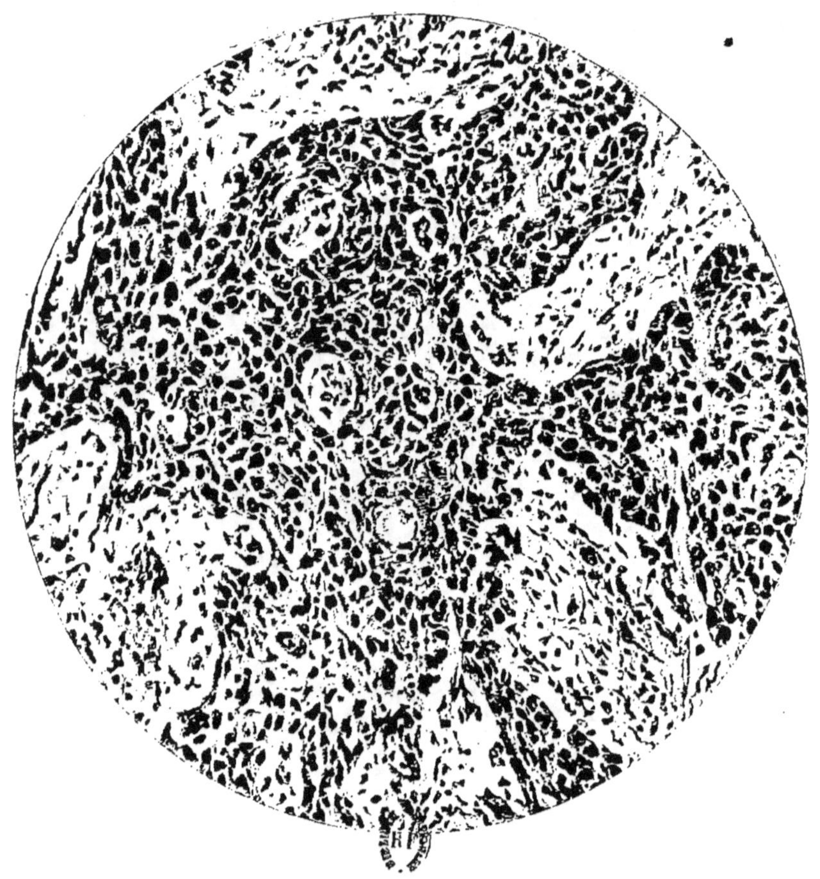

Fig. 46. — Cancer de la langue.

Épithélioma pavimenteux lobulé sans globes épidermiques. — Tumeur initiale.

Nº 383. — 11 mars 1904.

Grossissement : 270 diam.

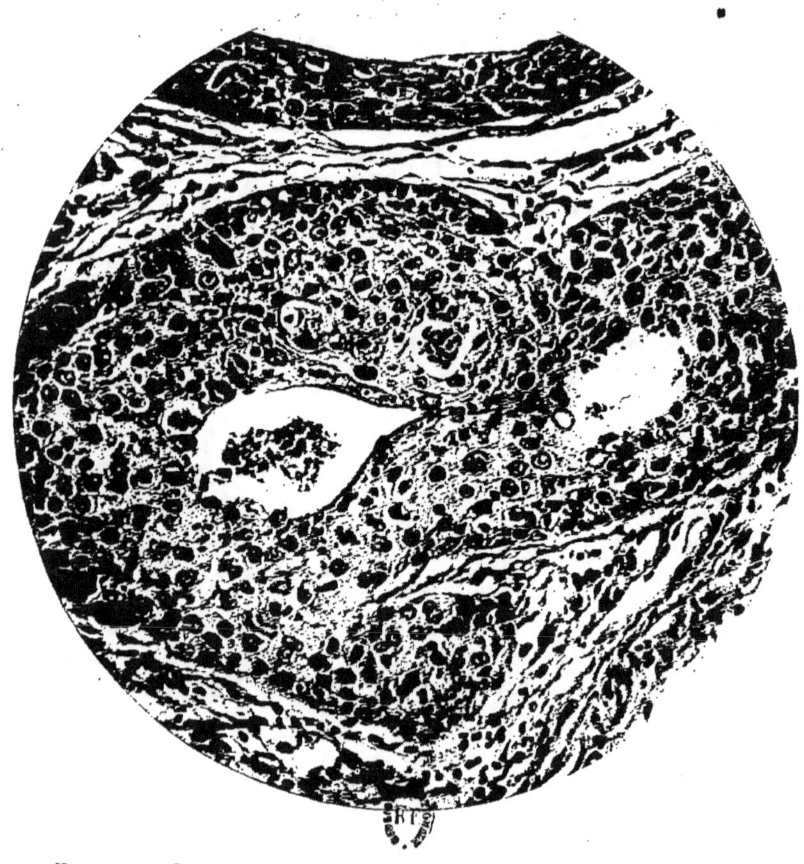

Fig. 47. — Cancer du plancher buccal envahissant le maxillaire inférieur.

Épithélioma pavimenteux lobulé. — Lobules épithéliaux à tendance kystique,
sans globes épidermiques. En haut, paroi d'un gros kyste.

Nº 342. — 13 février 1904.

Grossissement : 300 diam.

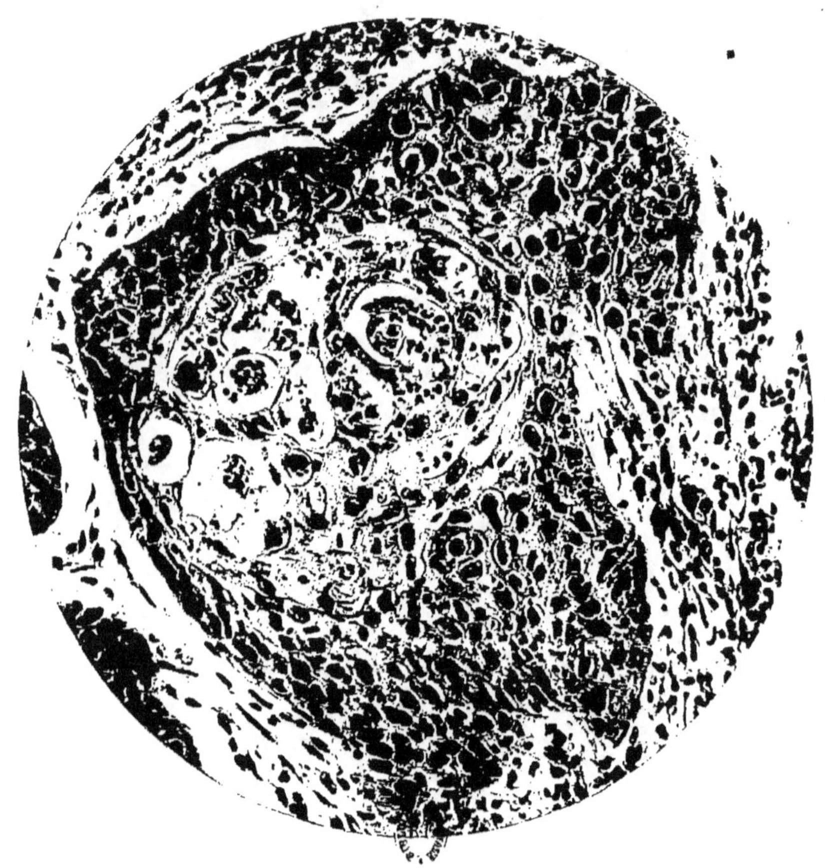

FIG. 48. — MÊME PRÉPARATION QUE LA FIG. 47.

On voit au centre d'un lobule épidermique des amas de leucocytes polynucléaires.

N° 342. — 13 février 1904.

Grossissement : 3oo diam.

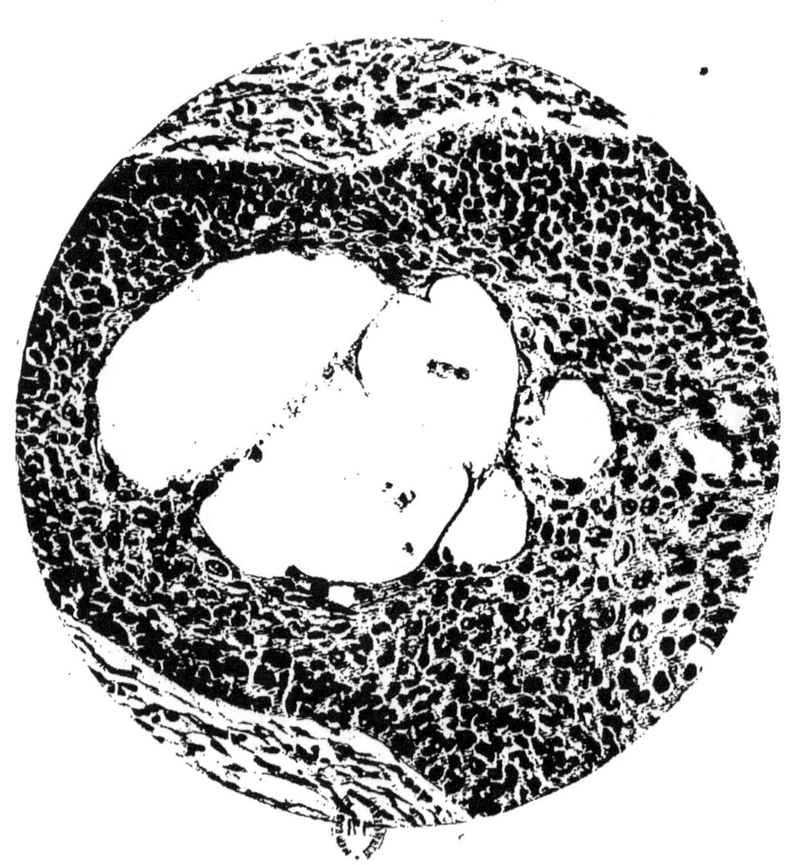

Fig. 49. — Même préparation que les fig. 47 et 48.

Lobule épidermique kystique et divisé en plusieurs loges par des trabécules.

N° 342. — 13 février 1904.

Grossissement : 300 diam.

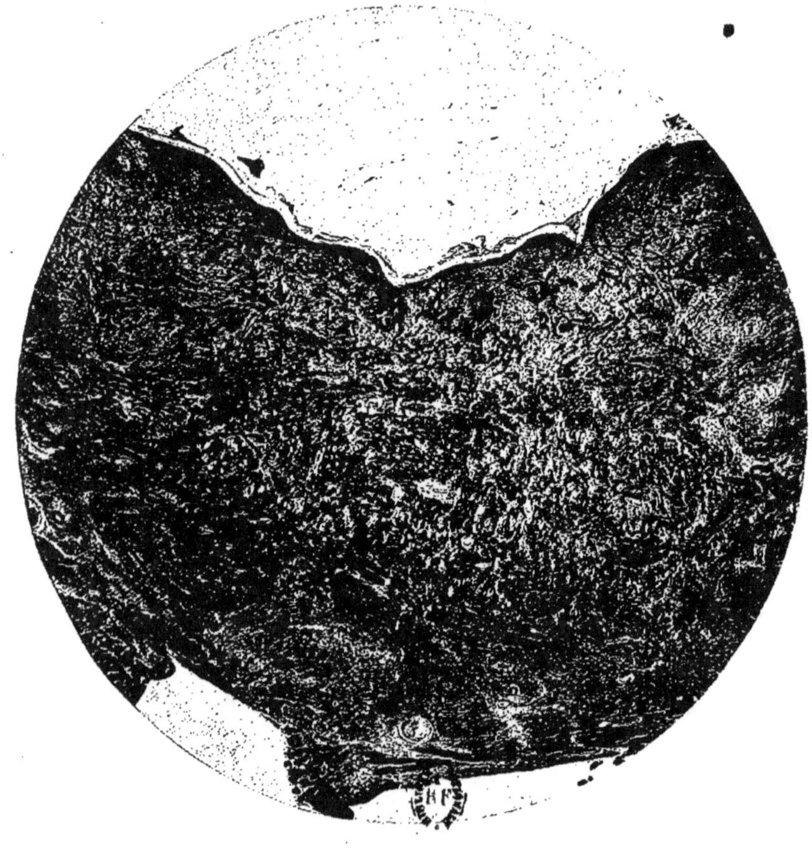

Fig. 50. — Cancer de la lèvre avec adénopathie sous-maxillaire.

Épithélioma pavimenteux lobulé.
Coupe de toute la paroi d'un ganglion sous-maxillaire kystique.
On voit que la paroi du kyste, qui se trouve en haut de la figure,
a subi l'évolution épidermique.

N° 166. — 17 octobre 1903.

Grossissement : 15 diam.

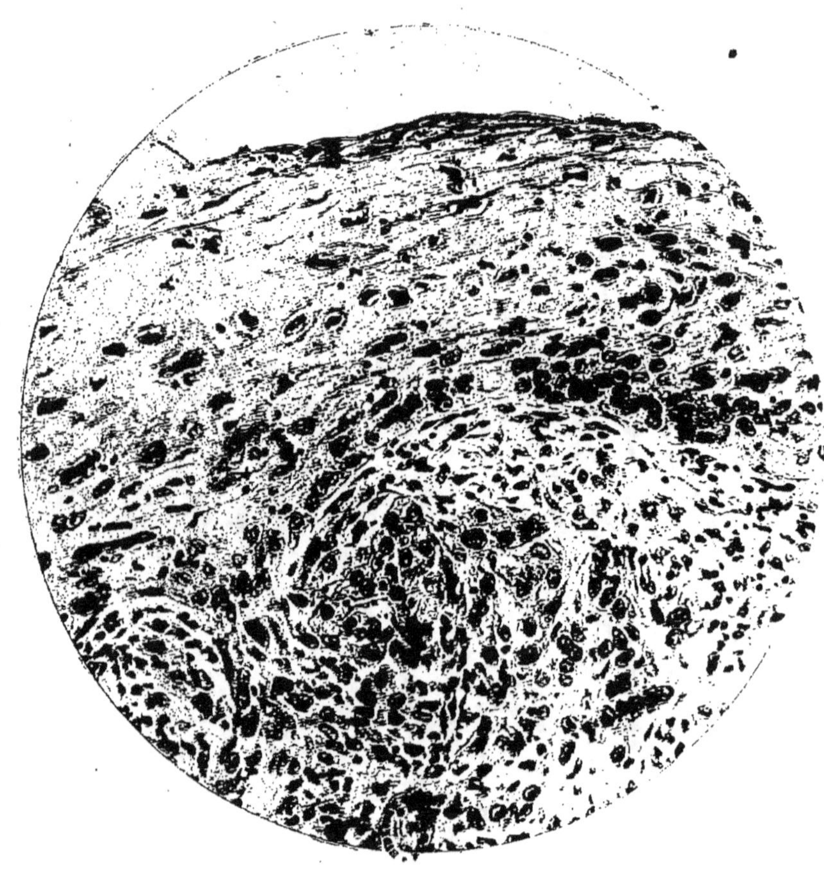

Paroi du kyste ganglionnaire, montrant l'évolution épidermique, qui a produit
une sorte de membrane dermoïde.

N° 166. — 17 octobre 1903.

Grossissement : 270 diam.

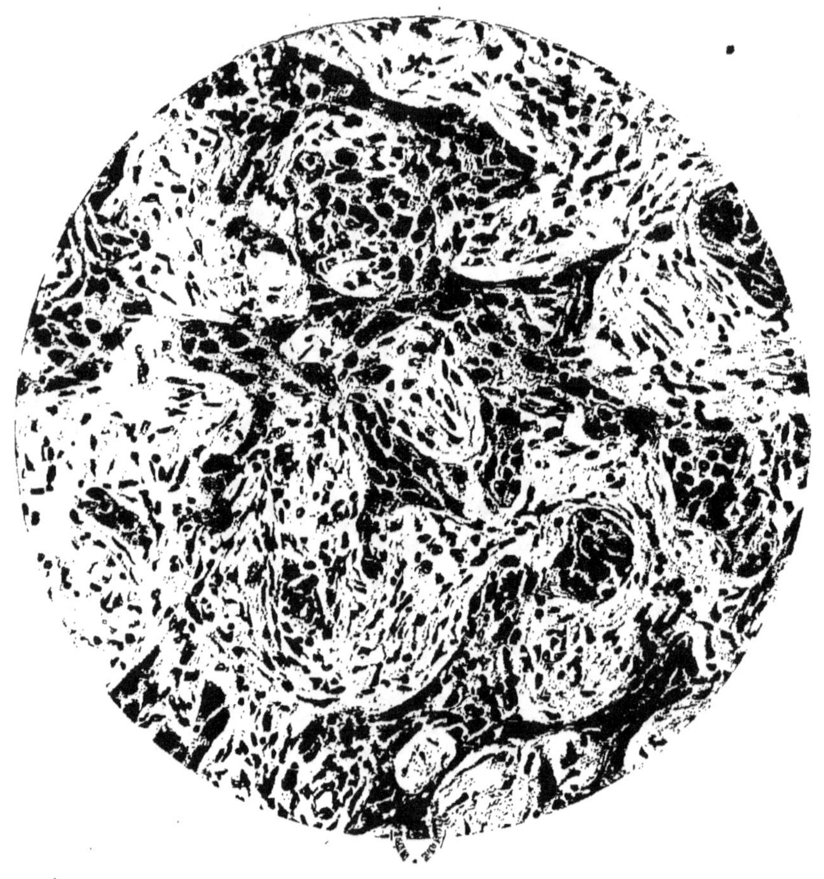

Fig. 52. — Même préparation que les fig. 50 et 51.

Coupe de la paroi du kyste ganglionnaire à la partie moyenne de son épaisseur.

On voit qu'il n'existe aucune trace du ganglion normal et que la néoformation du tissu conjonctif est plus abondante que la néoformation du tissu épithélial.

N° 166. — 17 octobre 1903.

Grossissement : 240 diam.

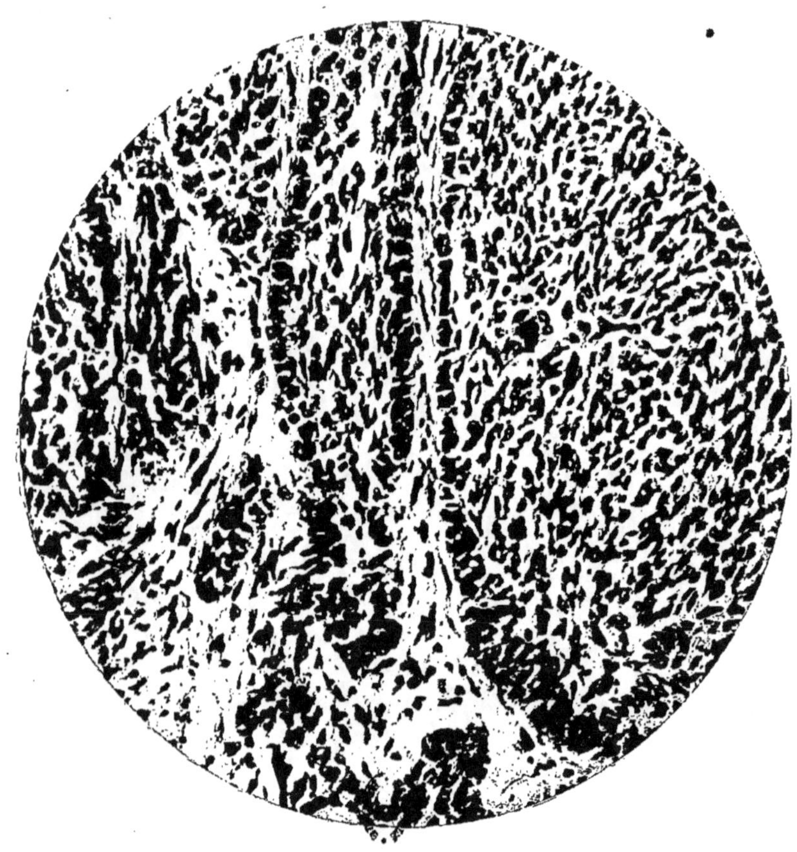

Fig. 53. — Cancroïde superficiel de la joue chez une femme âgée.
Les tubes épithéliaux sont irréguliers et les cellules mal délimitées.
Consultation externe. — 11 mars 1904.
Grossissement : 3oo diam.

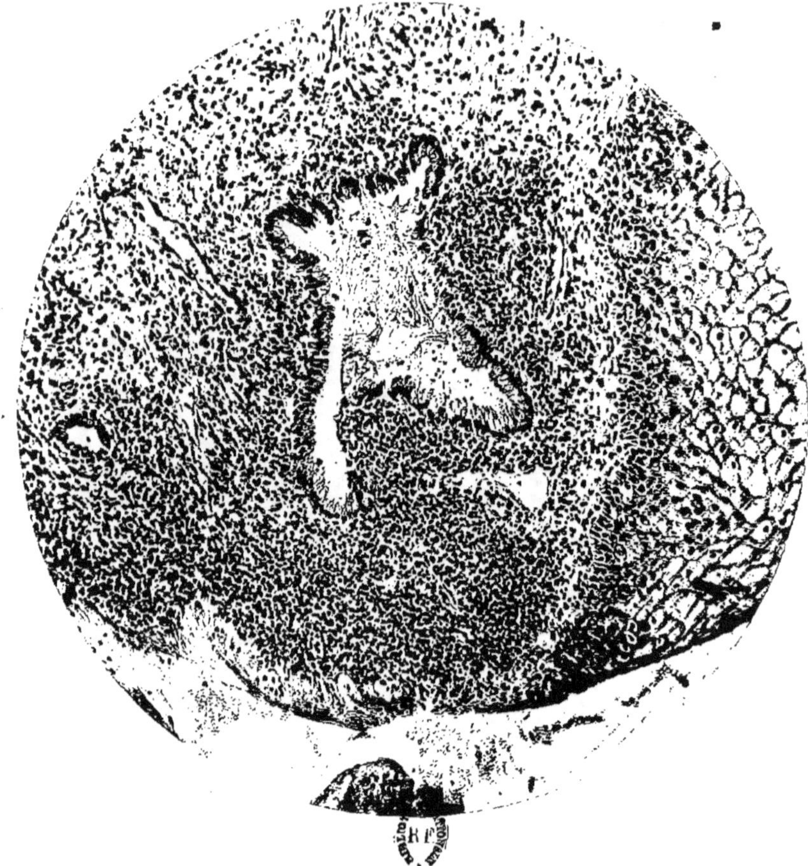

Fig. 54. — Métrite cervicale.

Point de transition de l'épithélium pavimenteux et de l'épithélium cylindrique
Le chorion muqueux est infiltré de leucocytes polynucléaires.

N° 380. — 5 mars 1904.

Grossissement : 125 diam.

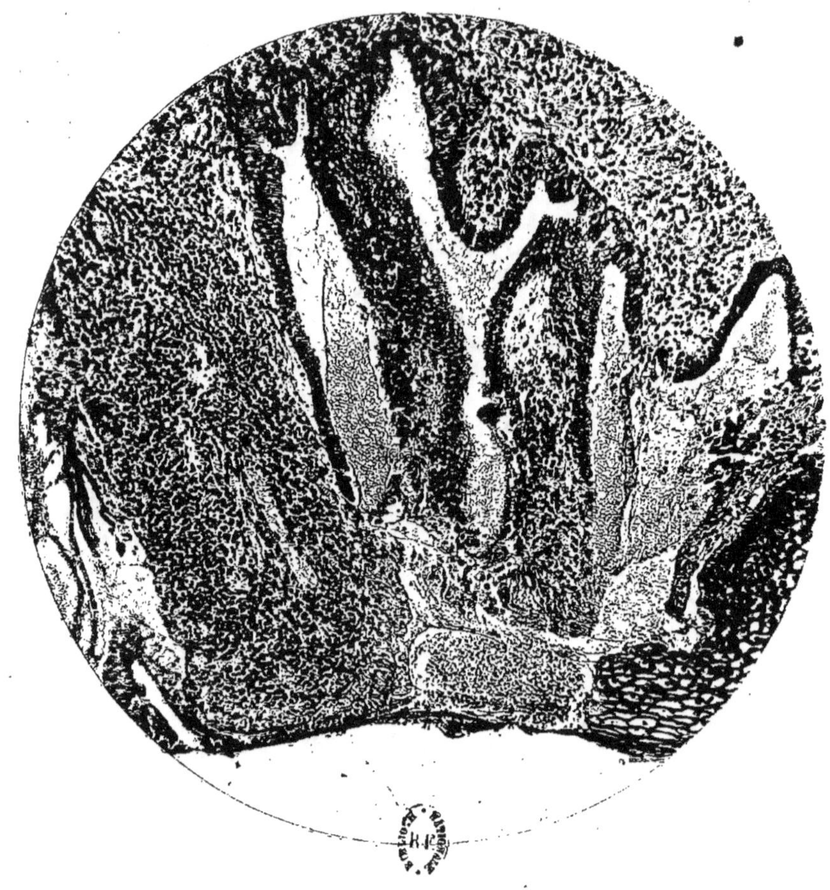

Fig. 55. — Même préparation que la fig. 54.

Point voisin, où l'inflammation est plus intense. — On y voit, à la limite de l'épithélium
pavimenteux stratifié, la formation des granulations du col.

N° 380. — 8 mars 1904.

Grossissement : 110 diam.

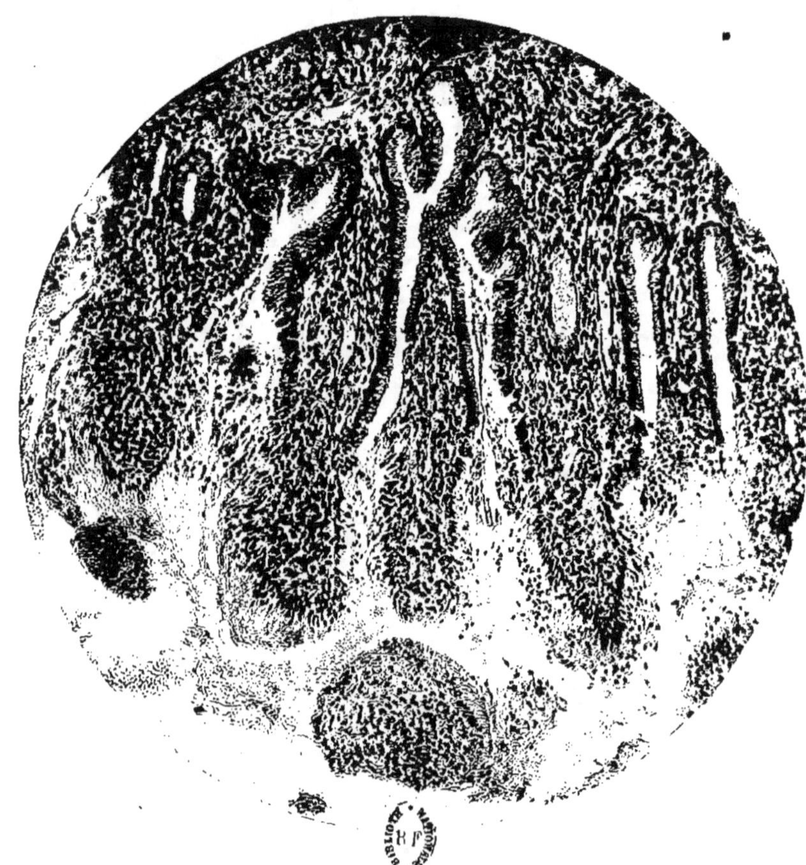

Fig. 56. — Même préparation que les fig. 54 et 55.

Formation des granulations à la surface de la muqueuse.
L'épithélium superficiel est transformé au sommet des saillies inflammatoires,
qui ressemblent à de véritables papilles.

Nº 380. — 8 mars 1904.

Grossissement : 125 diam.

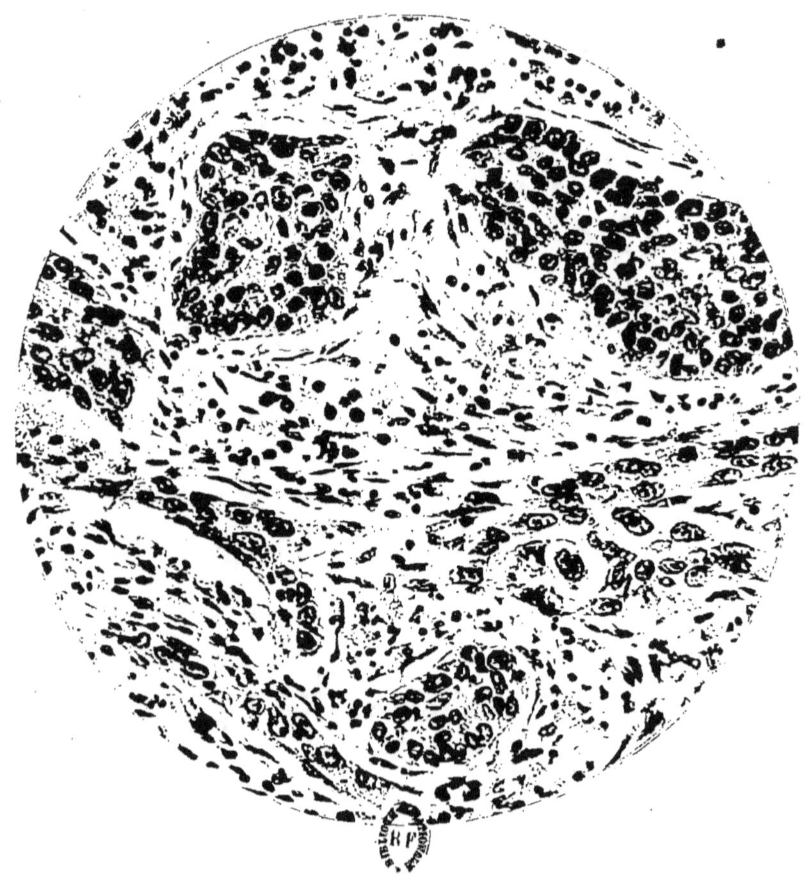

Fig. 57. — Début de cancer du col de l'utérus.

Épithélioma pavimenteux tubulé.

Commencement d'infiltration épithéliale de la sous-muqueuse. — On voit que les groupes épithéliaux sont formés de cellules assez différentes les unes des autres.

N° 136. — 11 septembre 1903.

Grossissement : 350 diam.

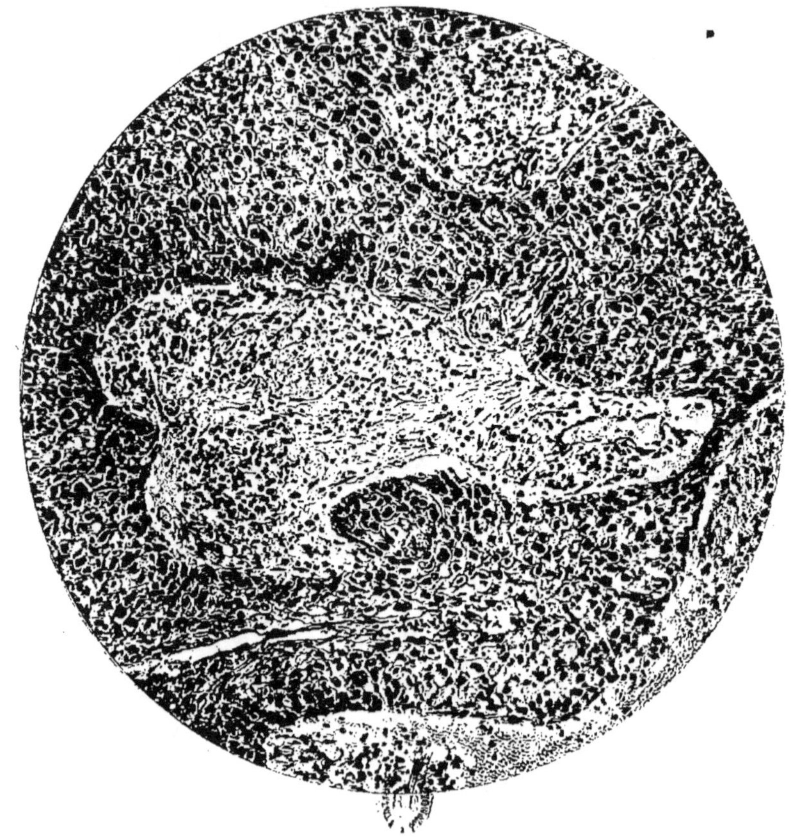

Fig. 58. — CANCER DU COL DE L'UTÉRUS.

Épithélioma pavimenteux tubulé. — Envahissement du parenchyme utérin.

N° 375. — 3 mars 1904.

Grossissement : 160 diam.

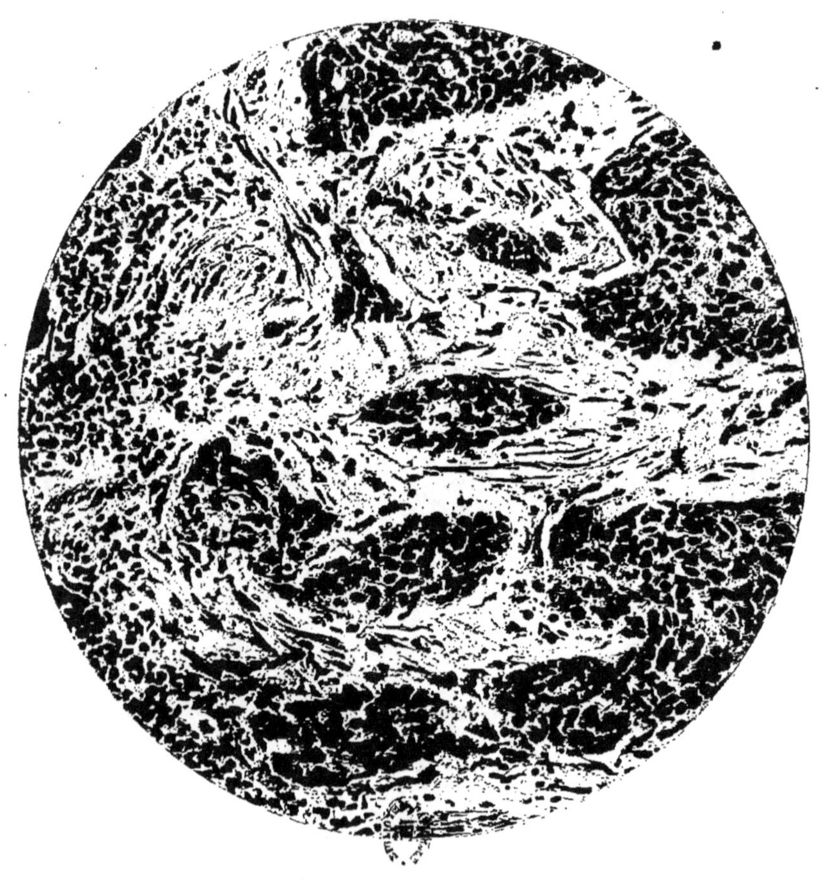

Fig. 59. — CANCER DU COL DE L'UTÉRUS.

Épithélioma pavimenteux tubulé. — Zone d'extension du néoplasme.

N° 370. — 4 mars 1904.

Grossissement : 260 diam.

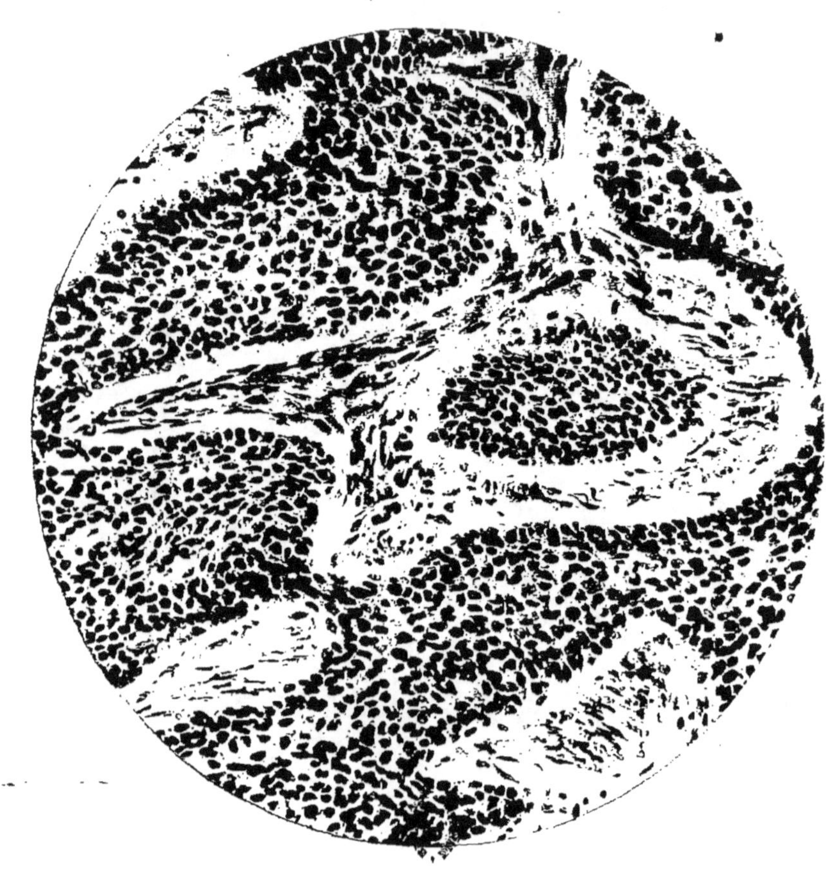

Fig. 60. — Même préparation que fig. 59.

Envahissement du parenchyme utérin par le tissu néoplasique.

N° 370. — 4 mars 1904.

Grossissement : 260 diam.

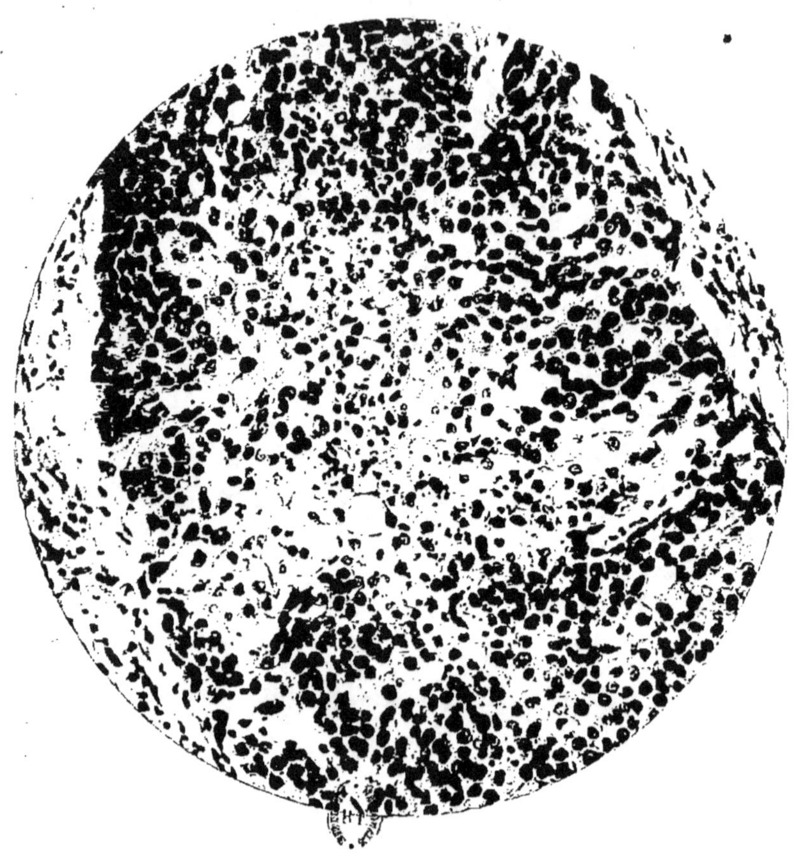

FIG. 61. — TUMEUR DE LA CLOISON VÉSICO-VAGINALE.

Épithélioma pavimenteux tubulé. — On voit au centre du lobule épidermique des cellules vésiculeuses et des leucocytes polynucléaires.

N° 339. — 12 février 1904.

Grossissement : 300 diam.

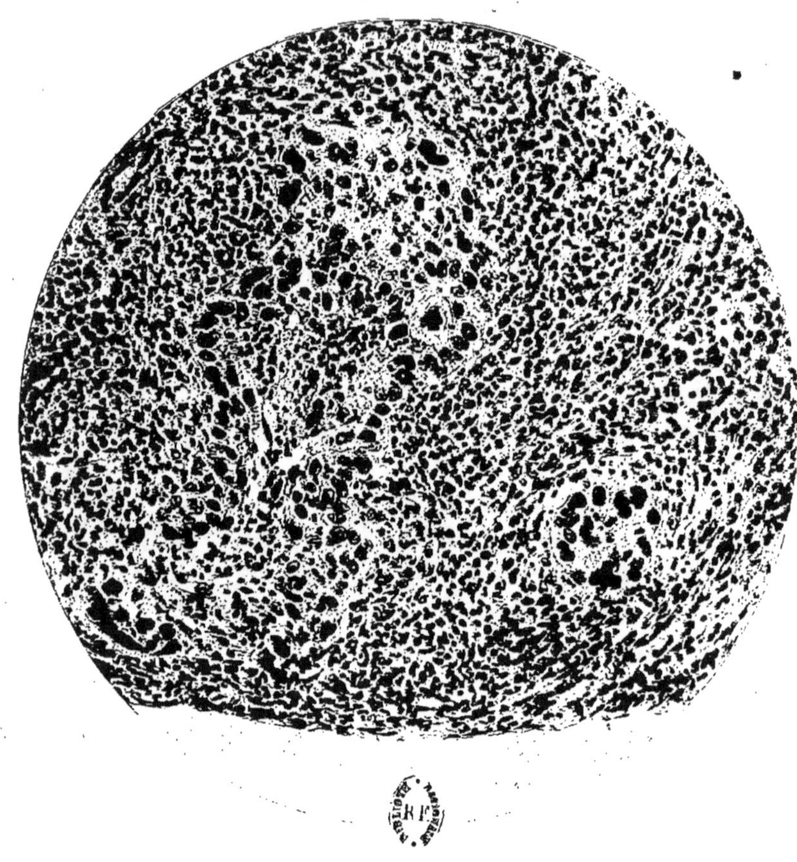

Fig. 62. — Récidive suraiguë d'un cancer du col de l'utérus après hystérectomie vaginale.

Épithélioma pavimenteux lobulé.

Coupe de la surface d'un bourgeon vaginal du volume d'une noisette et qui s'était développé en moins de 15 jours. On constate que les cellules épithéliales se développent au milieu d'un bourgeon de tissu inflammatoire et que le processus inflammatoire est nettement lié au processus néoplasique.

N° 773. — 25 février 1901.

Grossissement : 260 diam.

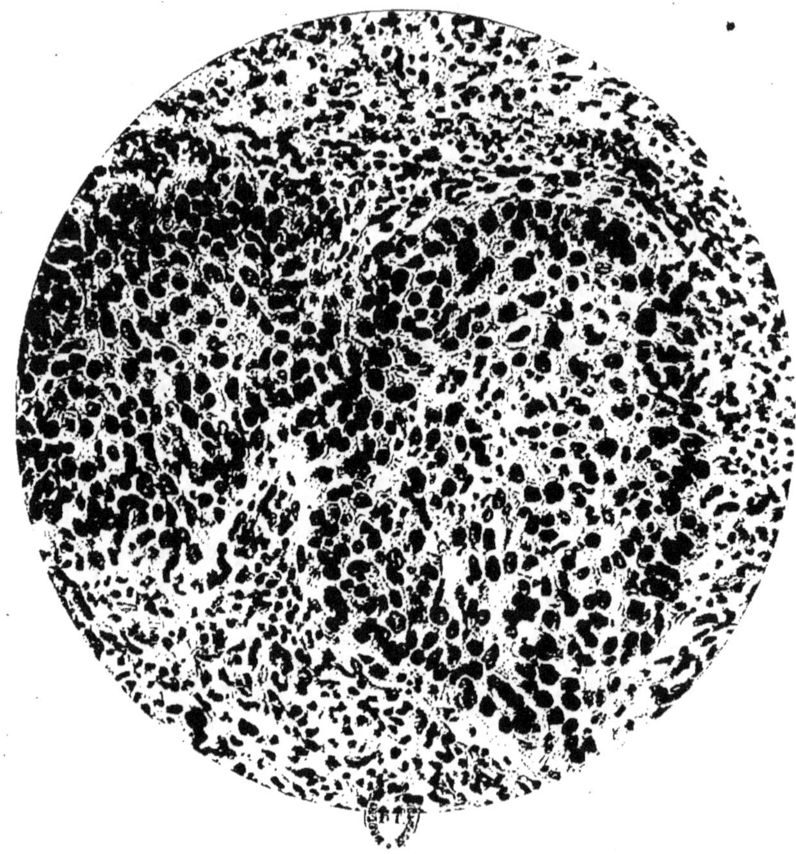

Coupe du même bourgeon inflammatoire et épithélial, à quelques millimètres de profondeur.
On voit deux lobules épithéliaux bien limités.

N° 773. — 25 février 1901.

Grossissement : 300 diam.

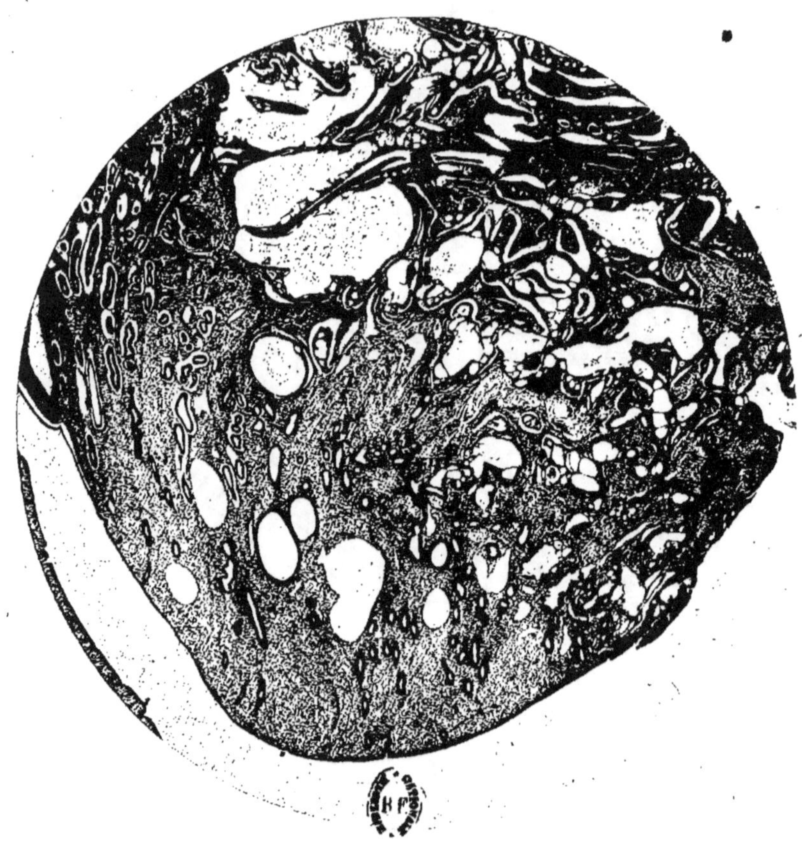

Fig. 64. — Cancer du col de l'utérus.

Cette malade présentait en même temps une maladie kystique du sein (voir fig. 82).
Épithélioma cylindrique. — Point d'envahissement du tissu cancéreux.

N° 105. — 27 août 1903.

Grossissement : 20 diam.

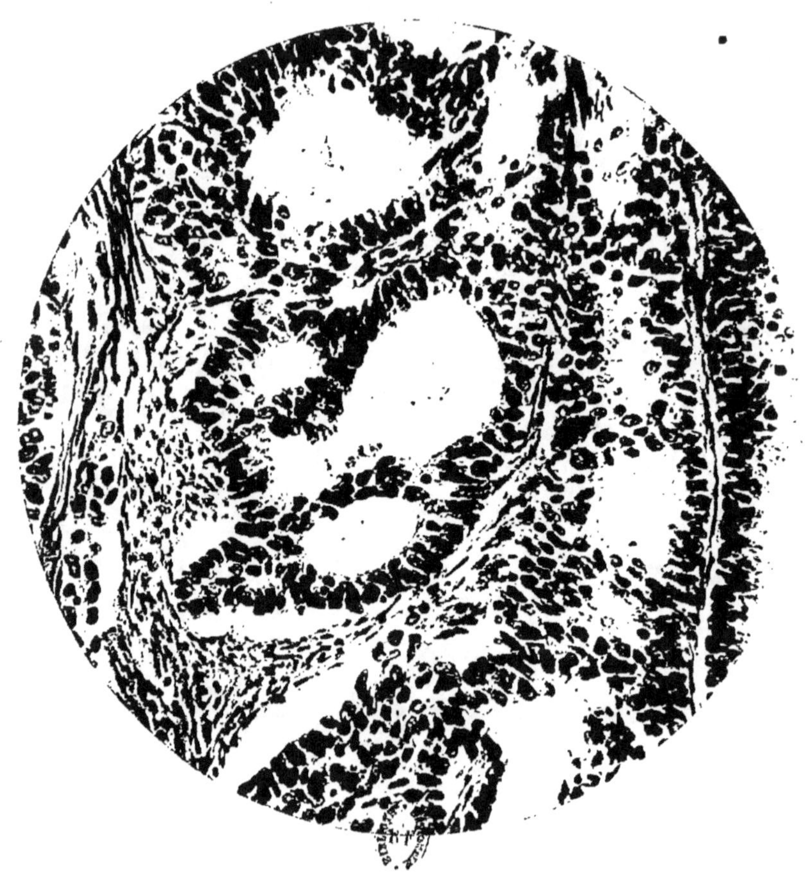

Fig. 65. — Même préparation que la fig. 64.

Développement de l'épithélioma cylindrique dans le tissu parenchymateux de l'utérus.

N° 105. — 27 août 1903.

Grossissement : 300 diam.

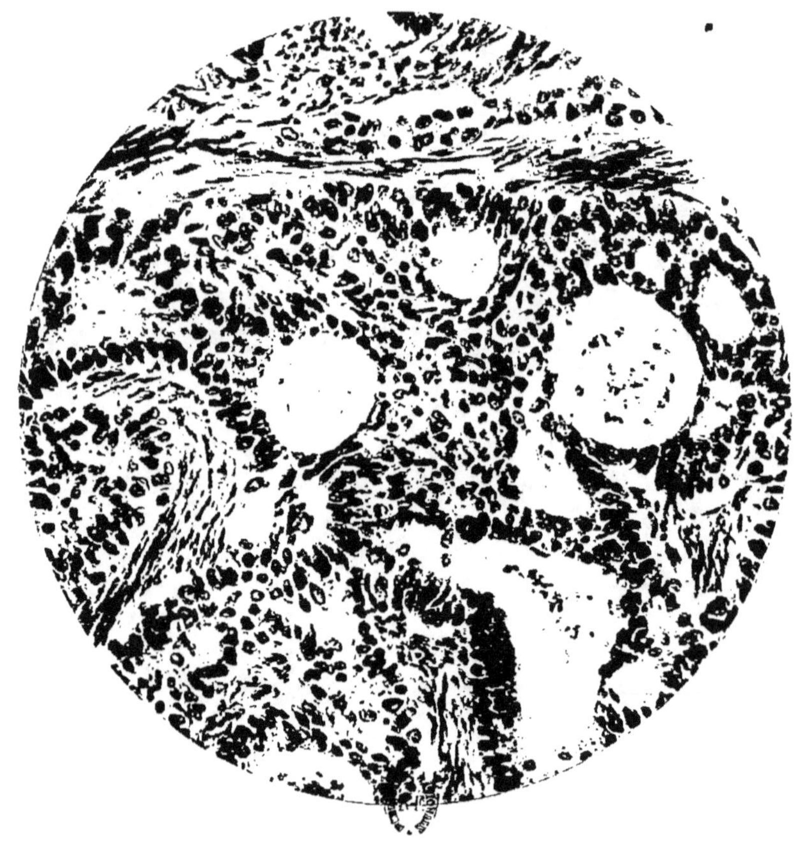

Fig. 66. — Même préparation que les fig. 64 et 65.

Les cellules épithéliales se sont multipliées en couches stratifiées, perdant en partie
les caractères d'un épithélioma cylindrique.
On distingue dans plusieurs cavités kystiques des débris cellulaires.

N° 105. — 27 août 1903.

Grossissement ; 300 diam.

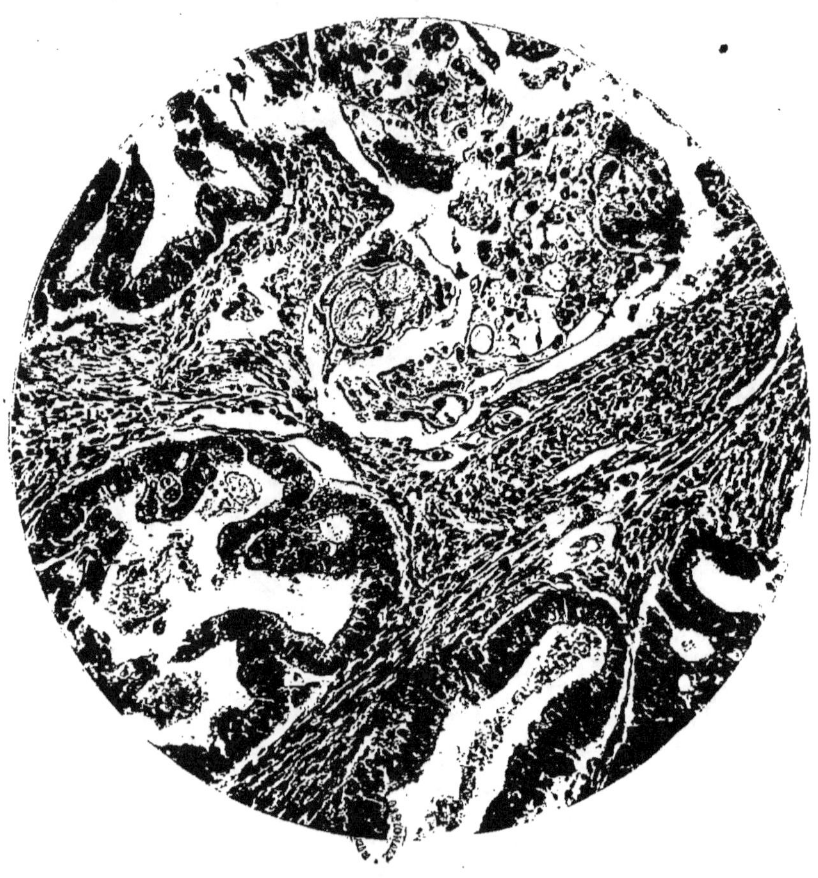

Fig. 67. — Cancer du corps de l'utérus.

Épithélioma cylindrique.
Préparation à comparer avec les fig. 124, 129, 139, 143
(Cancers de l'estomac et du rectum).

On remarque dans les alvéoles bordés par l'épithélium cylindrique des cellules en
desquamation. Ces cellules, au-dessus du milieu de la préparation, tendent à affecter un
groupement concentrique comme on l'observe dans les globes épidermiques.

N° 275. — 24 décembre 1903.

Grossissement : 200 diam.

16

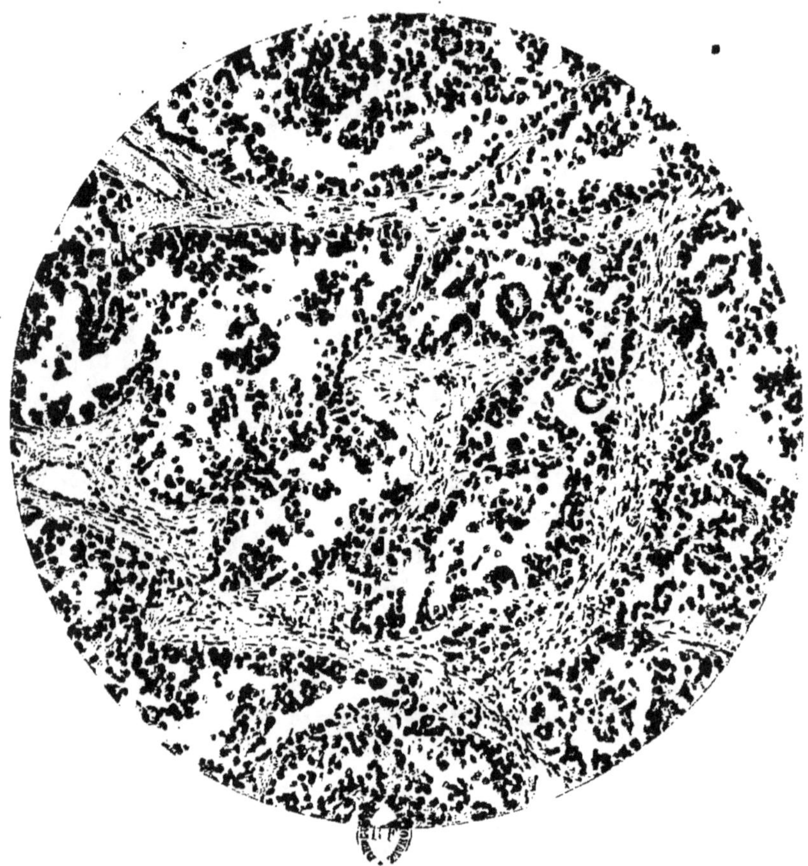

FIG. 68. — CANCER DE LA GLANDE LACRYMALE GÉNÉRALISÉ AUX GANGLIONS DU COU.

Tumeur primitive. — On y distingue des travées fibreuses irrégulières
sur lesquelles se développent en certains points de petits bourgeons (voir les fig. suivantes).

Service du Pr Guttierez. — Madrid, 26 avril 1903.

Grossissement : 140 diam.

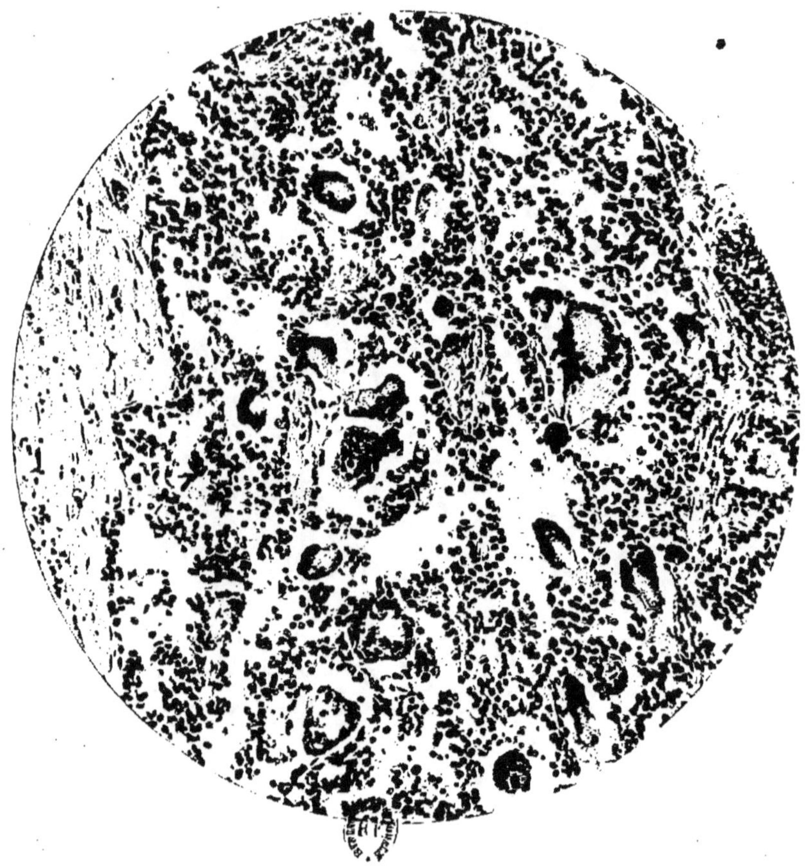

Fig. 69. — Même préparation.

Nombreux cylindres hyalins en forme de bourgeons, revêtus de petites cellules épithéliales.
On a donné à ce type de tumeur, en raison de ces aspects, le nom de cylindrome.

Service du Pr Gutticrez. — Madrid, 26 avril 1903.

Grossissement : 140 diam.

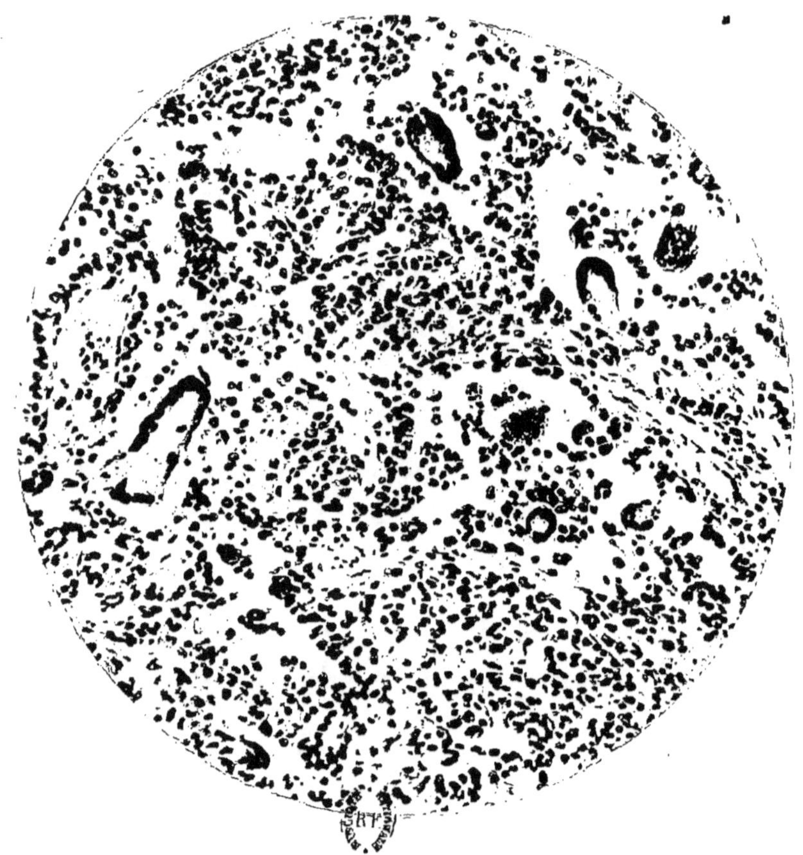

Fig. 70. — Même préparation.

Autre point de la tumeur : en haut et à droite, on aperçoit
un cylindre en forme de massue, la grosse extrémité en bas, et dont le rasoir
a respecté le revêtement épithélial superficiel.

Service du Pr Guttierez. — Madrid, 26 avril 1903.

Grossissement : 170 diam.

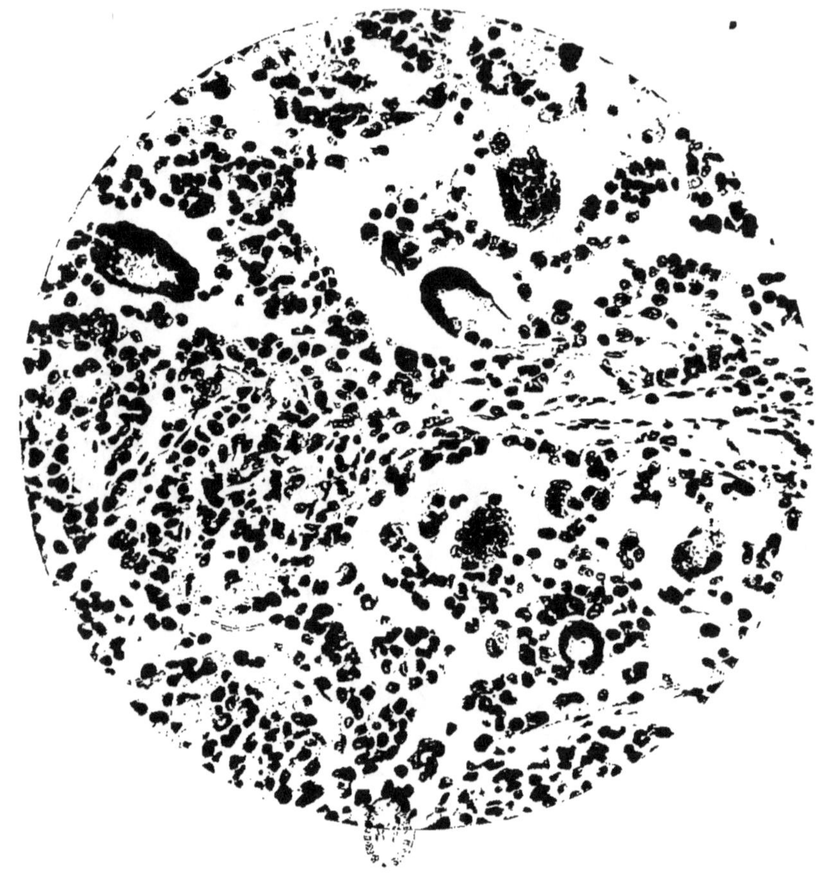

Fig. 71. — Même préparation.

On distingue 7 cylindromes, les uns coupés par le milieu, suivant leur axe,
d'autres visibles avec leur revêtement épithélial.

Service du Pr Guttierez. — Madrid, 26 avril 1903.

Grossissement : 270 diam.

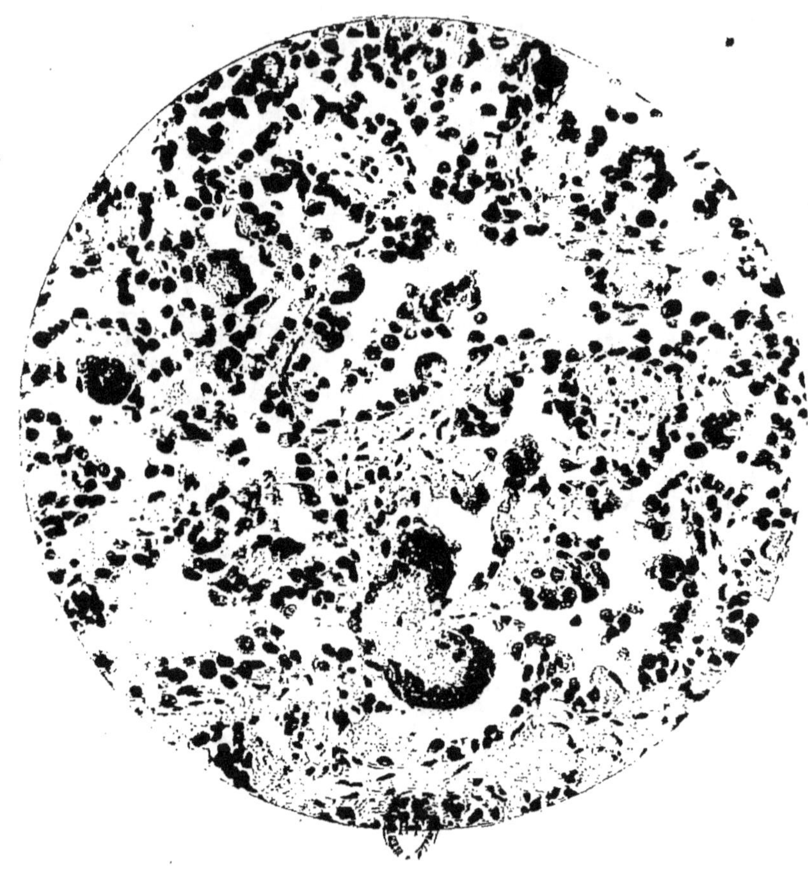

On distingue en bas deux cylindromes jumeaux et, au-dessus de ces deux cylindromes
assez volumineux, de tout petits bourgeons naissants
qui devaient prendre l'aspect des cylindromes bien constitués de la fig. 71.

Service du Pr Gutlierez. — Madrid, 26 avril 1903.

Grossissement : 270 diam.

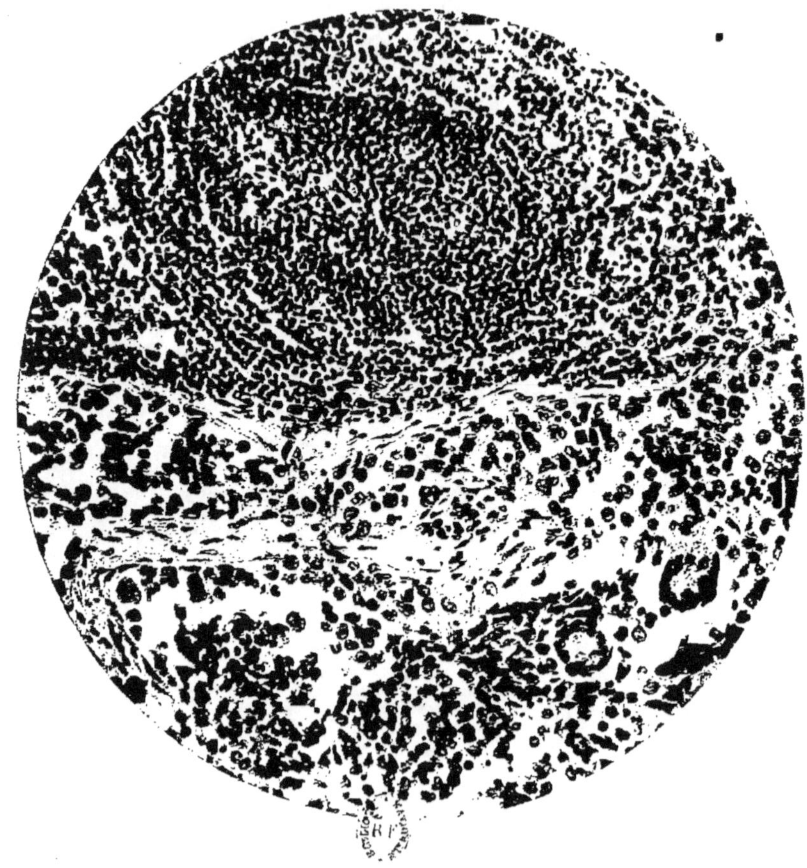

FIG. 73. — MÊME CAS QUE LES FIG. 68 A 72.

Ganglion lymphatique dégénéré.
On voit que le néoplasme a conservé le même type que dans la tumeur primitive.
En haut de la coupe le tissu ganglionnaire est encore sain.

Service du Pr Guttierez. — Madrid, 26 avril 1903.

Grossissement : 270 diam.

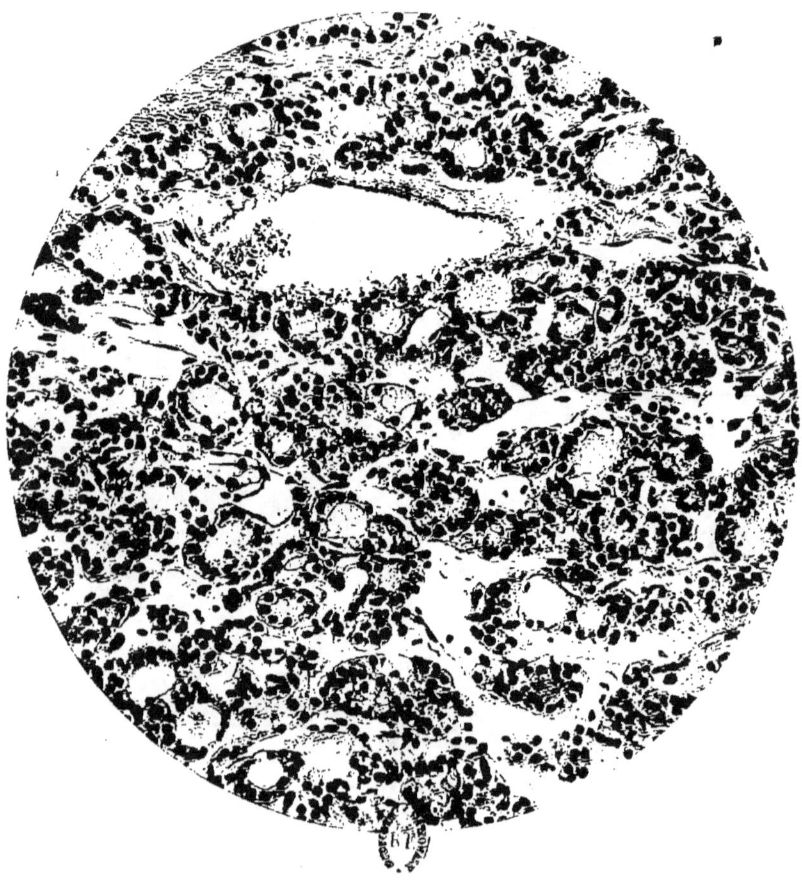

Fig. 74. — Cancer du corps thyroïde avec symptômes de Basedow.

Follicules clos jeunes, sans matière colloïde, comme on les observe dans tous les cas de goitre
exophthalmique. — Cette tumeur a récidivé rapidement.
On voit la multiplication des épithéliums qui commencent à remplir les alvéoles.

N° 890. — 11 mai 1901.

Grossissement : 250 diamètres.

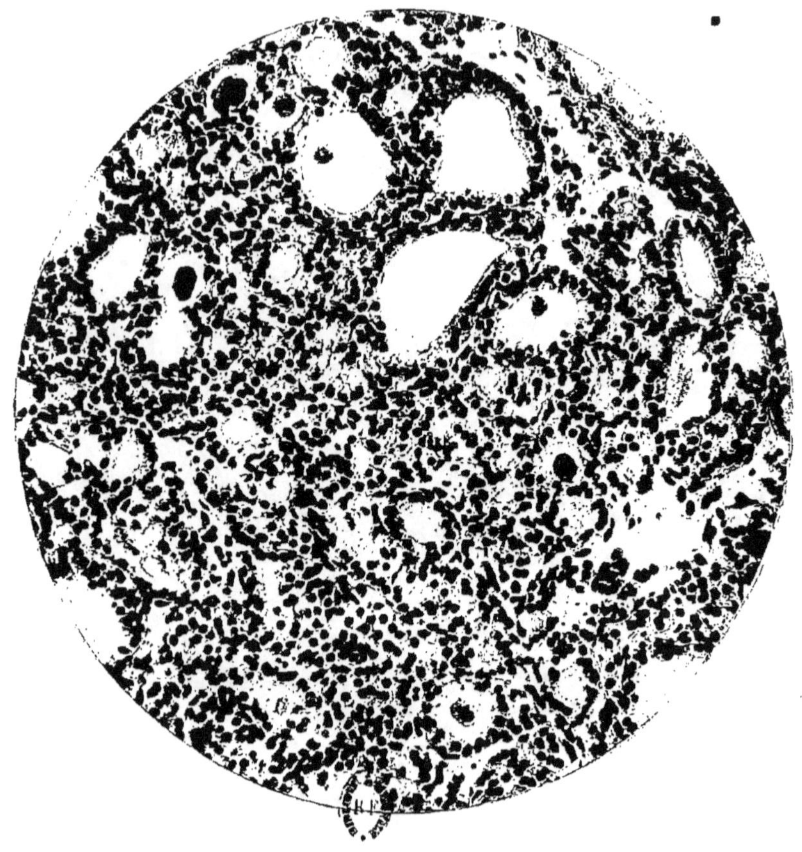

Fig. 75. — Cancer du corps thyroïde opéré et suivi de généralisation rapide.

Même pièce que fig. 74. — Tumeur primitive.
Envahissement des espaces conjonctifs par les cellules épithéliales néoformées.

N° 890. — 11 mai 1901.

Grossissement : 250 diam.

18

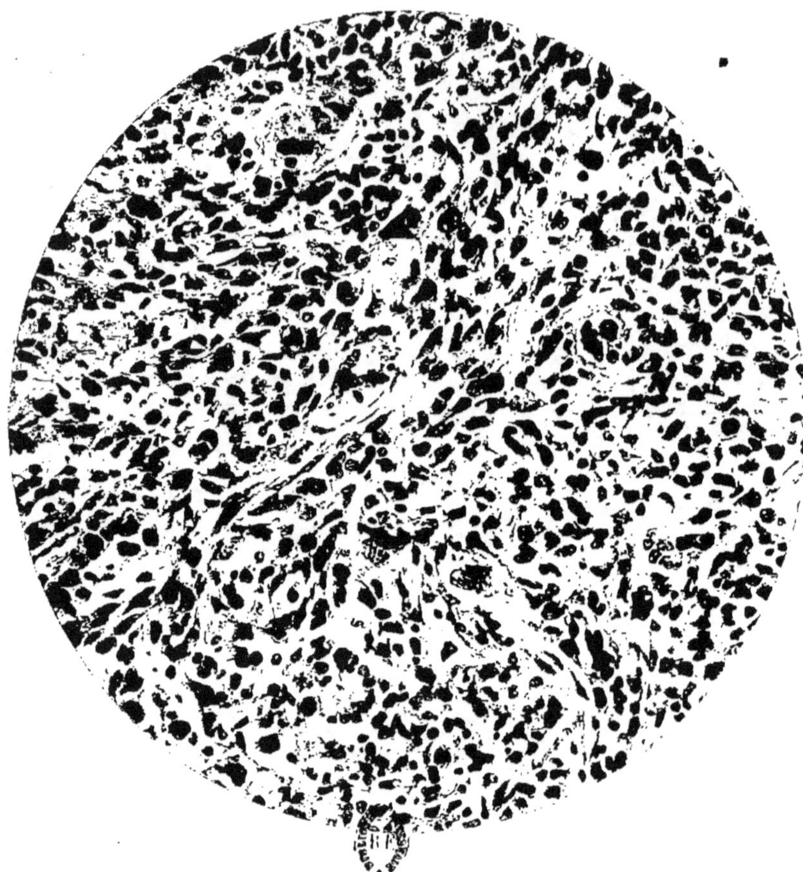

Fig. 76. — Même cas (voir fig. 74 et 75).

Cancer du corps thyroïde opéré et suivi de généralisation à toute la région cervicale.
La malade est morte peu de temps après, de suffocation par compression de la trachée.
Coupe des bourgeons néoplasiques en voie de développement rapide.

Ce point de la préparation ne présente aucun des caractères de la tumeur initiale
et pourrait être considéré comme du sarcome.

Nᵒ 890 bis. — 10 juin 1901.

Grossissement : 360 diam.

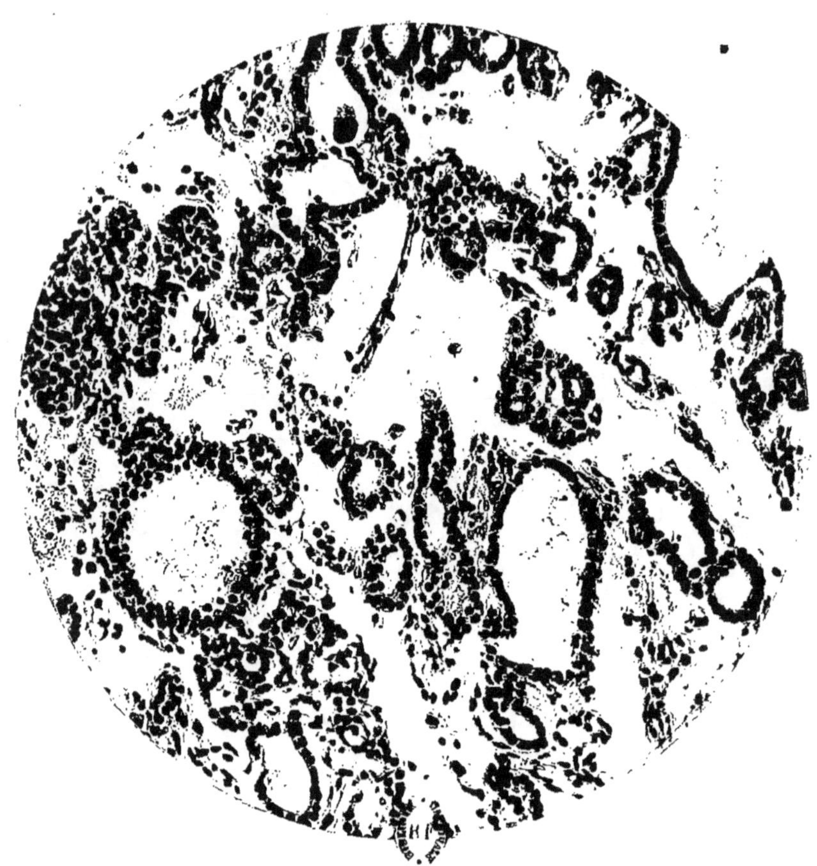

Fig. 77. — Cancer du corps thyroïde avec symptômes de Basedow.

Follicules clos néoformés.

N° 137. — 18 septembre 1903.

Grossissement : 220 diam.

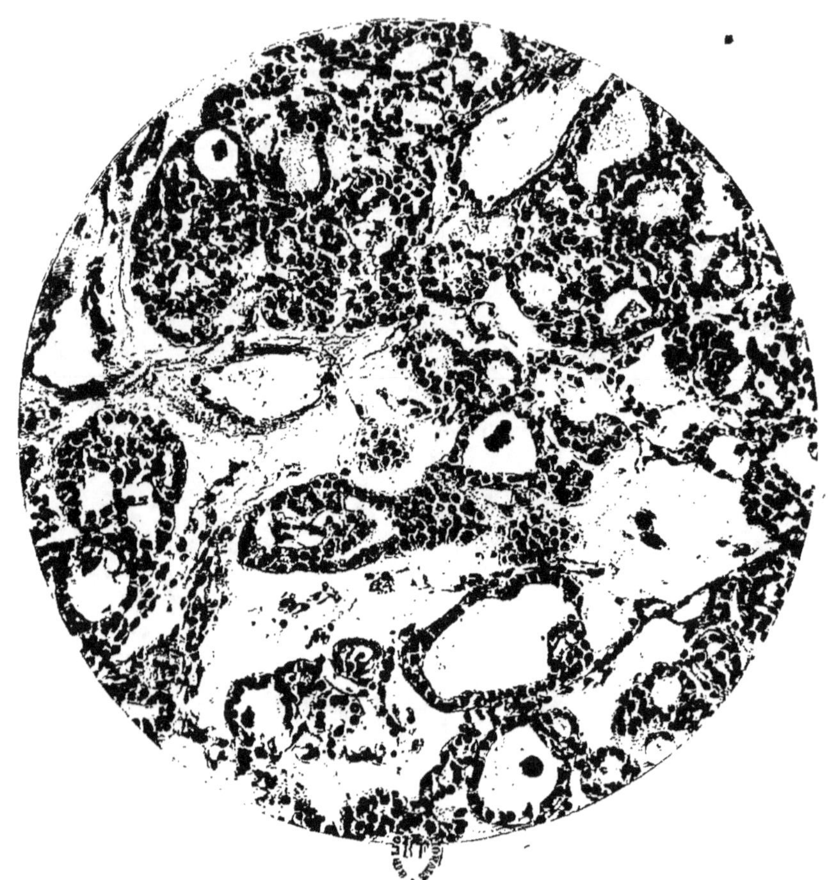

Fig. 78. — Même cas.

Cancer du corps thyroïde avec symptômes de Basedow.
Prolifération des épithéliums de revêtement des follicules clos,

N° 137. — 18 septembre 1903.

Grossissement : 220 diam.

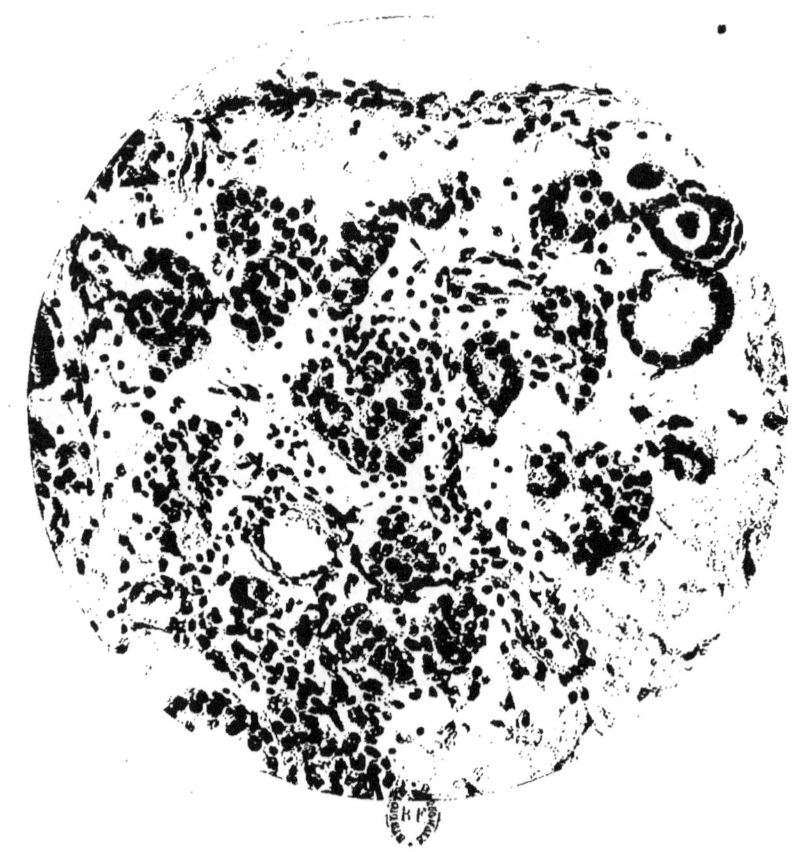

Fig. 79. — Même pièce.

Cancer du corps thyroïde avec symptômes de Basedow. — Zone d'envahissement.
Formation des alvéoles cancéreux.

N° 137. — 18 septembre 1903.

Grossissement : 300 diam.

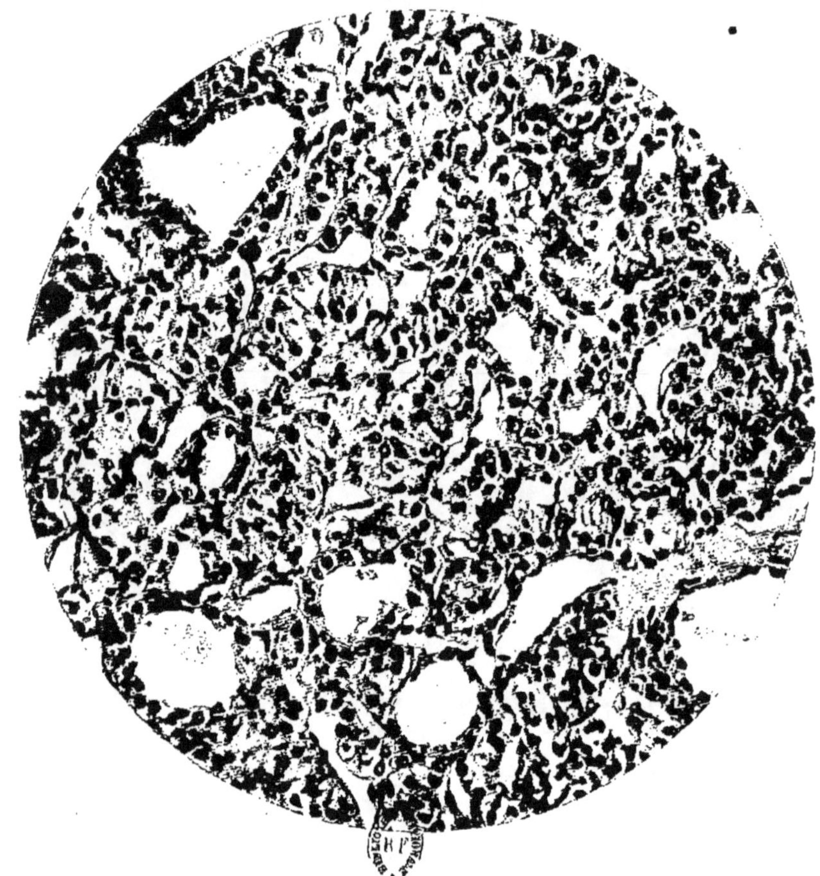

Fig. 80. — Même pièce.

Cancer du corps thyroïde avec symptômes de Basedow.
Point nettement cancéreux.

Nº 137. — 18 septembre 1903.

Grossissement : 300 diam.

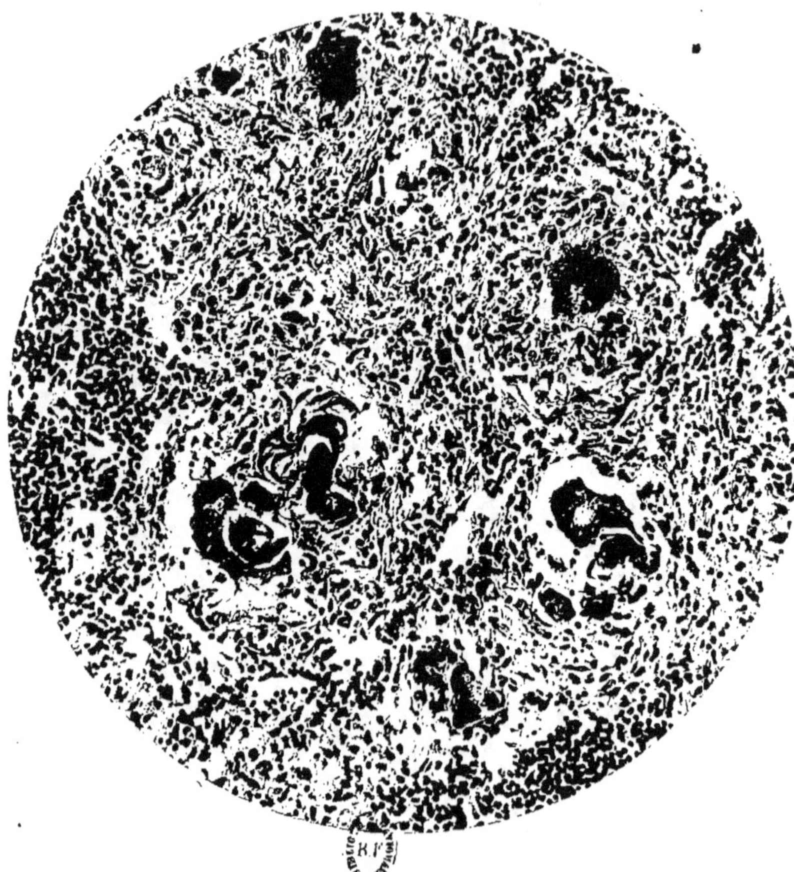

FIG. 81 – MÊME CAS.

Gros ganglion néoplasique de la région sus-claviculaire. — On voit des amas épithéliaux, à
groupement concentrique et à transformation assez analogue à celle des globes épidermiques de l'épithélioma pavimenteux lobulé. — Cette coupe de ganglion dégénéré diffère
de la tumeur primitive (fig. 77, 78, 79, 80), autant que la coupe n° 76 diffère de la
tumeur thyroïdienne primitive, fig. 74 et 75.

N° 137. — 18 septembre 1903.

Grossissement : 220 diam.

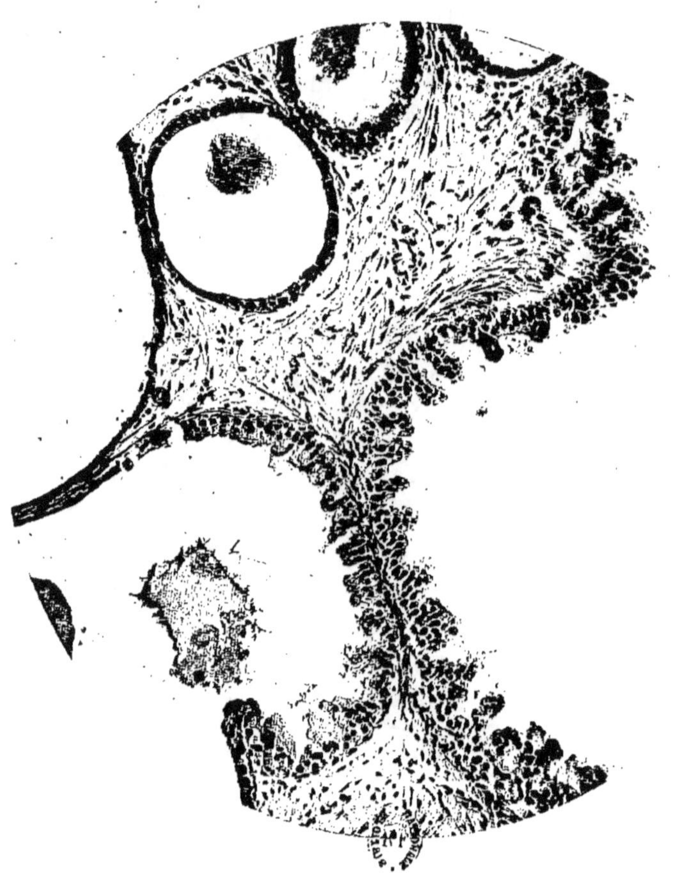

Fig. 82. — Adénome kystique du sein.

Malade atteinte de cancer de l'utérus et opérée le même jour d'hystérectomie vaginale et d'amputation du sein. — L'irritation de l'épithélium de revêtement a été assez active pour produire à la surface de certains kystes de véritables villosités épithéliales.

Voir fig. 64, 65, 66, les coupes du cancer cylindrique de l'utérus.

Nº 105. — 27 août 1903.

Grossissement : 300 diam.

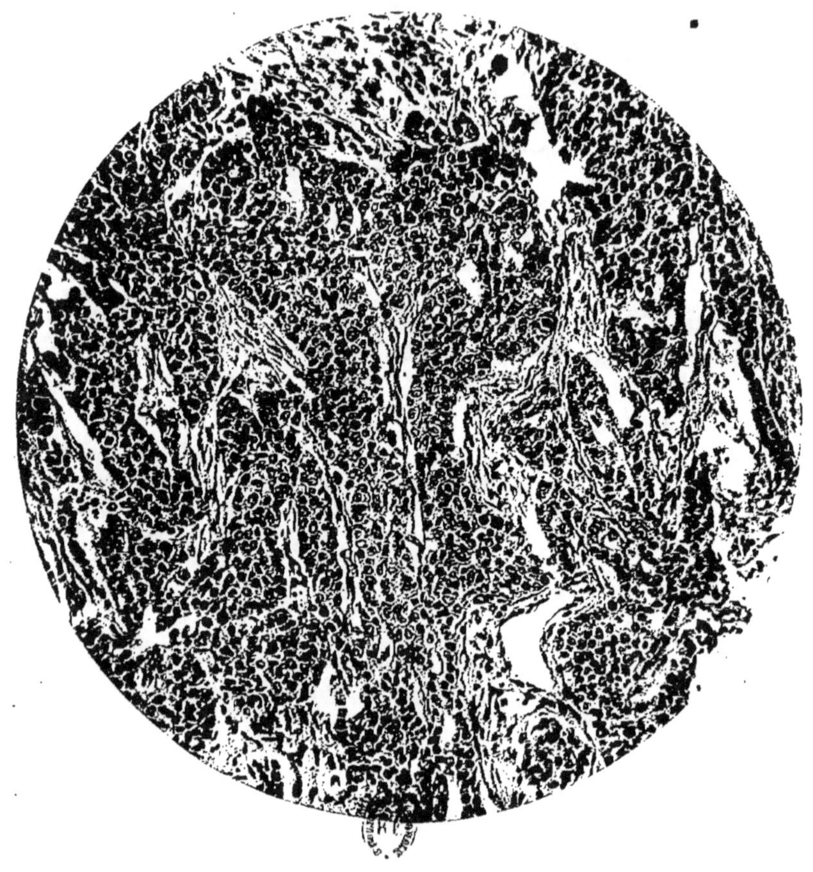

Fig. 83. — Cancer du sein.

Coupe du centre de la tumeur. — Épithélioma pavimenteux tubulé.

N° 374. — 4 mars 1904.

Grossissement : 170 diam.

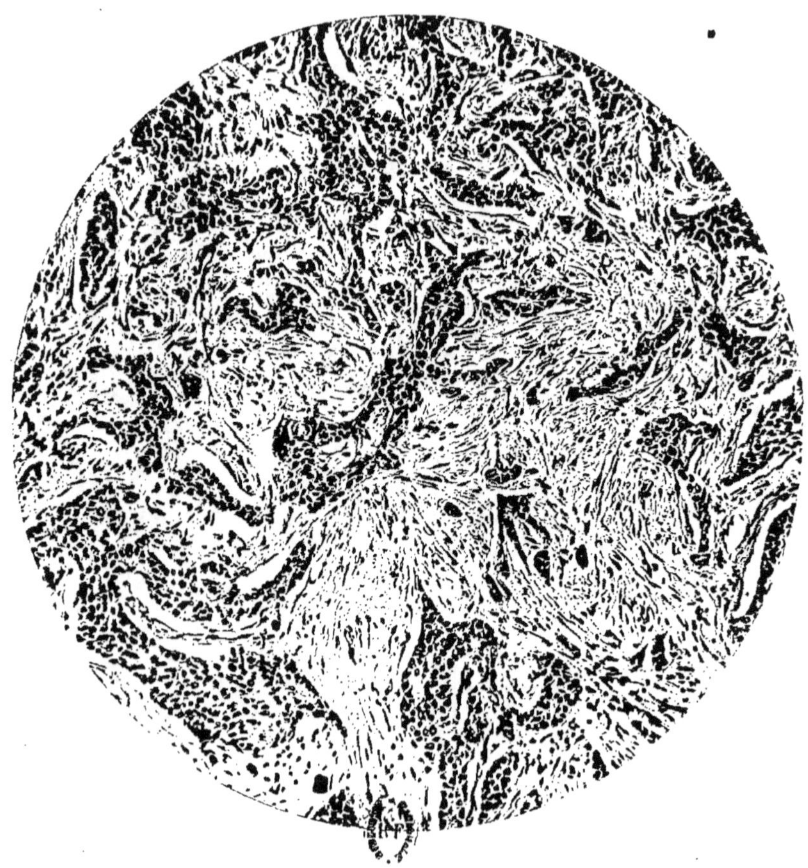

FIG. 84. — MÊME CAS.

Ganglion axillaire scléreux. — Le tissu ganglionnaire a complètement disparu
et le tissu fibreux néoformé l'emporte en quantité sur les néoformations épithéliales.

N° 374. — 4 mars 1904.

Grossissement : 140 diam.

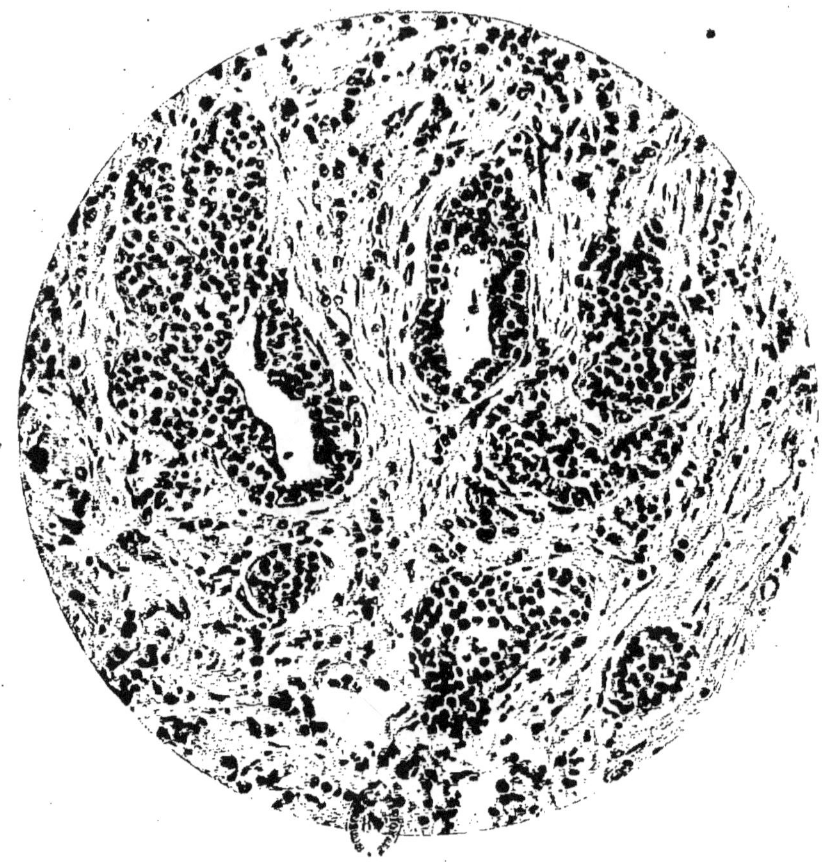

Fig. 85. — Cancer du sein développé sur un ancien cas d'adénome kystique.

Zone de dégénérescence. — Prolifération des épithéliums qui remplissent les alvéoles kystiques.
Néoformation concomitante du tissu fibreux.

N° 391. — 16 mars 1904.

Grossissement : 240 diam.

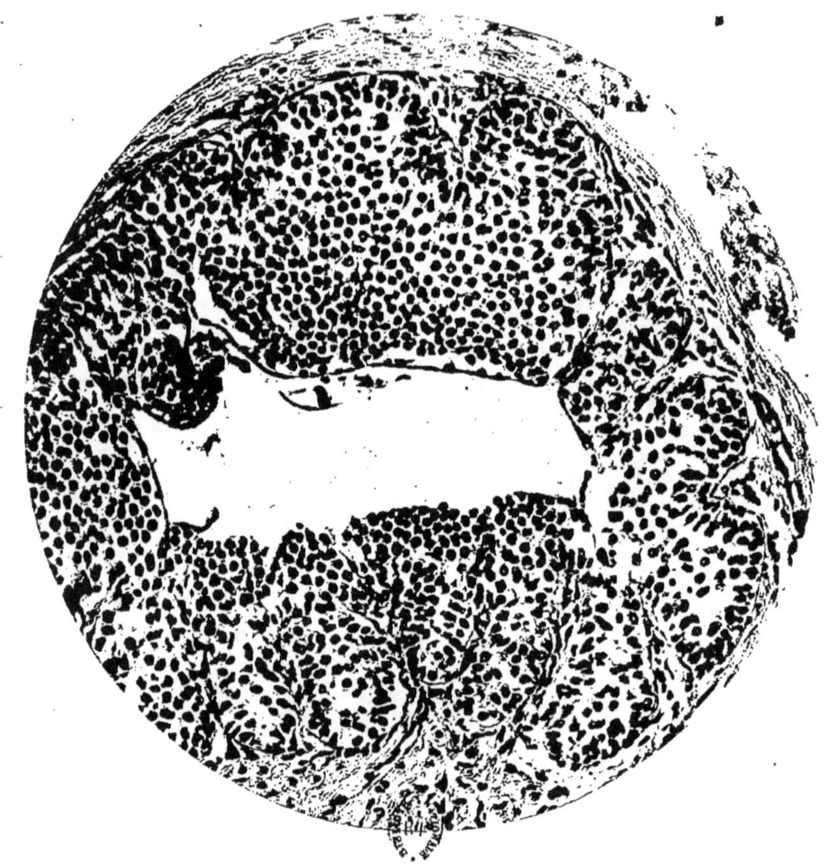

Fig. 86. — Même pièce.

Cancer du sein développé sur un ancien cas d'adénome kystique. — Ancien kyste
presque rempli par les néoformations épithéliales.

N° 391. — 16 mars 1903.

Grossissement : 240 diam.

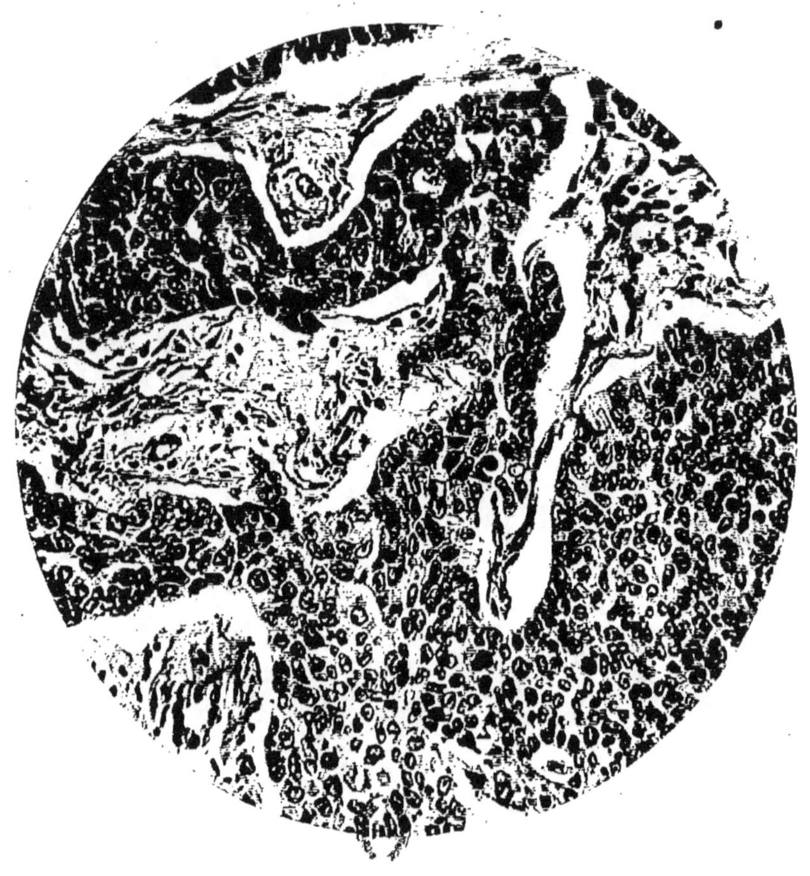

Fig. 87. — Même pièce.

Cancer du sein, développé sur un ancien cas d'adénome kystique.
Tissu cancéreux caractéristique.
Épithélioma pavimenteux tubulé.

N° 391. — 16 mars 1904.

Grossissement : 300 diam.

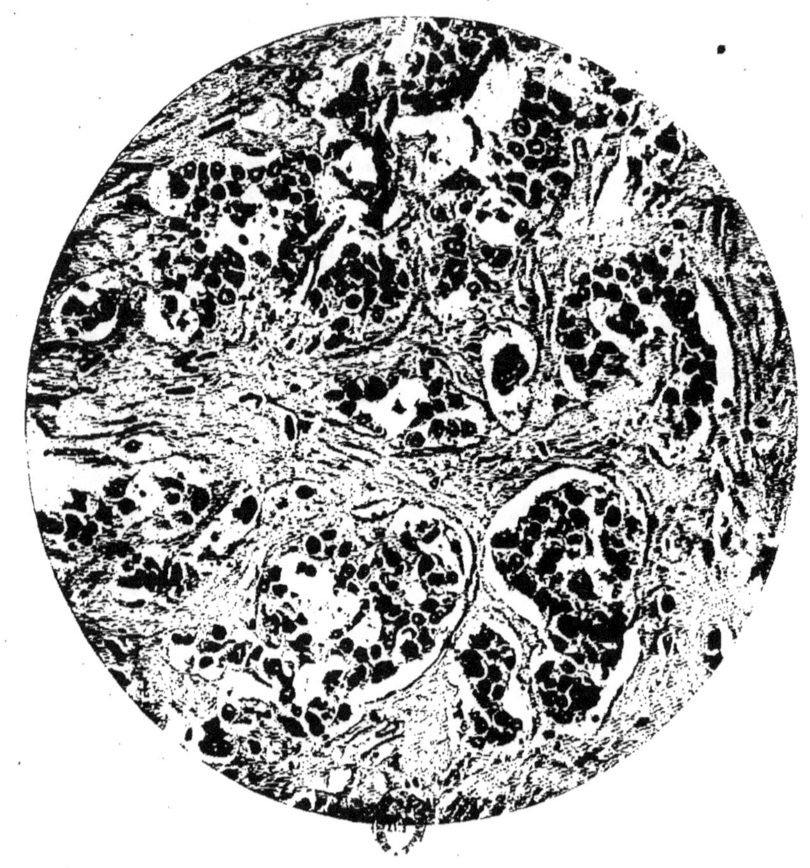

Fig. 88. — Cancer du sein a forme squirrheuse.

Prédominance du tissu fibreux néoformé, où l'on voit de grands alvéoles remplis de cellules épithéliales.

Nº 395. — 16 mars 1904.

Grossissement : 300 diam.

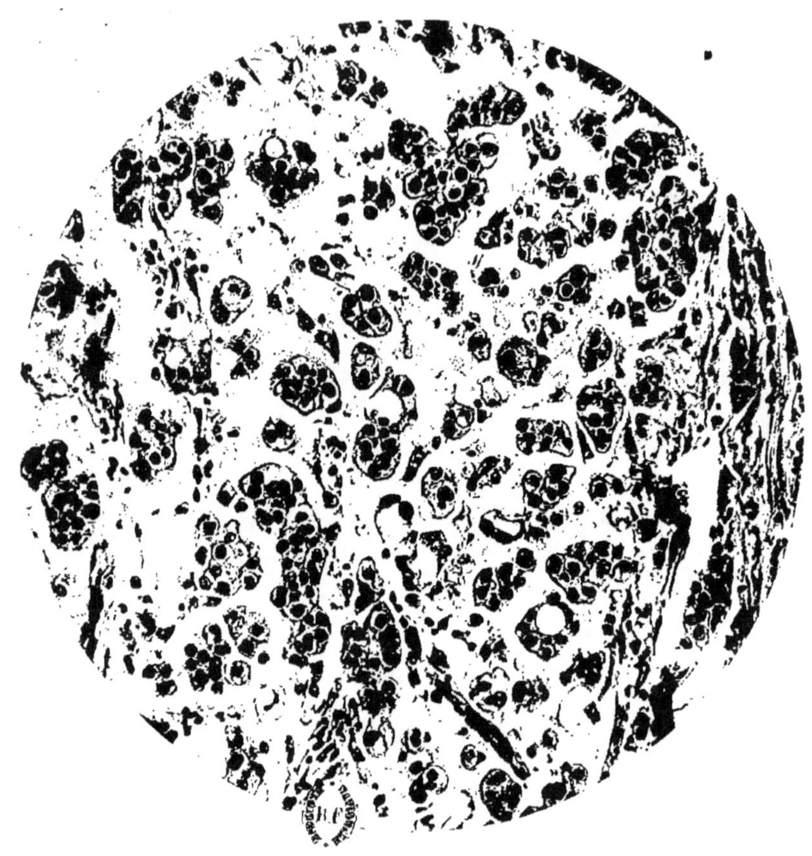

Fig. 89. — CANCER DU SEIN A FORME COLLOÏDE.

Grands espaces lacunaires contenant des groupes de cellules épithéliales libres, agglomérées
par petits groupes. — Beaucoup de ces cellules ont subi la transformation vésiculeuse.

N° 268. — 23 décembre 1903.

Grossissement : 240 diam.

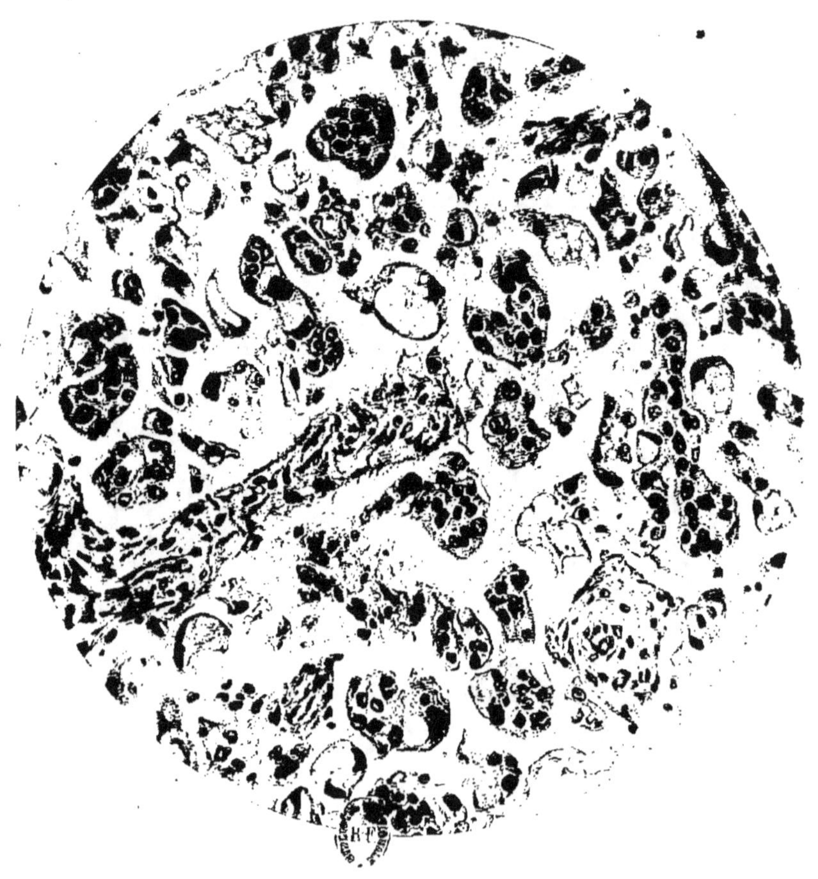

Fig. 90. — Mème pièce.

Cancer du sein à forme colloïde. — Grands espaces lacunaires contenant
des agglomérations de cellules épithéliales.

N° 268. — 23 décembre 1903.

Grossissement : 250 diam.

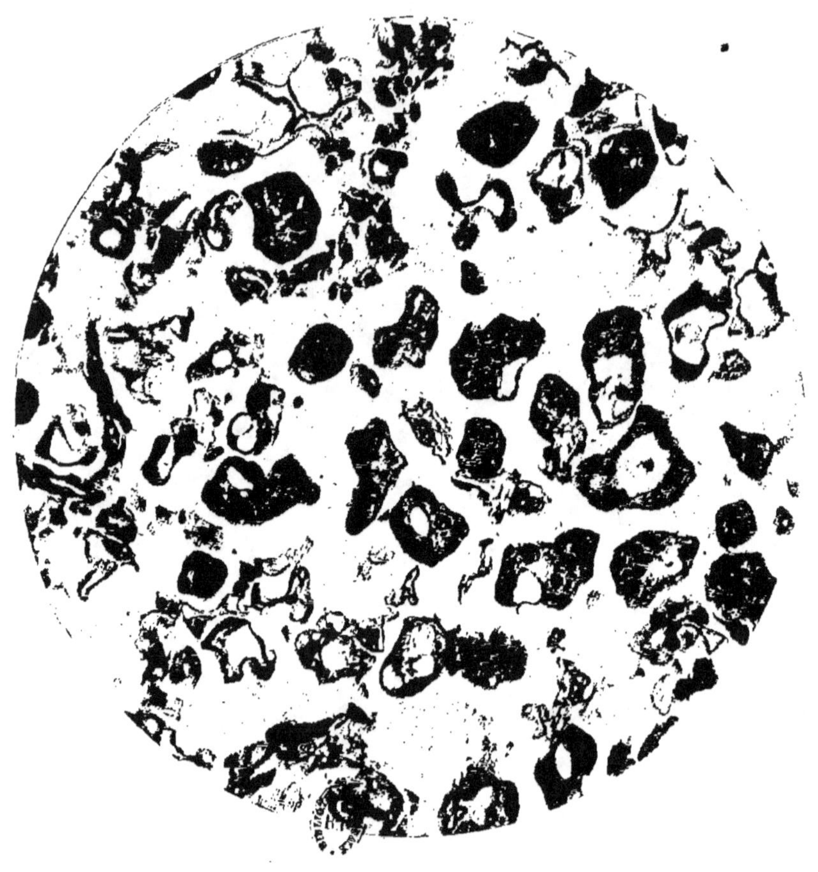

Fig. 91. — Même pièce.

Les plaques d'épithéliums agglomérés sont encore plus espacées que dans les fig. 89 et 90.
La transformation vésiculeuse est plus accentuée et certaines vésicules
n'ont plus qu'une paroi mince et rétractée.

N° 268. — 23 décembre 1903.

Grossissement : 250 diam.

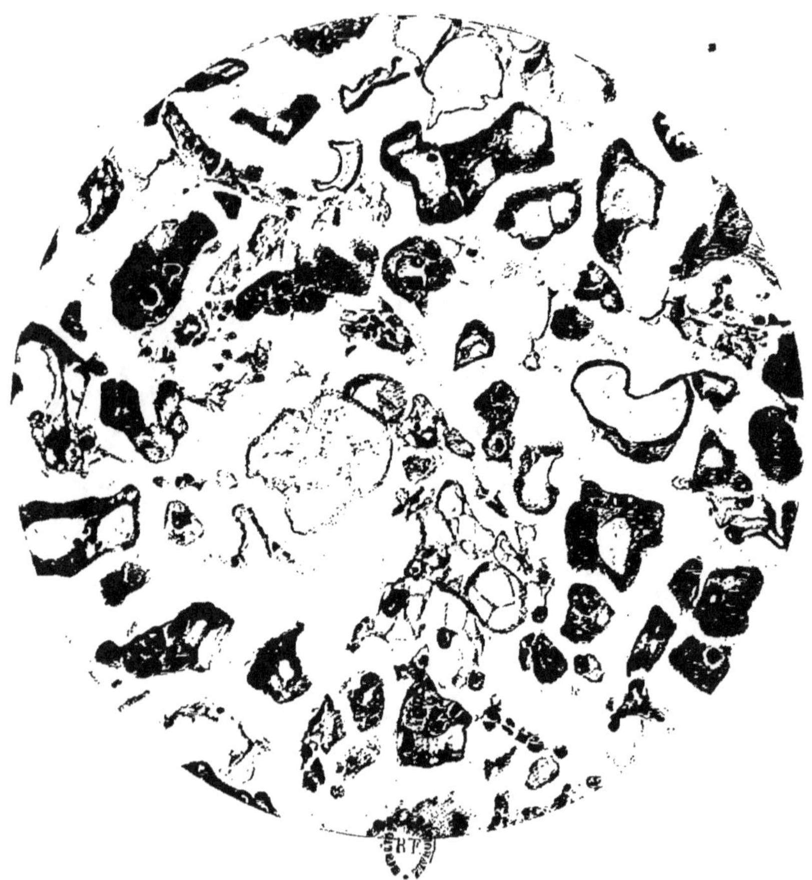

Fig. 92. — Même pièce.

Les cellules épithéliales encore reconnaissables à leur protoplasma et à leur noyau, sont
moins nombreuses encore. — On ne voit plus guère que des vésicules à paroi mince,
souvent séparées en plusieurs loges par des fines trabécules.

N° 268. — 23 décembre 1903.

Grossissement : 250 diam.

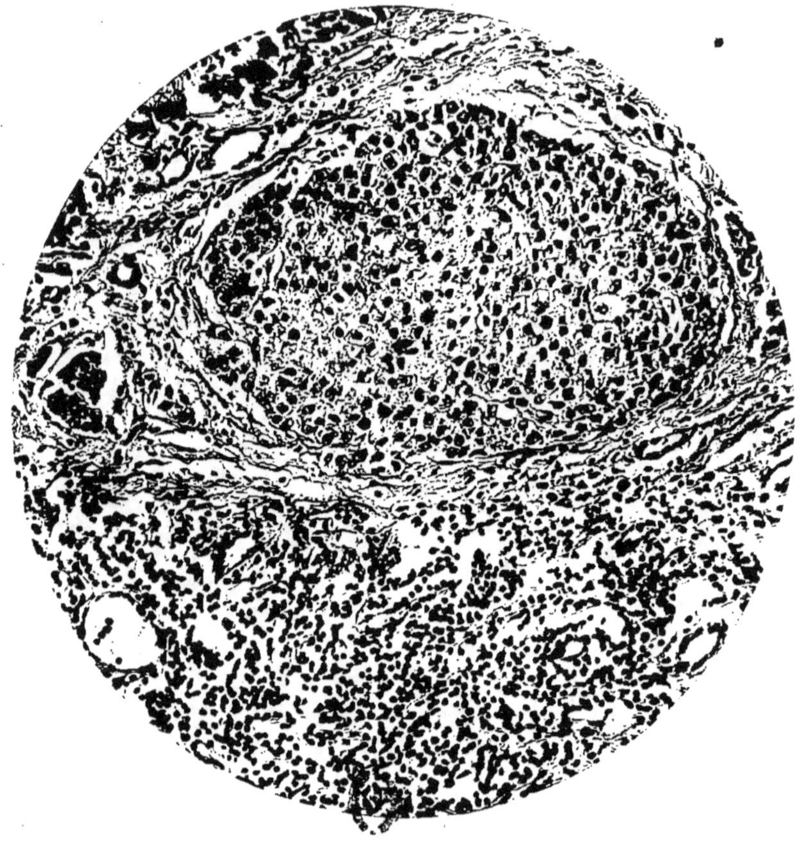

Masse axillaire montrant un lobule épithélial dans un ganglion lymphatique dégénéré. —
Les noyaux des cellules épithéliales sont rétractés et en voie de mortification. — Ce cas
avait été traité avant l'opération par les injections anti-néoplasiques.

N° 317. — 23 janvier 1904.

Grossissement : 200 diam.

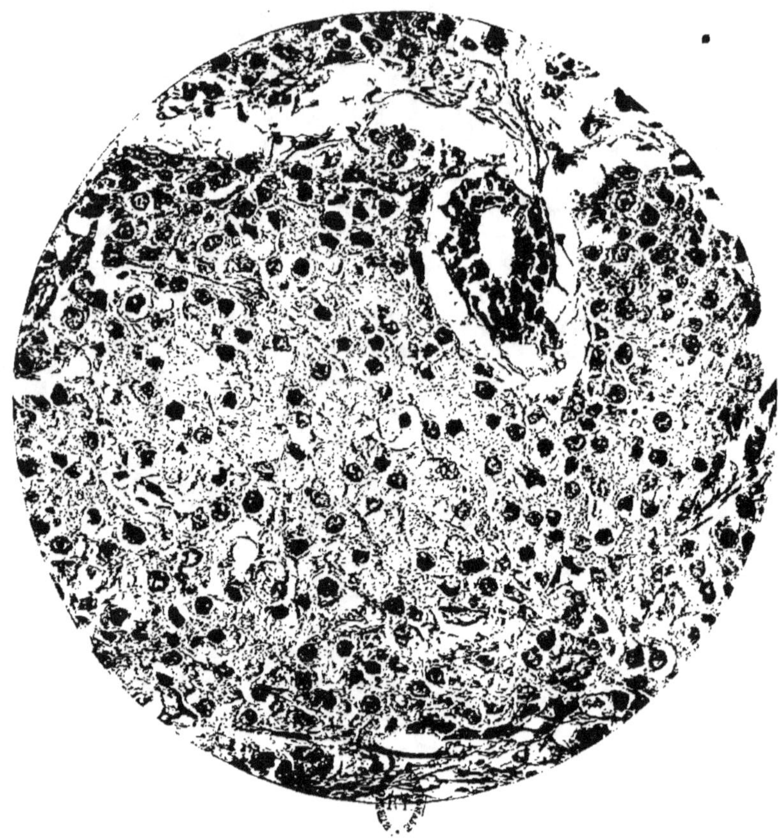

FIG. 94. — MÊME PIÈCE.

Lobule épithélial plusieurs semaines après le commencement du traitement anti-néoplasique.
Un certain nombre de noyaux ont conservé leur transparence et montrent
leur nucléole ; les autres sont noirâtres, rétractés, anguleux, et en voie de régression.
Aucune trace de multiplication cellulaire.

N° 317. — 23 janvier 1904.

Grossissement : 400 diam.

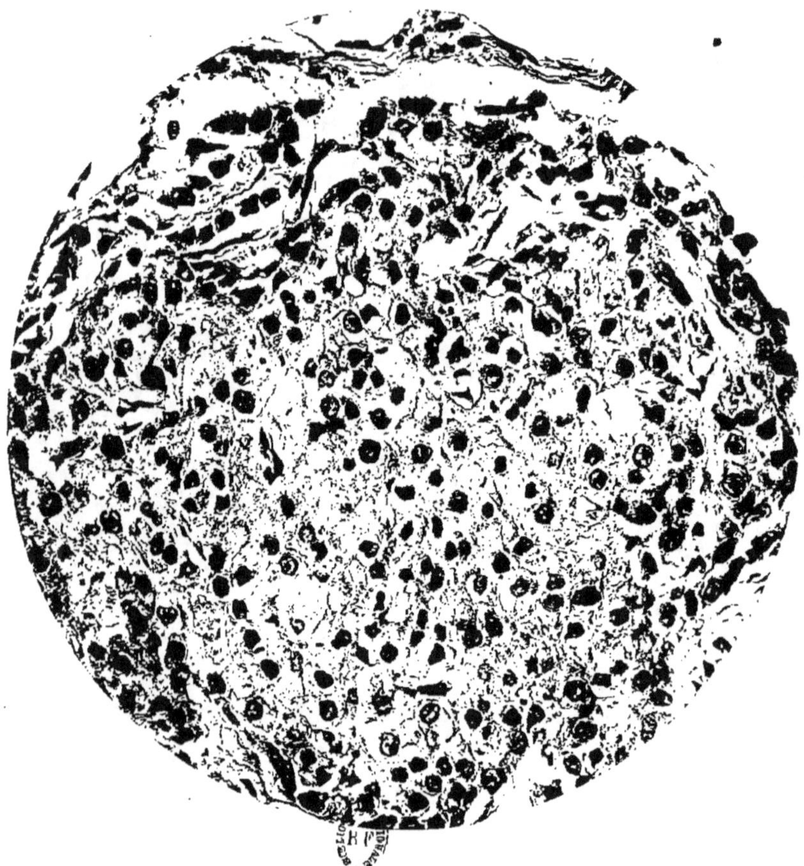

Fig. 95. — Même pièce.

Lobule épithélial plus profondément modifié sous l'influence des injections antinéoplasiques.
Presque toutes les cellules ont l'aspect de cellules mortes
et sont en voie de résorption lente.

N° 317. — 23 janvier 1904.

Grossissement : 400 diam.

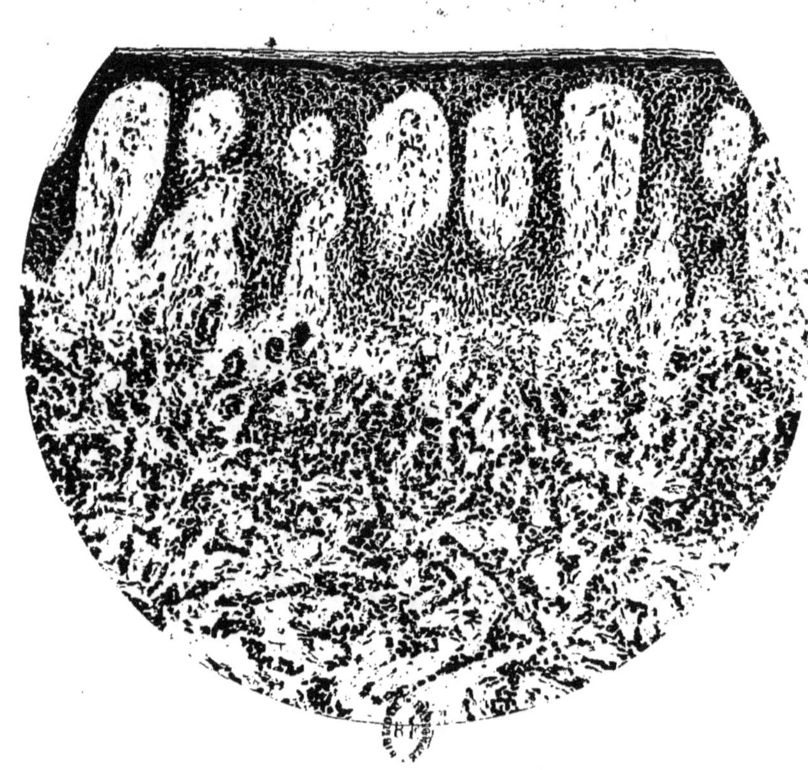

Fig. 96. — Cancer du sein en cuirasse.

Envahissement des couches profondes du derme par les cellules épithéliales.
Les papilles ne sont pas encore envahies.
La peau était cependant saillante, rouge et dure en ce point.

Consultation externe. — 4 septembre 1903.

Grossissement : 140 diam.

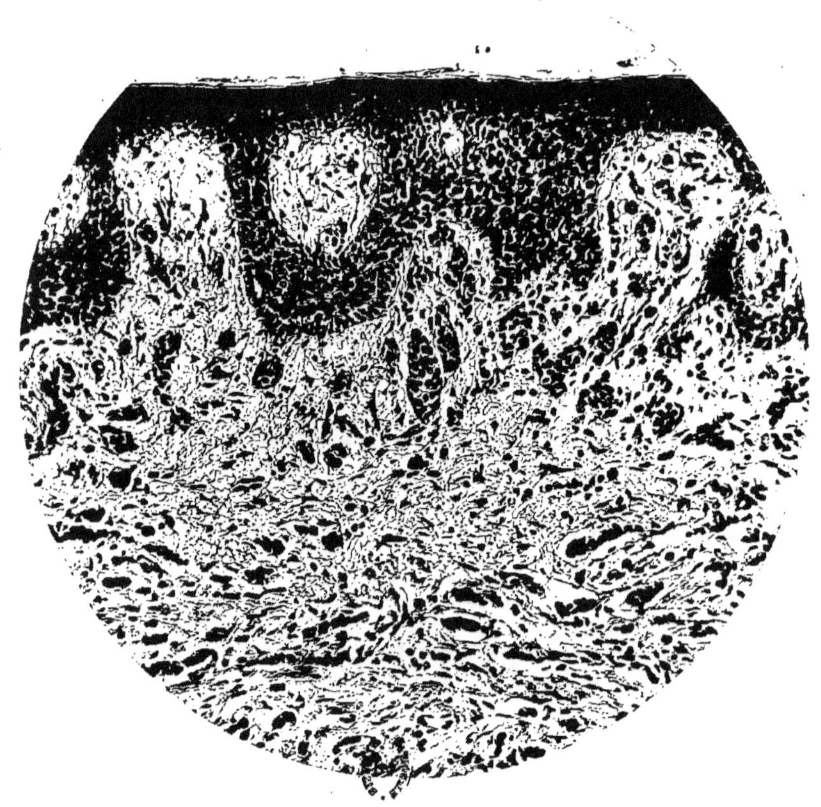

Fig. 97. — Cancer du sein en cuirasse.

Cas traité à diverses reprises depuis le mois de janvier 1902. — Plaque de sclérodermie
cancéreuse en voie de guérison, à la partie inférieure de la peau indurée.
Côté gauche.

N° 230. — 26 janvier 1904.

Grossissement : 180 diam.

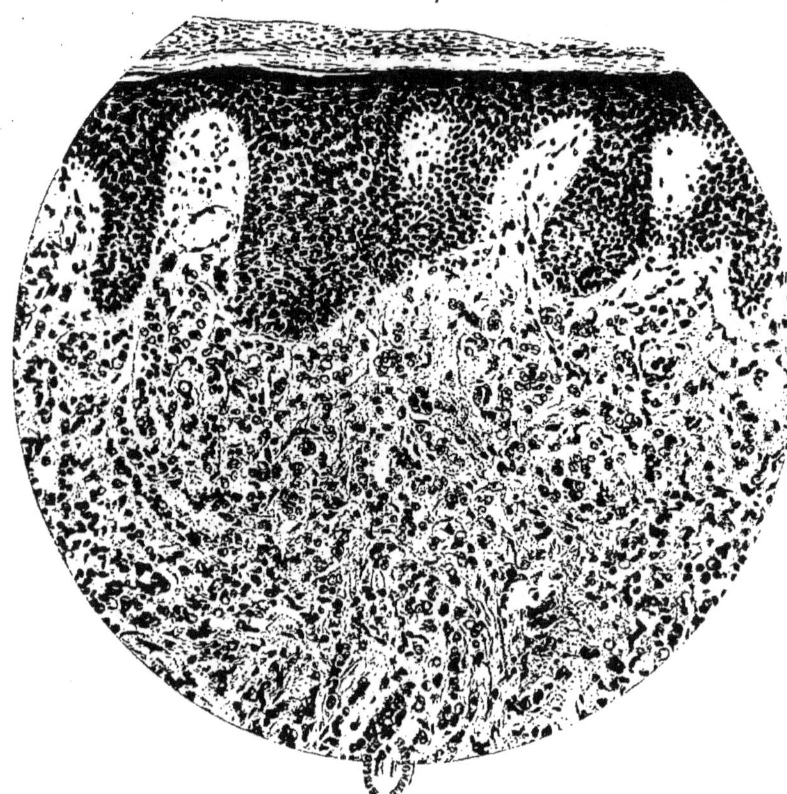

Plaque de sclérodermie cancéreuse datant de plus de six ans. — Fragment de peau en voie de guérison, à la région sternale. — Infiltration épithéliale du derme et du tissu conjonctif sous-cutanée qui a subi la transformation fibreuse. — Le processus envahissant a été arrêté par le traitement antinéoplasique. — Côté gauche.

N° 230. — 26 janvier 1904.

Grossissement : 200 diam.

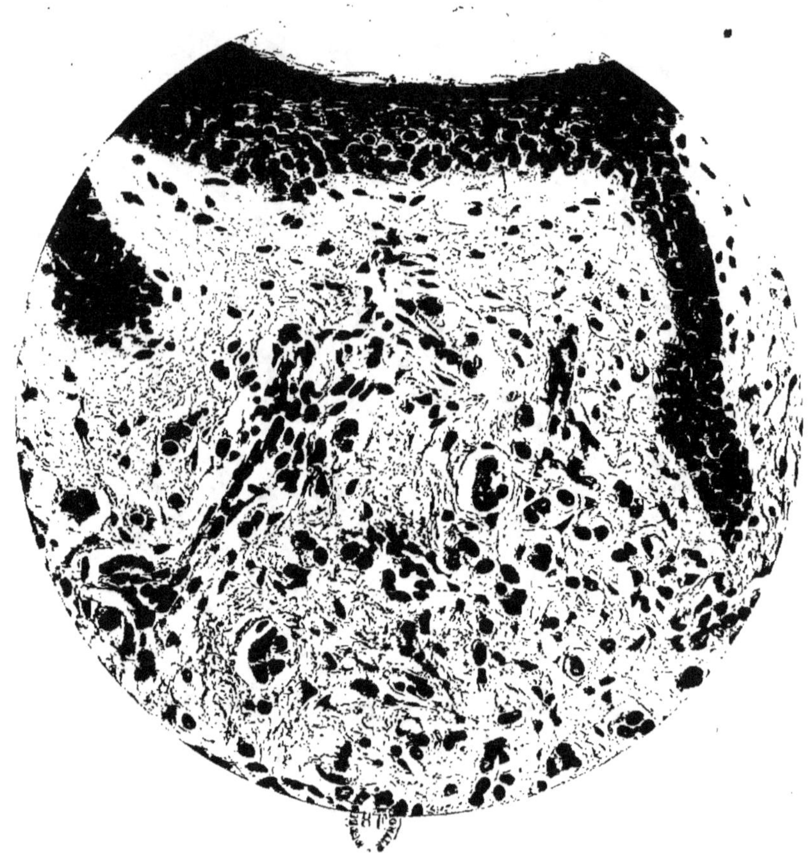

Fig. 99. — Même cas.

Fragment de peau jaunâtre profondément modifiée par le traitement. — Ce fragment de peau a été prélevé sur le bord du muscle pectoral qui est sain. — Côté gauche.

N° 230. — 26 janvier 1904.

Grossissement : 320 diam.

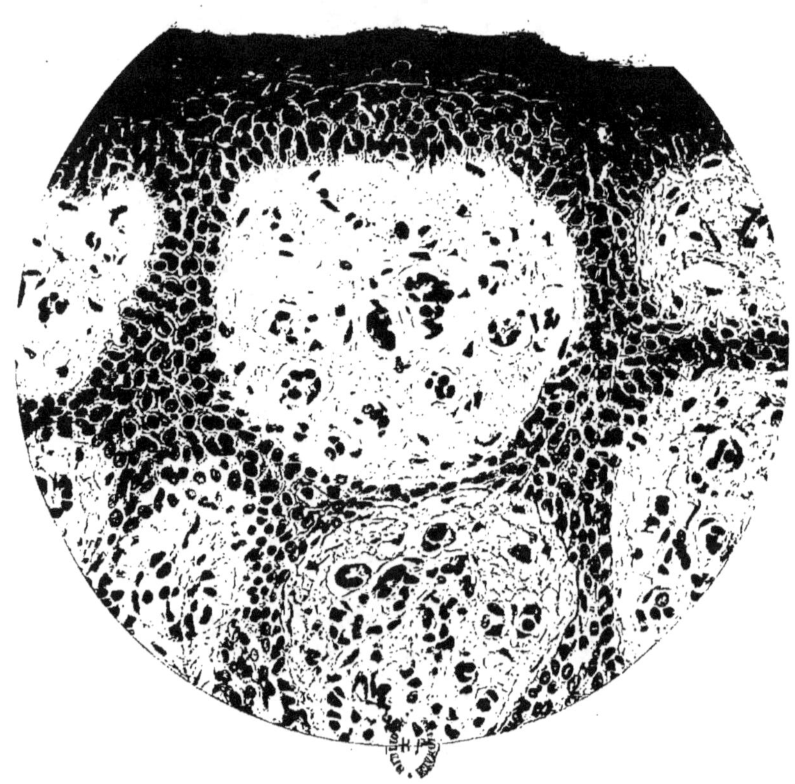

FIG. 100. — MÊME PIÈCE QUE LA FIG. 99.

On voit que les cellules épithéliales sont localisées dans les espaces lymphatiques, qui paraissent comme injectés. — Ce fragment de peau, primitivement rougeâtre et épaissi, s'était affaissé en prenant une teinte jaunâtre. — Côté gauche.

N° 230. — 26 janvier 1904.

Grossissement : 320 diam.

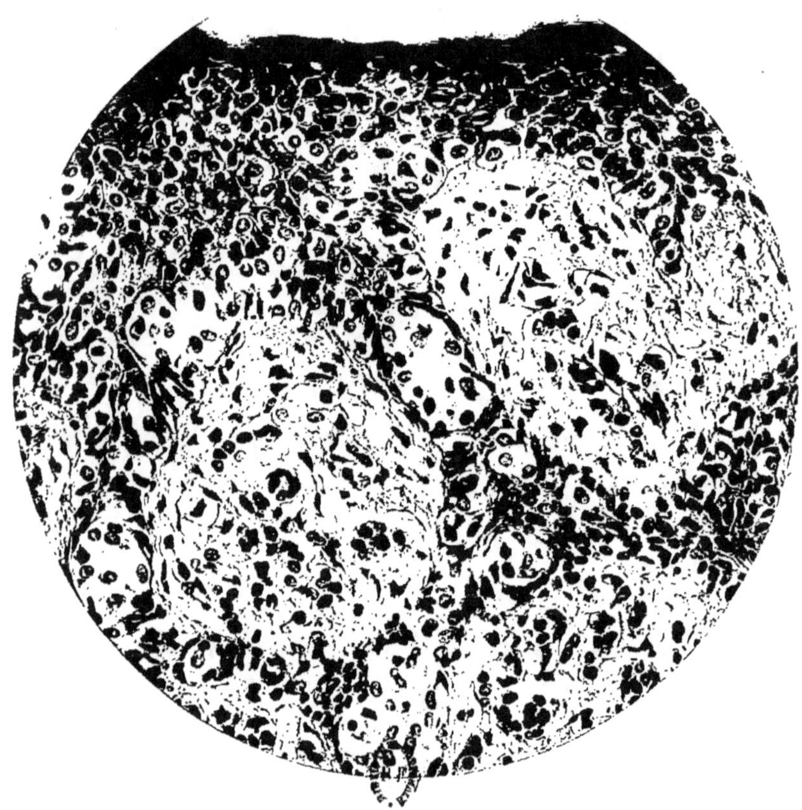

Fig. 101. — Même cas.

Le processus cancéreux s'est étendu aux glandes de la peau et aux couches profondes de l'épiderme. — Le processus néoplasique était, cliniquement et macroscopiquement, en voie de régression. — Côté gauche.

N° 230. — 26 janvier 1904.

Grossissement : 320 diam.

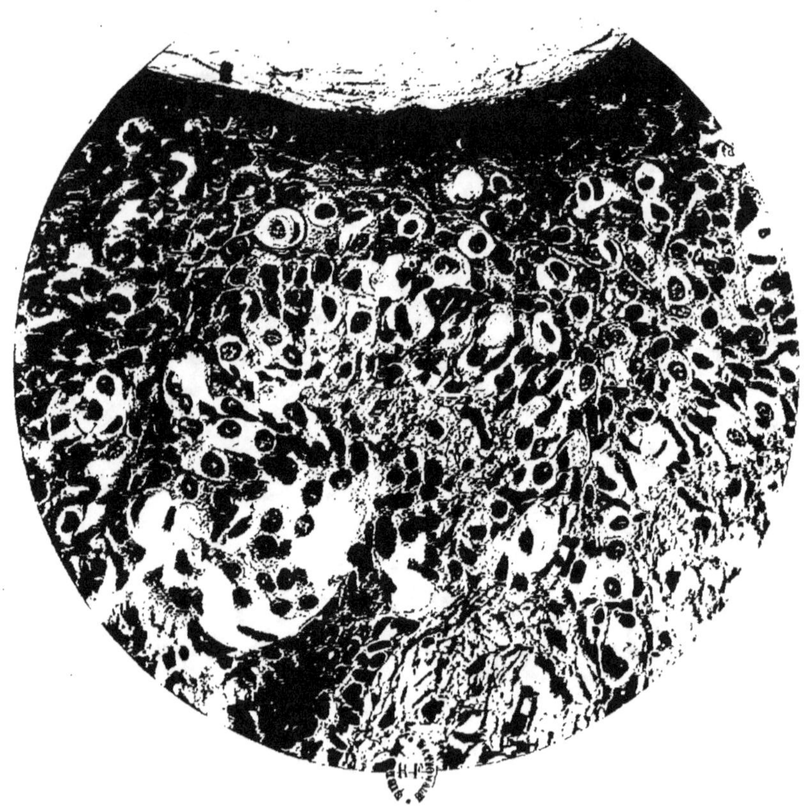

FIG. 102. — MÊME CAS.

Irritation ancienne de la couche de Malpighi, par extension de l'infection cancéreuse au derme.
L'épiderme irrité s'est reconstitué sous l'influence du traitement. — Côté gauche.

N° 230. — 26 janvier 1904.

Grossissement : 430 diam.

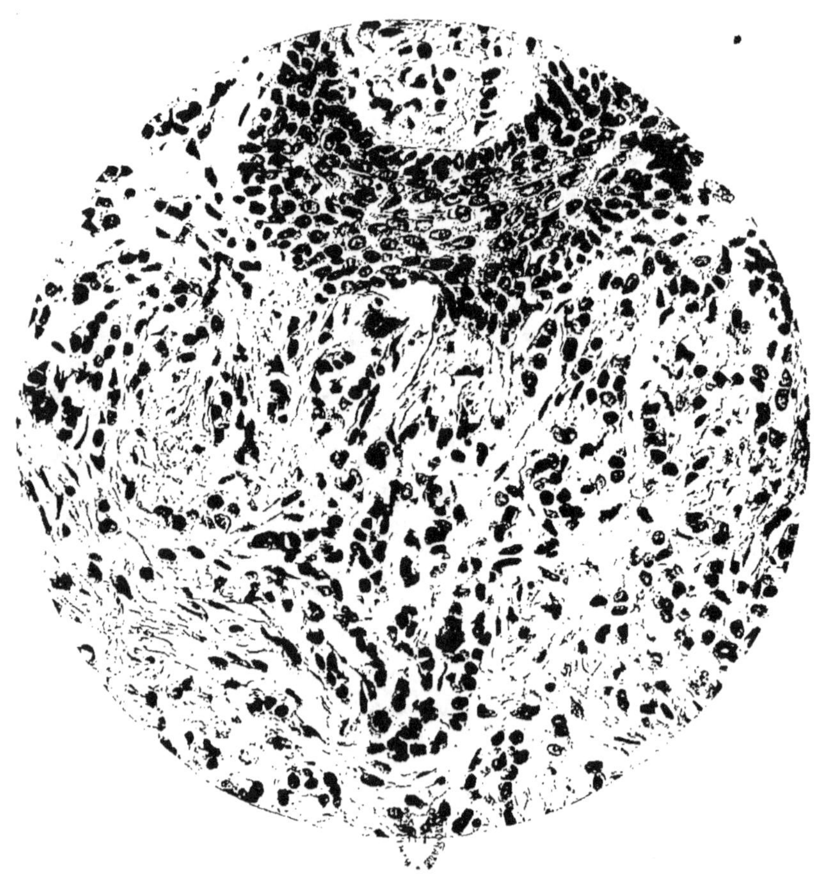

Fig. 103. — Même cas.

Noyau cancéreux cutané récent, prélevé près du mamelon à la surface du sein droit,
devenu cancéreux depuis l'interruption du traitement,
entre le 25 décembre 1902 et le 23 novembre 1903.
On remarque l'infiltration et la néoformation actives des cellules épithéliales. — Côté droit.

N° 230.   26 janvier 1903.

Grossissement : 330 diam.

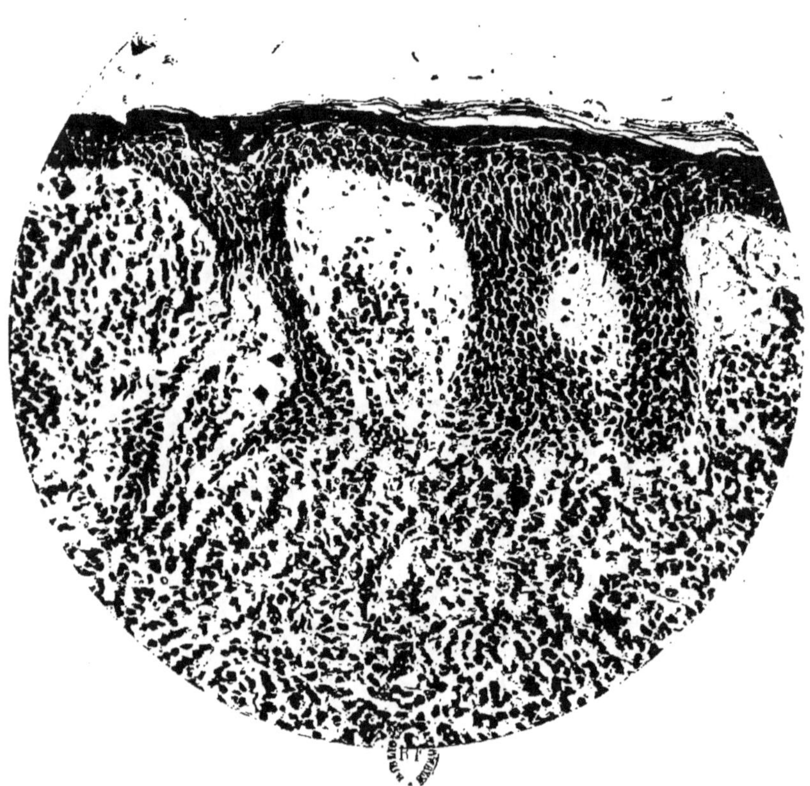

FIG. 104. — MÊME CAS.

Noyau cancéreux cutané jeune survenu au voisinage de la plaque ancienne du cancer en cuirasse, depuis l'interruption du traitement, le 25 décembre 1902. — Infiltration épithéliale intense des couches profondes de la peau et des papilles. — Côté gauche.

N° 230. — 26 janvier 1904.

Grossissement : 200 diam.

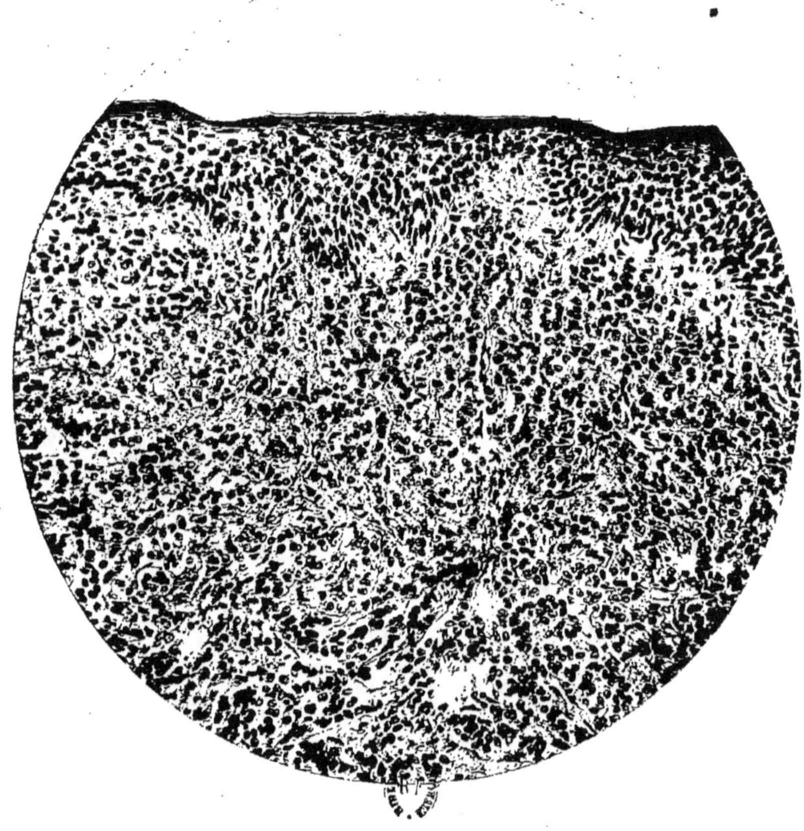

FIG. 105. — MÊME CAS.

Noyau cancéreux cutané récent survenu en arrière de l'aisselle gauche sur un point qui était
sain le 25 décembre 1902, au moment de l'interruption du traitement.
Infiltration épithéliale diffuse de la peau et de la couche sous-cutanée. — Côté gauche.

N° 230. — 26 janvier 1904.

Grossissement : 200 diam.

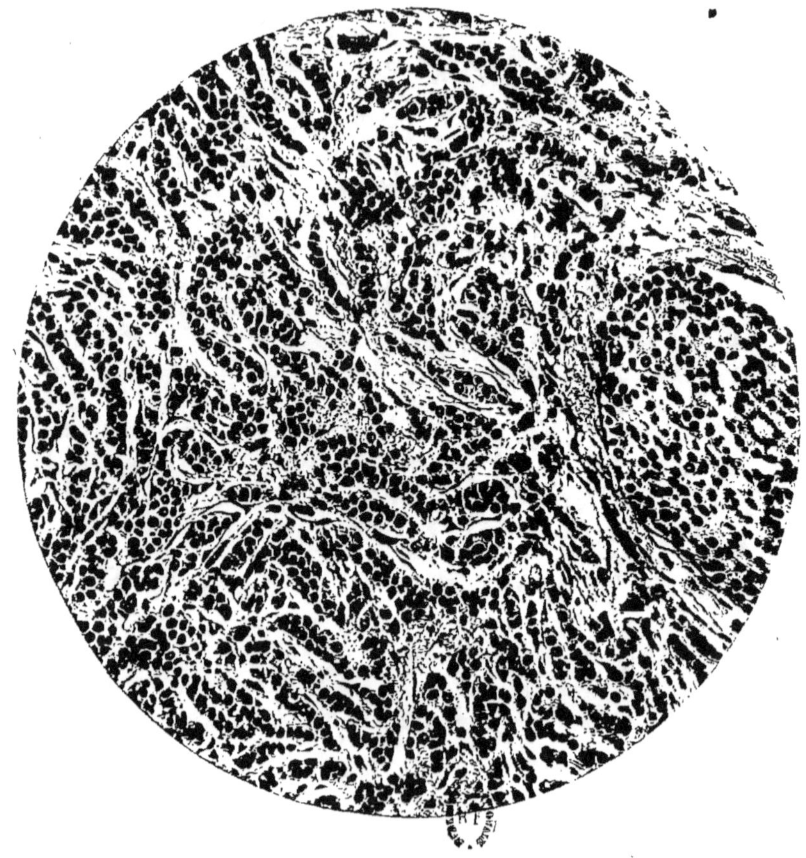

Fig. 106. — Même cas.

Coupe des couches superficielles du muscle pectoral. — Ce fragment de tissu a été prélevé près du mamelon gauche rétracté, à l'endroit où la plaque de sclérodermie cancéreuse présente sa plus grande épaisseur (15 ou 20 millimètres). — Côté gauche.

N° 230. — 26 janvier 1904.

Grossissement : 220 diam.

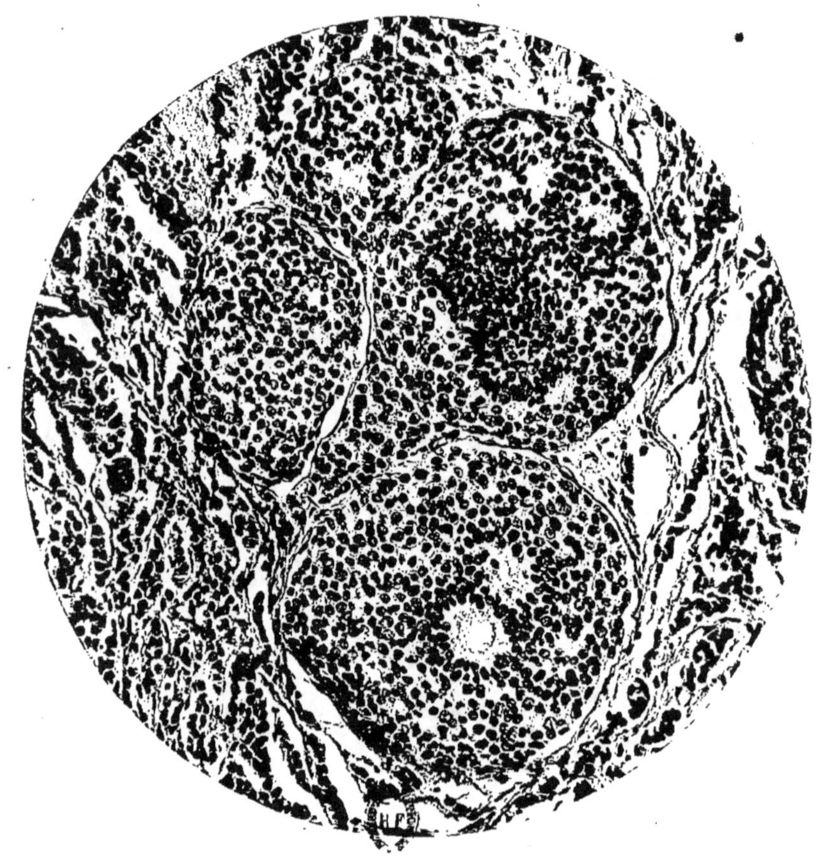

Fig. 107. — Même cas.

Fragment profond prélevé au voisinage du précédent en pleine masse
de sclérodermie cancéreuse. — Côté gauche.

N. 230. — 26 janvier 1904.

Grossissement : 220 diam.

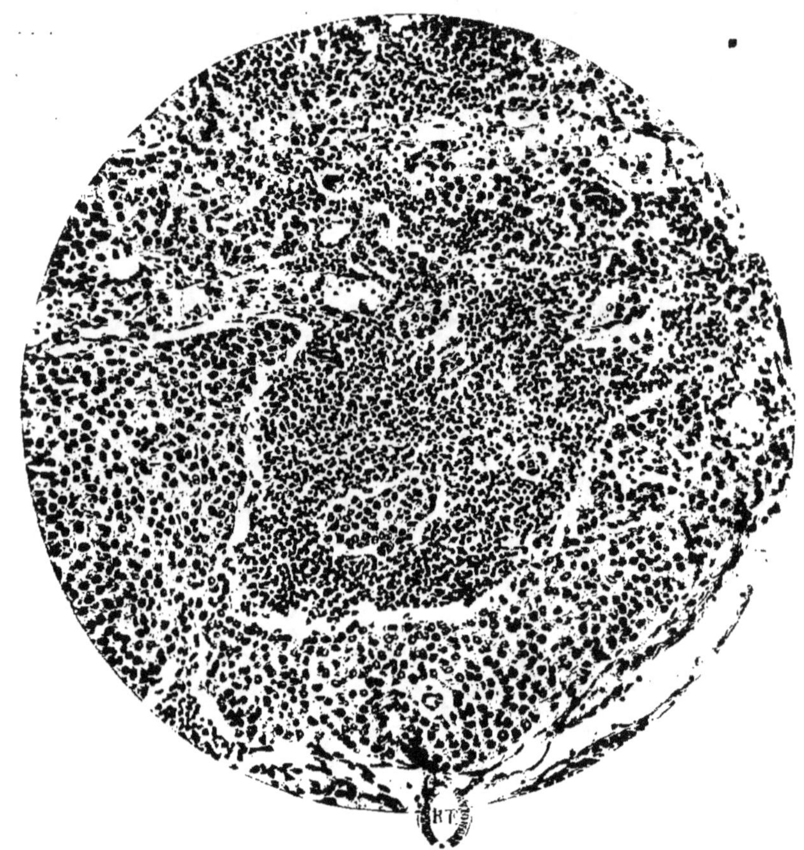

Fig. 108. — Même cas.

Ganglion axillaire droit cancéreux, développé depuis l'interruption
du traitement. — Côté droit.

N° 230. — 26 janvier 1904.

Grossissement : 180 diam.

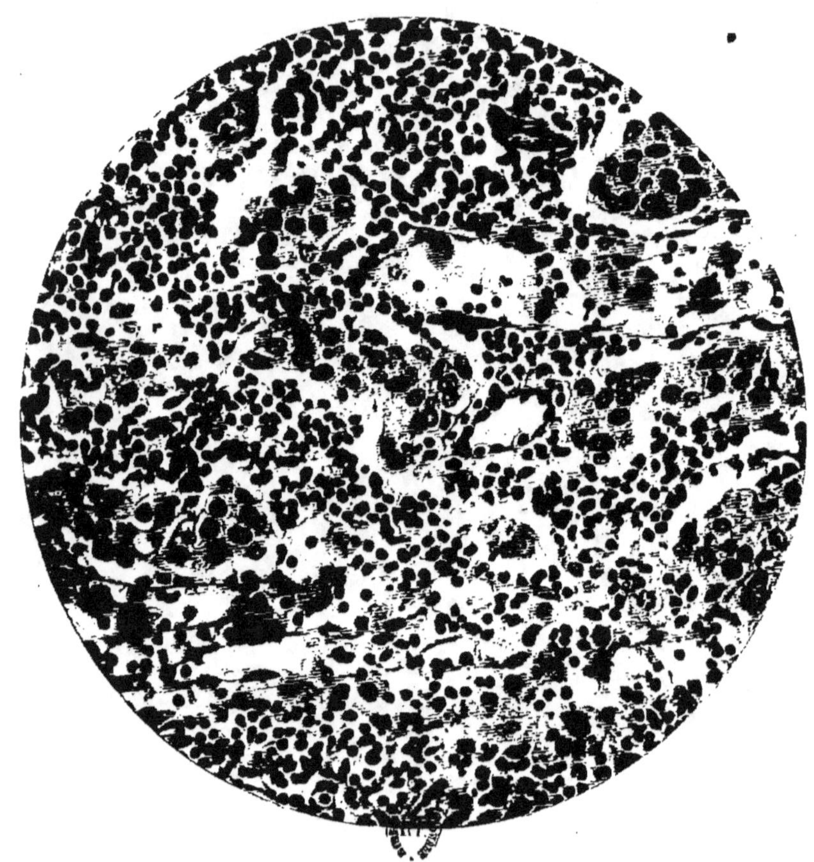

Fig. 109. — Même cas.
Ganglion axillaire droit. — Début de l'infiltration épithéliale. — Côté droit.
N° 230. — 26 janvier 1904.
Grossissement : 240 diam.

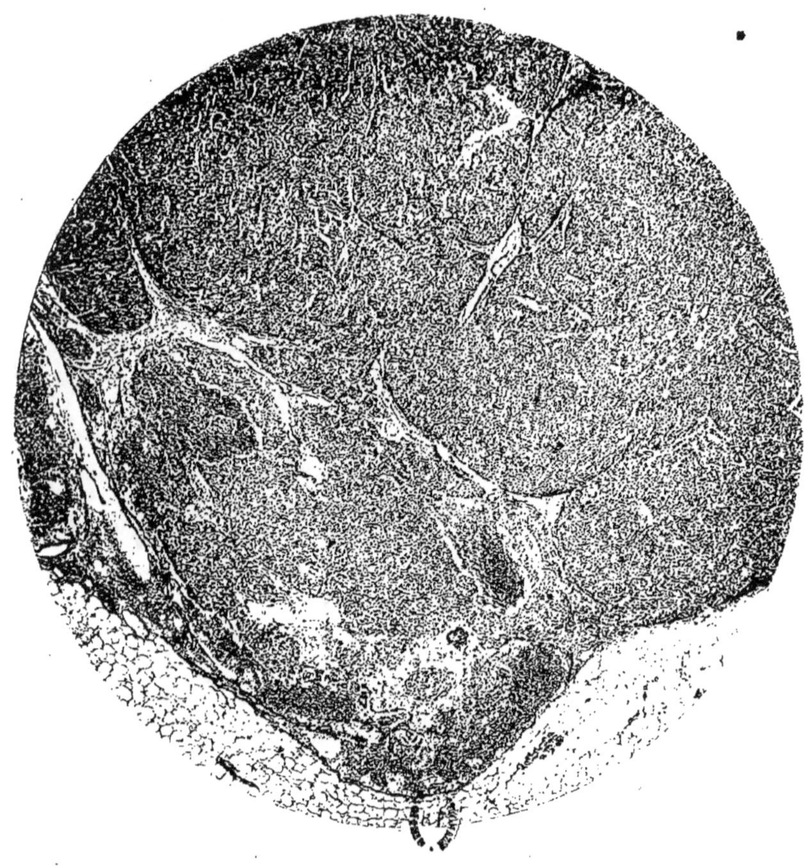

Fig. 110. — Même cas.

Ganglion axillaire droit totalement envahi par le cancer. — Côté droit.

N° 230. — 26 janvier 1904.

Grossissement : 65 diam.

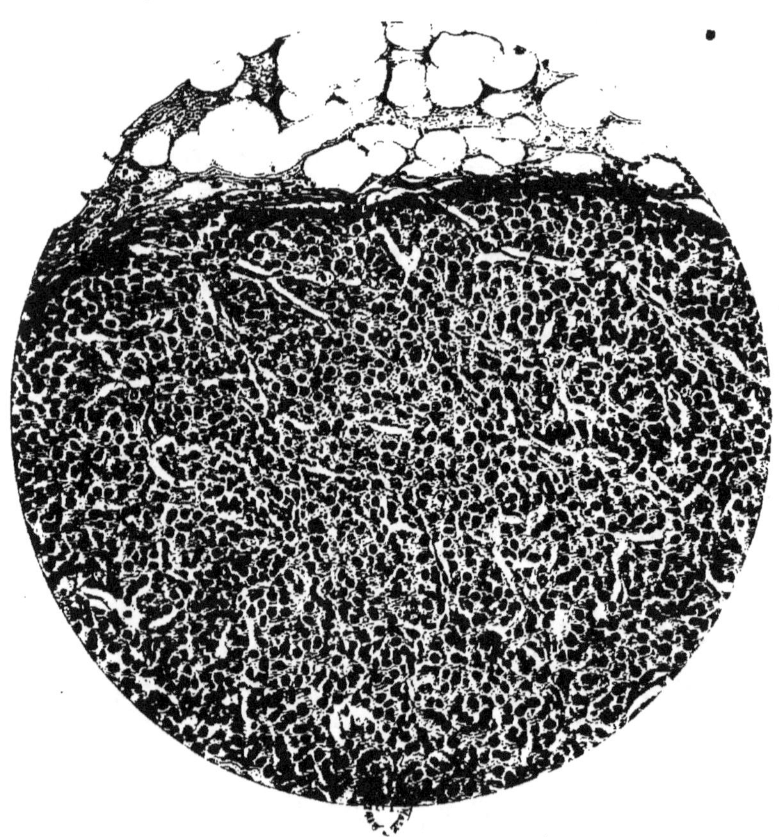

Fig. 111. — Même pièce que fig. 110.
Ganglion axillaire droit cancéreux.
Côté droit.
Nº 230. — 16 janvier 1904.
Grossissement : 200 diam.

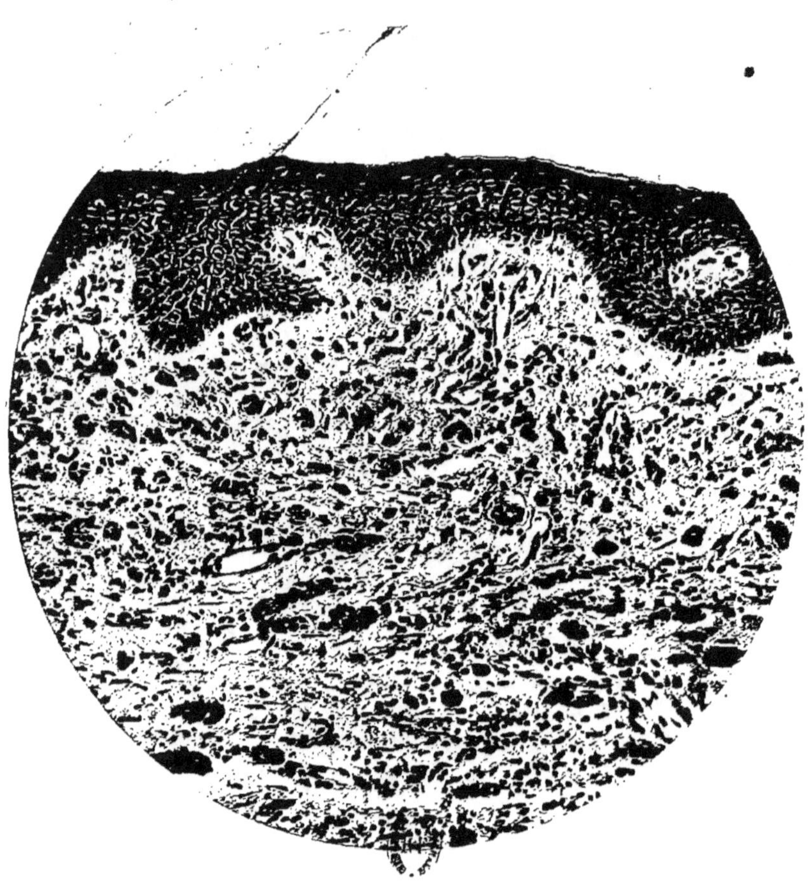

Fig. 112. — Même cas.

Fragment de peau, prélevé près du mamelon sur la plaque cancéreuse primitive datant
de 6 ans. — Ce point est demeuré jaunâtre et affaissé.
Atrophie des cellules épithéliales sous l'influence du traitement anti-néoplasique.
Côté gauche.

N° 230. — 26 janvier 1904.

Grossissement : 200 diam.

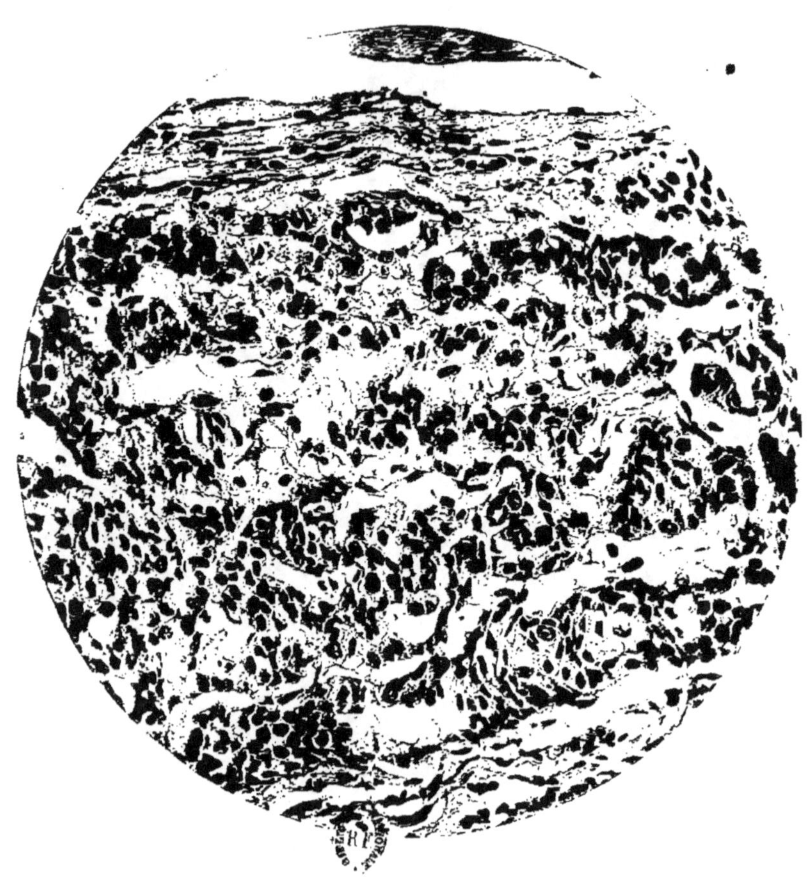

Fig. 113. — Même cas.

Fragment du muscle pectoral envahi avant le commencement du traitement.
Régression du processus néoplasique. — Côté gauche.

N° 230. — 26 janvier 1904.

Grossissement : 360 diam.

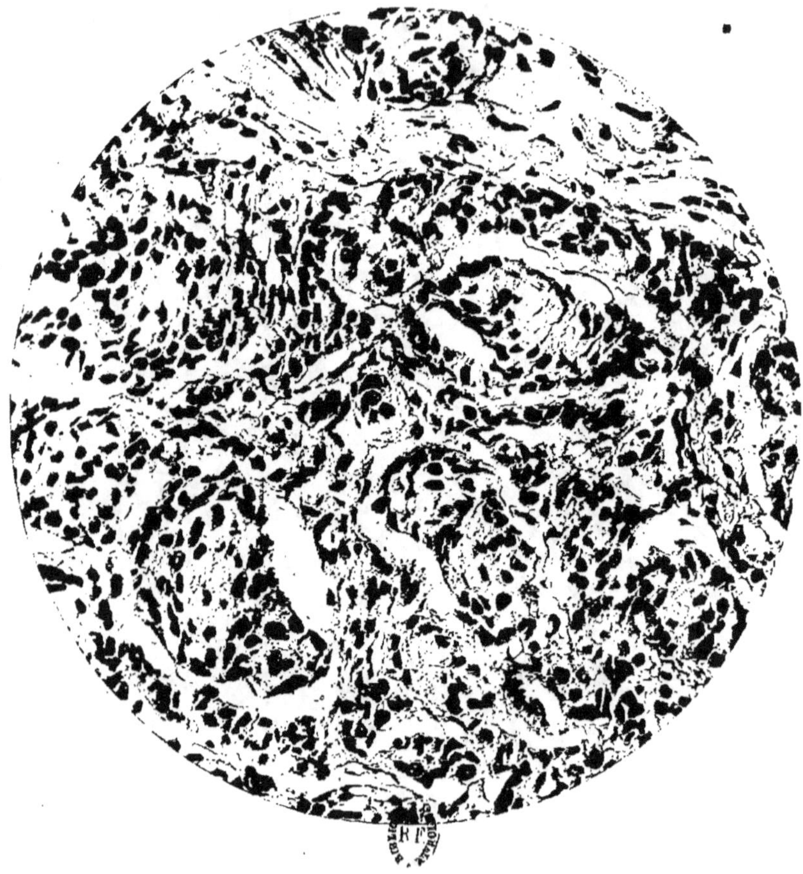

Fig. 114. — Même pièce que fig. 113.

Régression du processus néoplasique sous l'influence du traitement.
On constate que les cellules épithéliales sont agglomérées, atrophiées, et que les noyaux
sont devenus opaques et irréguliers. — Côté gauche.

N° 230. — 26 janvier 1904.

Grossissement : 360 diam.

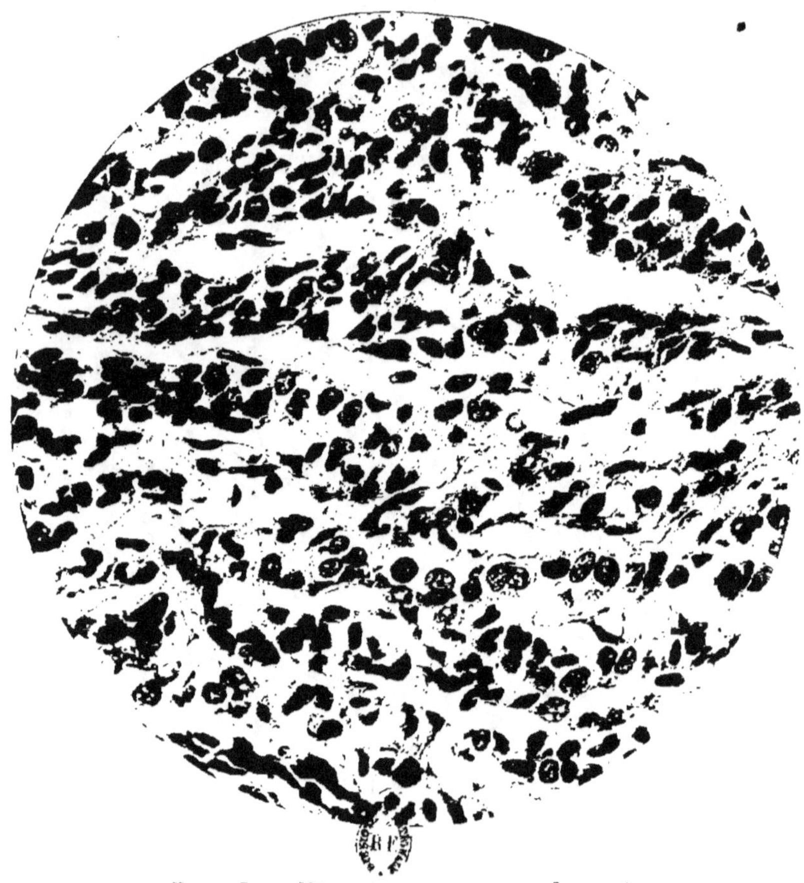

Fig. 115. — Même pièce que les fig. 113 et 114.

On distingue très bien à ce grossissement qu'il persiste encore un certain nombre de cellules épithéliales bien visibles. Mais la plupart se trouvent agglomérées, rétractées et sont méconnaissables. — Côté gauche.

N° 230. — 26 janvier 1904.

Grossissement : 600 diam.

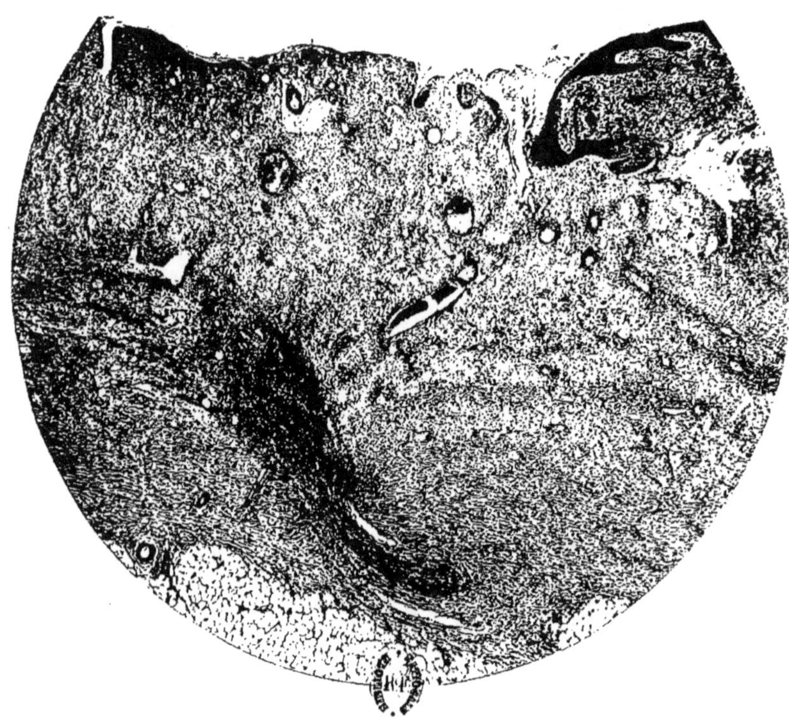

FIG. 116. — MÊME CAS.

Petite ulcération cutanée non entièrement cicatrisée et ne présentant aucune trace de cancer,
au point d'implantation d'un noyau cancéreux cutané du volume d'une noisette en voie
d'accroissement. Ce noyau cancéreux a été détruit par une injection interstitielle de
toxine de micrococcus neoformans atténuée, faite en novembre 1903. — Côté gauche.

N° 230. — 26 janvier 1904.

Grossissement : 30 diam.

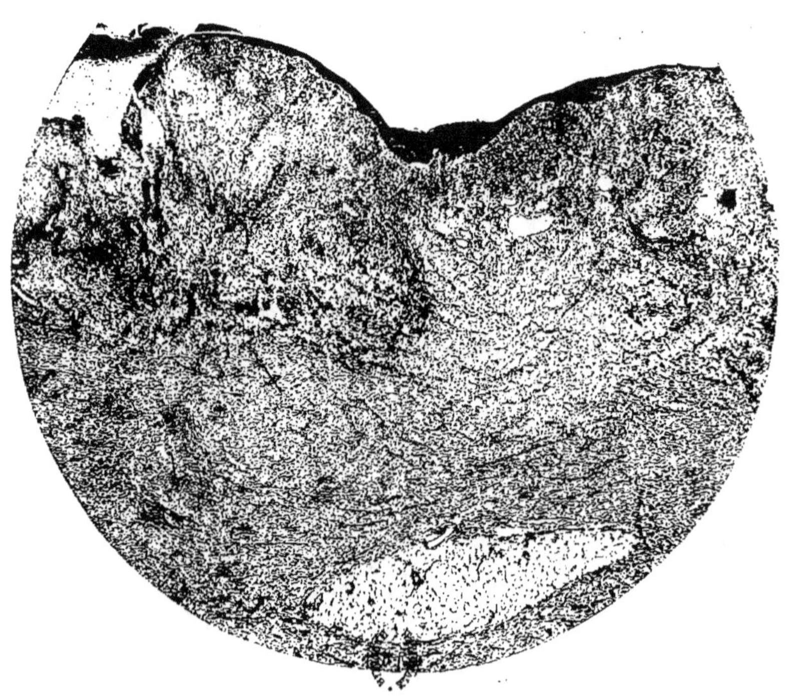

Fig. 117. — Même pièce que fig. 116.

Autre point de l'ulcération consécutive au sphacèle du même noyau cancéreux cutané,
qui a disparu sans laisser de trace de tissus néoplasiques. — Côté gauche.

N° 230. — 26 janvier 1904.

Grossissement : 30 diam.

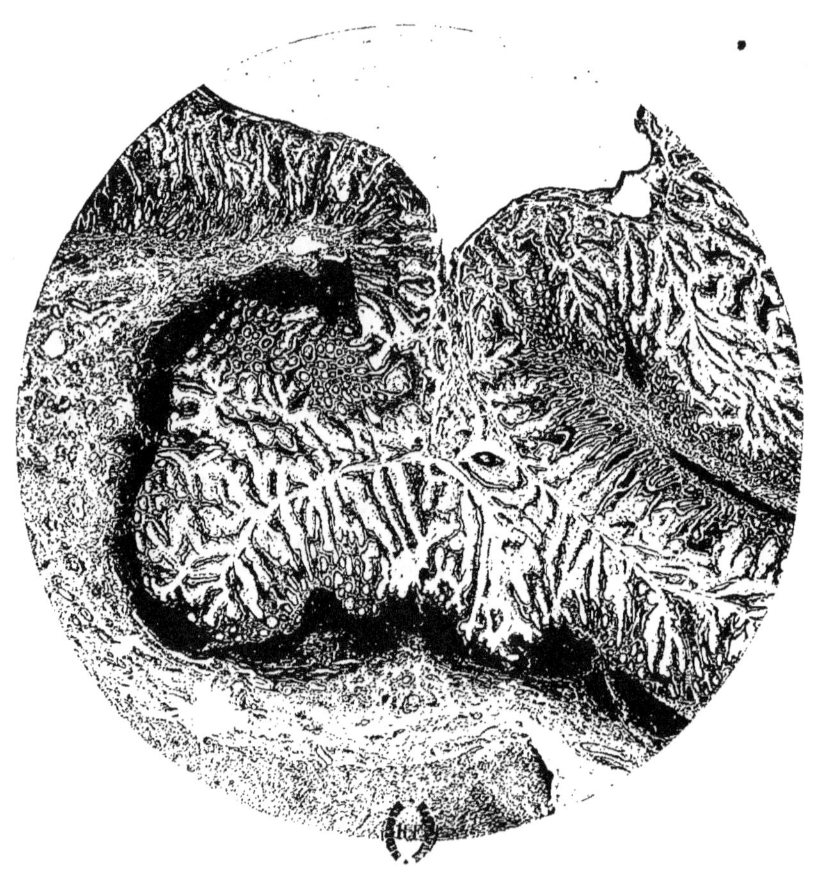

Fig. 118.

Adénome végétant du cæcum chez un enfant. — Tumeur du volume d'un œuf de dinde.
Résection de l'intestin.

N° 544. — 30 septembre 1902.

Grossissement : 14 diam.

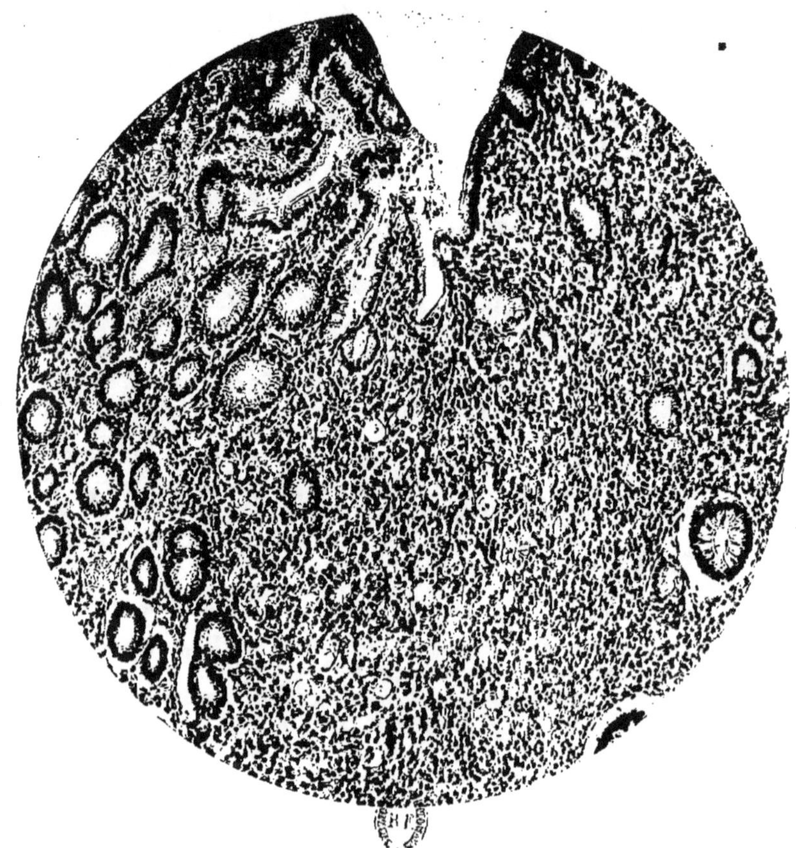

Fig. 119. — CANCER DE L'ESTOMAC.

Zone d'envahissement de la muqueuse par le tissu néoplasique.

N° 813. — 12 août 1901.

Grossissement : 140 diam.

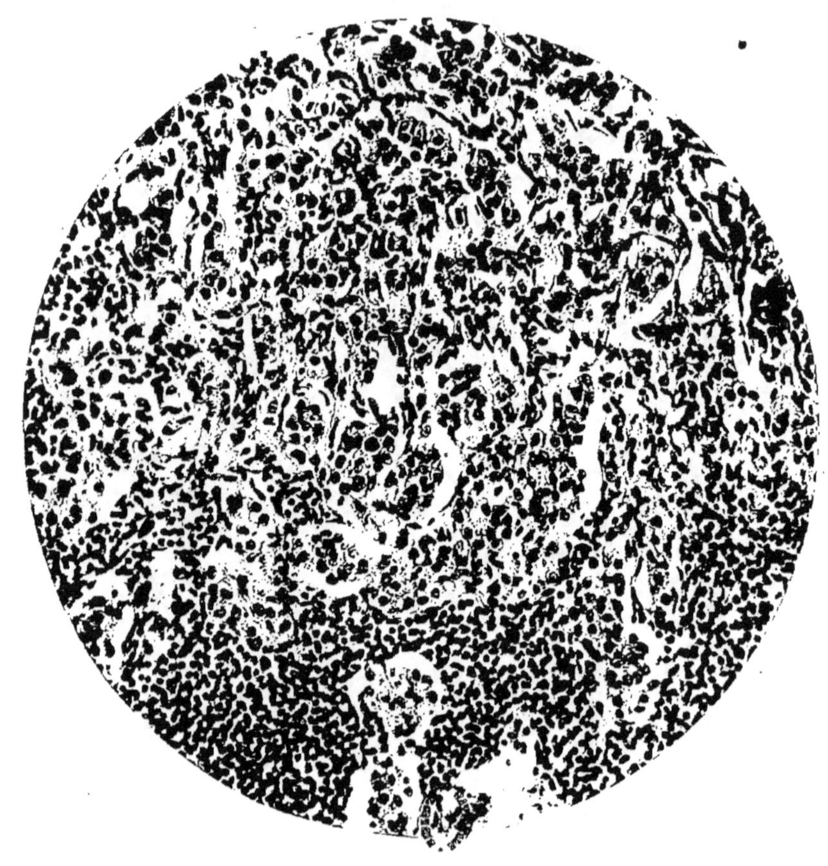

Fig. 120. — Même pièce que fig. 113.

Cancer de l'estomac. — Couche profonde de la muqueuse.
Envahissement d'un follicule lymphatique par le processus néoplasique.

N° 813. — 12 août 1901.

Grossissement : 320 diam.

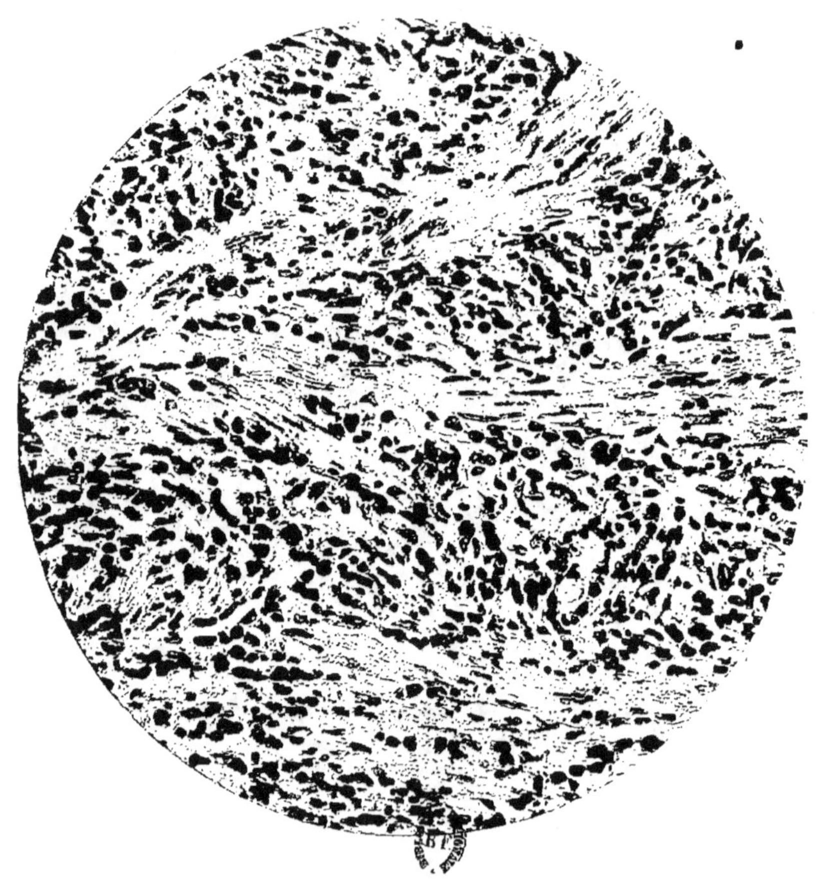

Fig. 121. — Même pièce que fig. 113.

Cancer de l'estomac. — Coupe de la musculeuse œdématiée et hypertrophiée.
Ce point présente l'aspect d'un sarcome.
Voir la préparation d'un sarcome primitif de l'estomac, fig. 167 et 172.

N° 813. — 12 août 1901.

Grossissement : 300 diam.

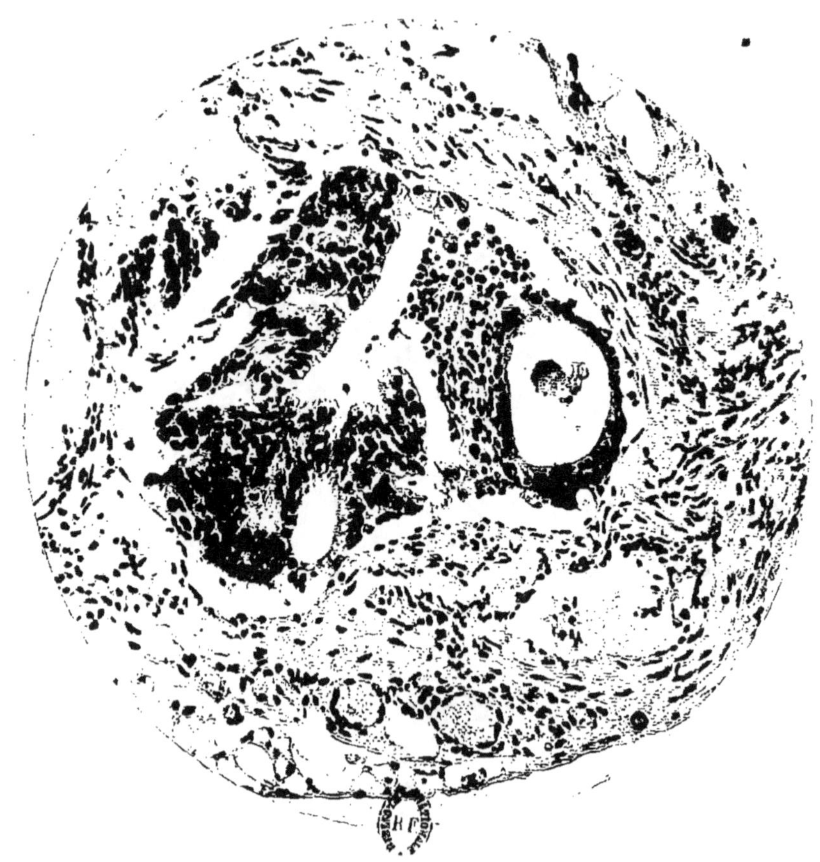

Fig. 122. — Même cas

Cancer de l'estomac. — Ganglion épiploïque cancéreux.
Multiplication des épithéliomas cylindriques avec groupements circulaires,
dans un tronc lymphatique collecteur de la capsule du ganglion.

N° 813. — 12 août 1901.

Grossissement : 270 diam.

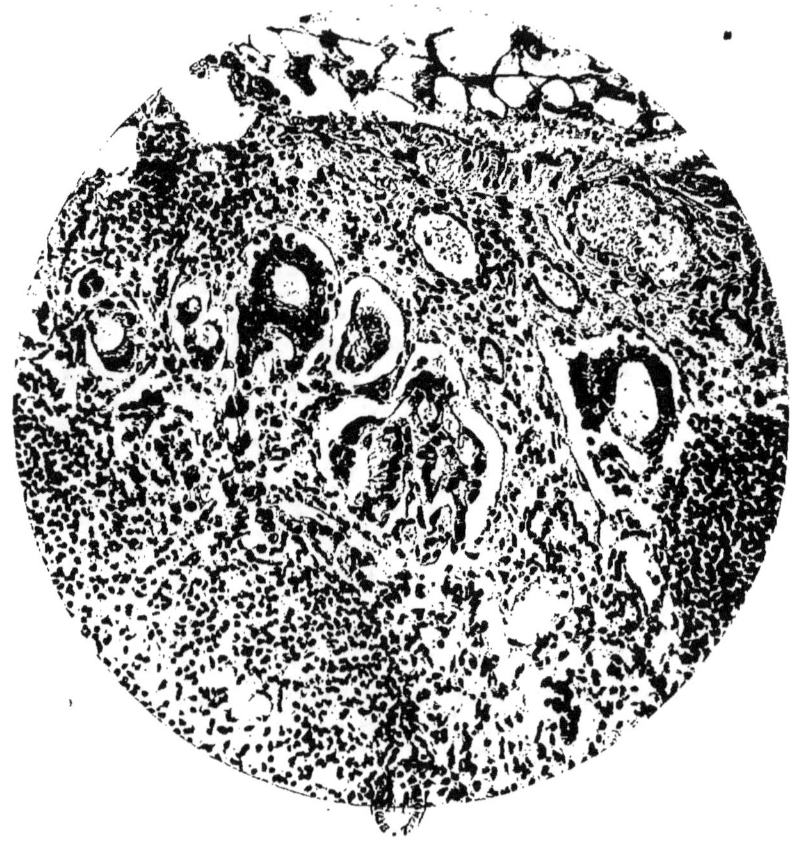

Fig. 123. — Même cas que fig. 122.

Cancer de l'estomac. — Ganglion épiploïque cancéreux. Multiplication des épithéliums cylindriques au niveau d'un sinus lymphatique périphérique. — Les cellules épithéliales se groupent en forme de tubes glandulaires.

Nº 813. — 12 août 1901.

Grossissement : 160 diam.

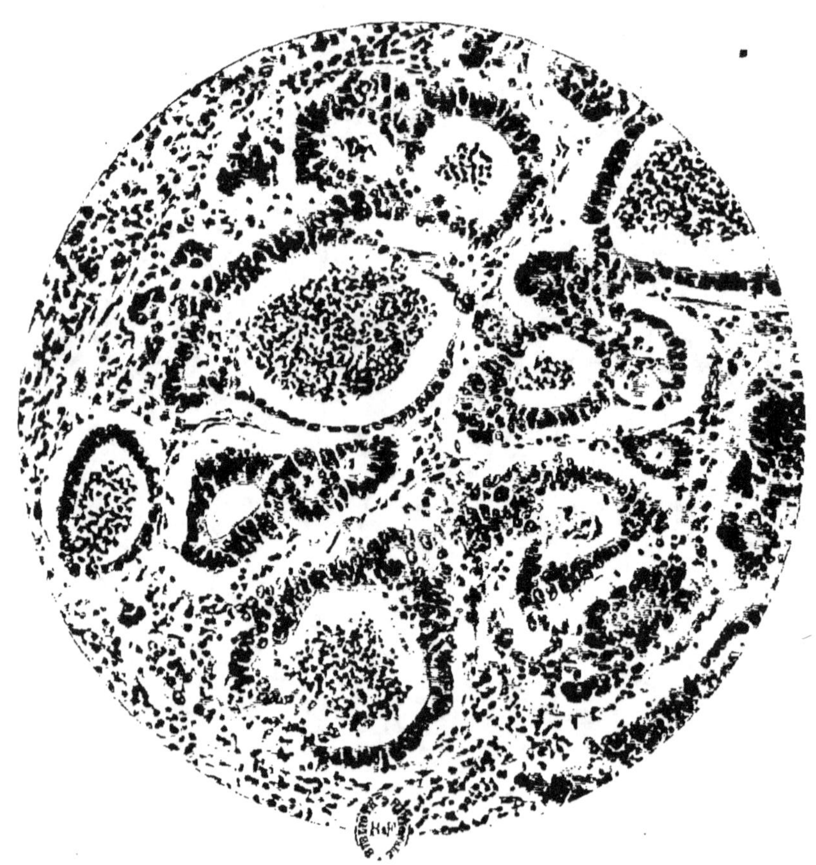

Fig. 124. — Cancer de l'estomac.

Alvéoles cancéreux revêtus d'épithélium cylindrique et remplis de leucocytes polynucléaires.

N° 143. — 22 septembre 1903.

Grossissement : 260 diam.

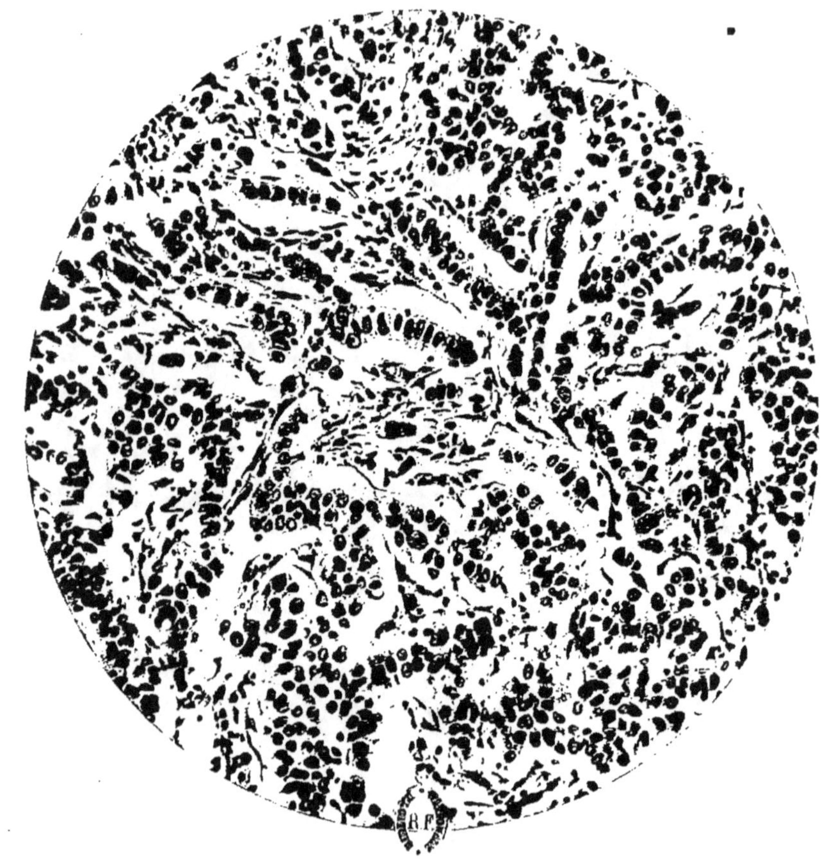

Fig. 125. — Même cas.

Cancer de l'estomac. — Infiltration épithéliale profonde de la sous-muqueuse et de la musculeuse œdématiée et épaissie.

N° 143. — 22 septembre 1903.

Grossissement : 350 diam.

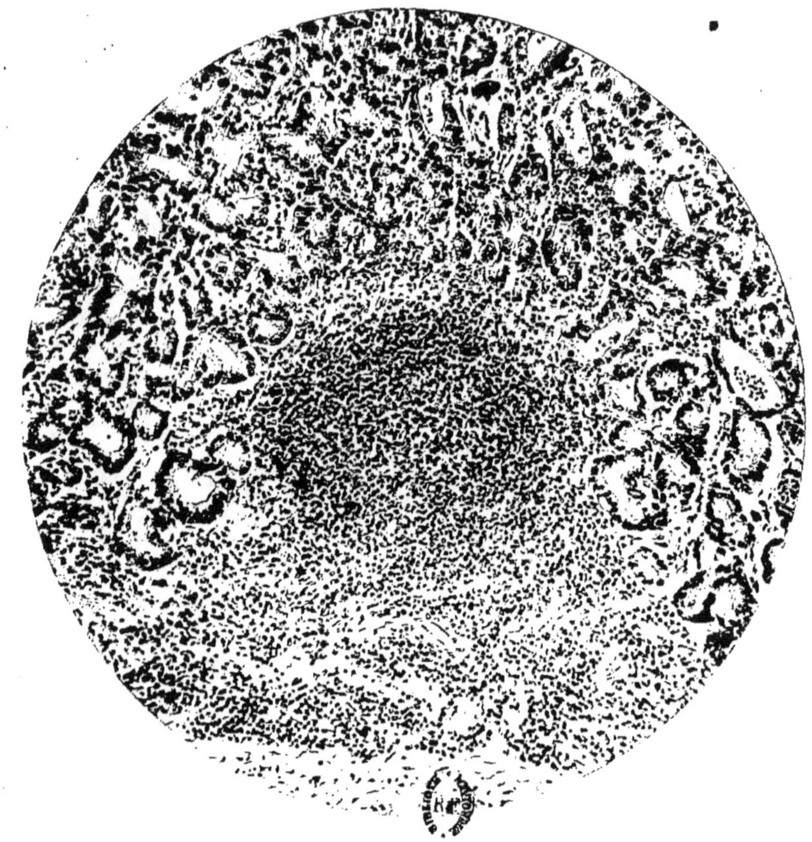

Fig. 126. — Cancer de l'estomac.

Envahissement de la couche profonde de la muqueuse par le processus néoplasique.

Nº 452. — 23 octobre 1899.

Grossissement : 140 diam.

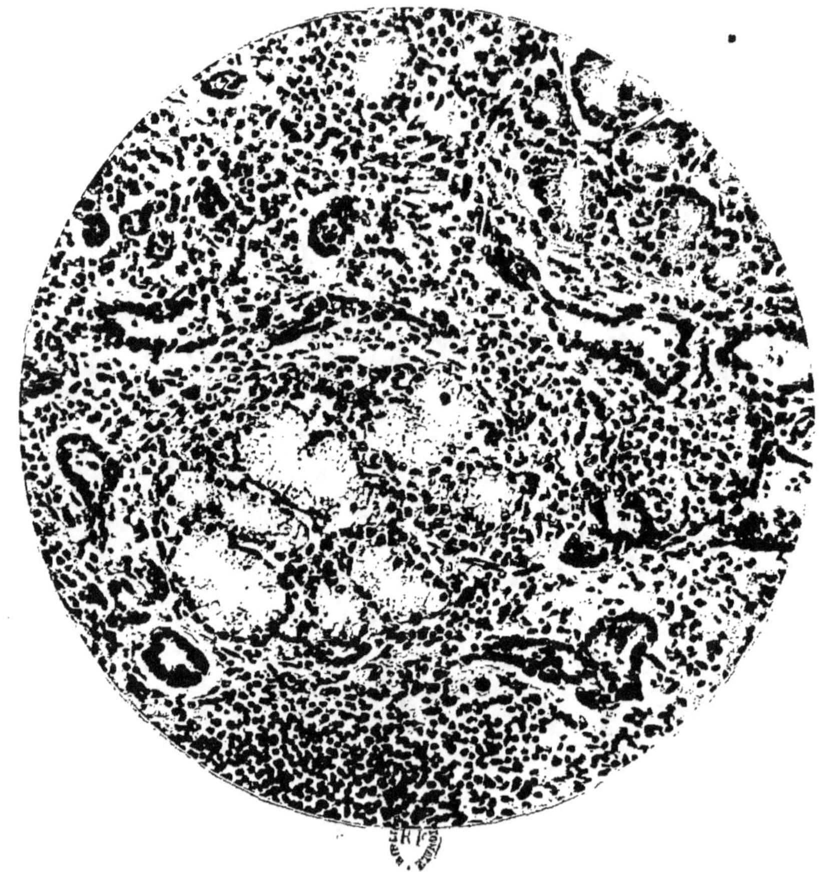

Fig. 127. — Même pièce.

Cancer de l'estomac. — Couche profonde de la muqueuse, montrant
quelques glandes intactes et entourées d'alvéoles cancéreux.

N° 452. — 23 octobre 1899.

Grossissement : 240 diam.

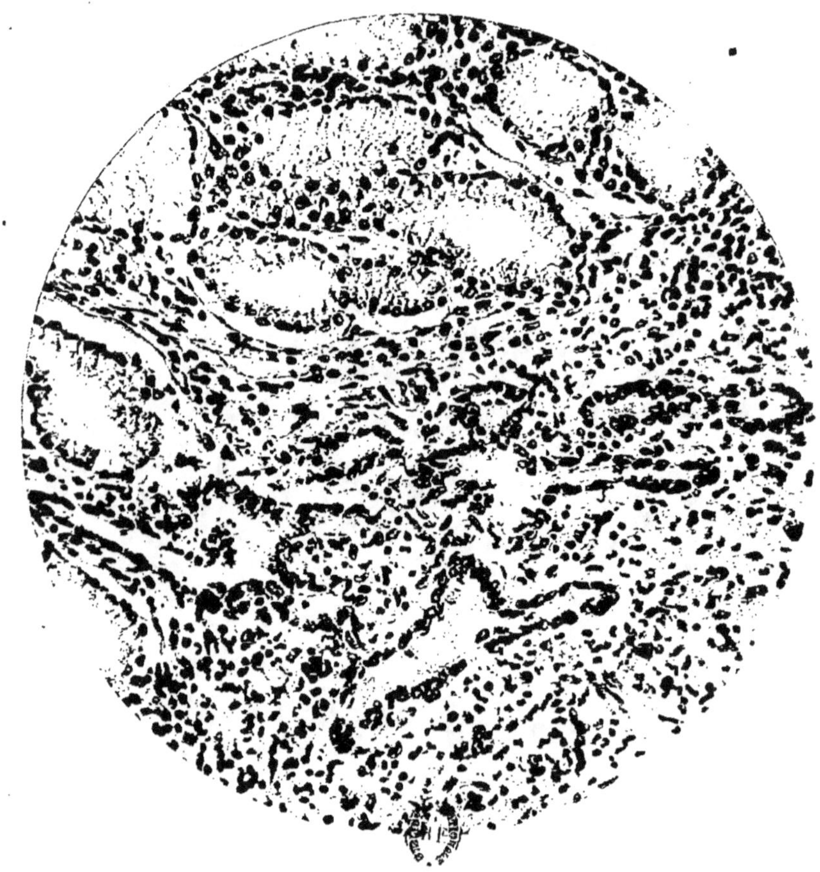

Fig. 128. — Même pièce.

Cancer de l'estomac. — Couche profonde de la muqueuse. — On voit en haut de la figure
des glandes gastriques encore intactes et, dans la moitié inférieure,
leur transformation par suite du processus néoplasique.

N° 452. — 23 octobre 1899.

Grossissement : 3oo diam.

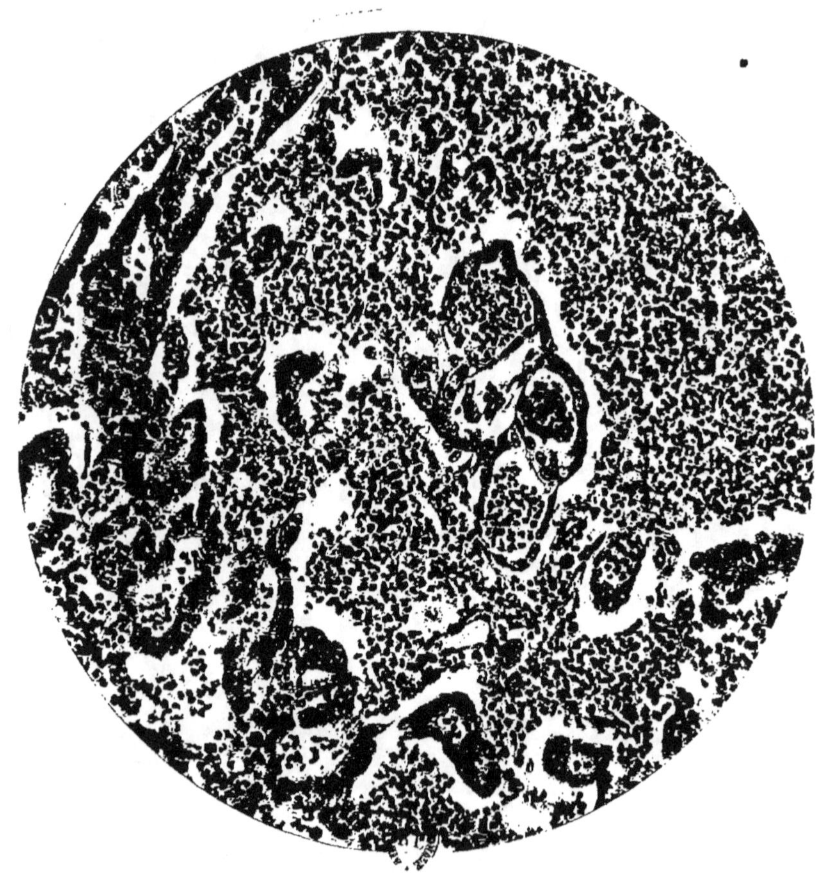

Fig. 129. — Même pièce.

Cancer de l'estomac. — Couche profonde de la muqueuse en un point où le processus néoplasique est très avancé. — Abondance de leucocytes polynucléaires. Concomitance du processus inflammatoire et du processus néoplasique.

N° 452. — 23 octobre 1899.

Grossissement : 270 diam.

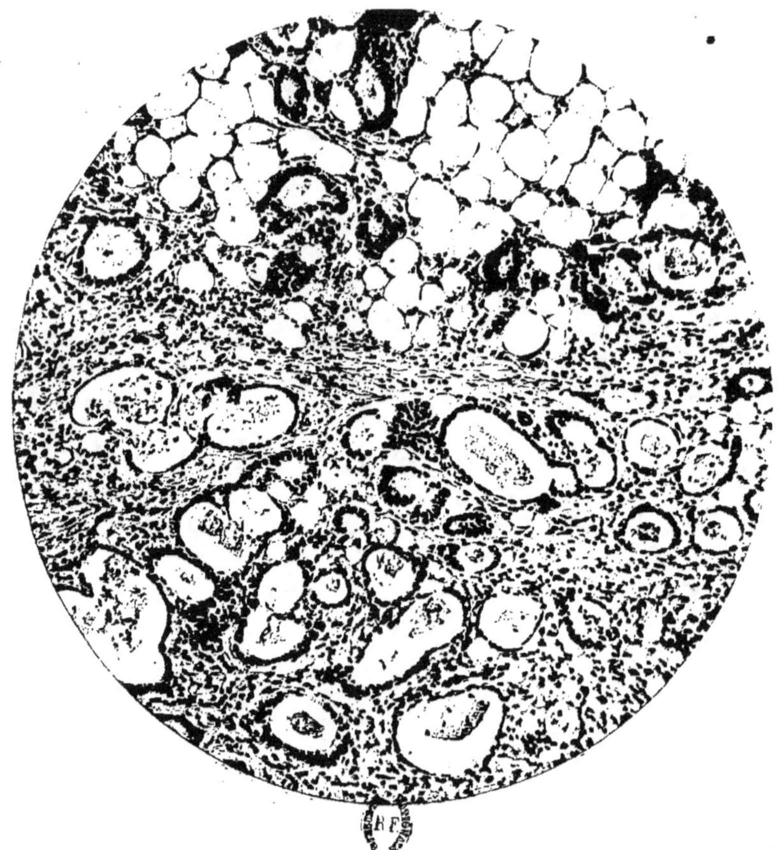

Fig. 130. — Cancer de l'estomac.

Limite de la zone d'envahissement. — Noyau secondaire de l'épiploon,

N° 97. — 21 novembre 1901.

Grossissement : 140 diam.

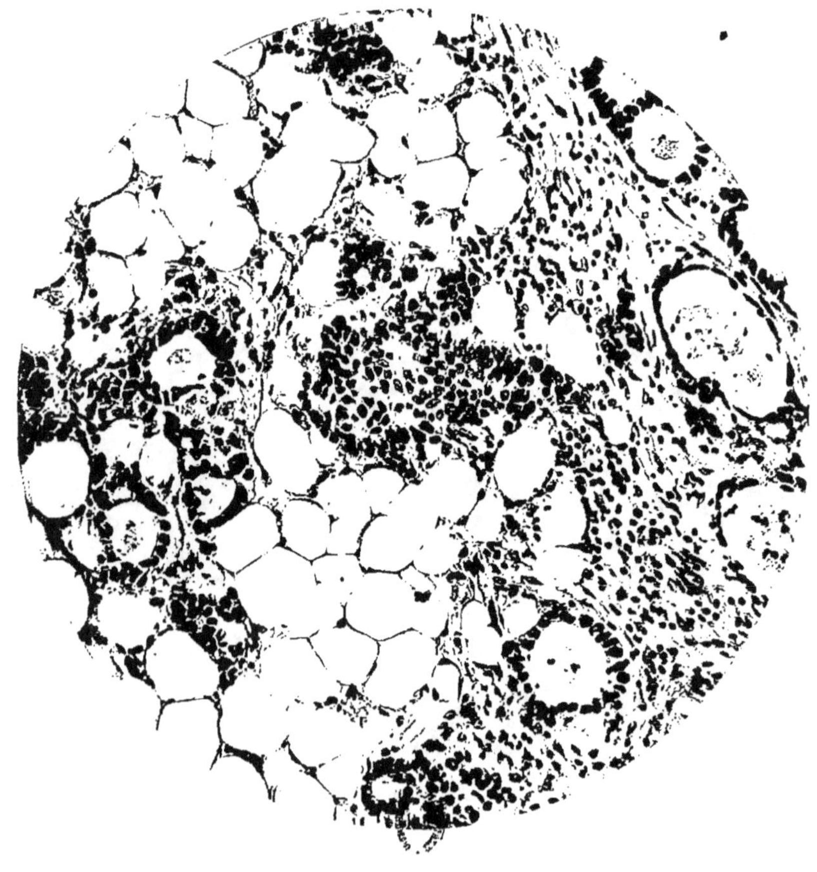

Fig. 131. — Même pièce que fig. 130.

Cancer de l'estomac. — Noyau cancéreux secondaire de l'épiploon.
Les épithéliums tendent à prendre des groupements circulaires.

N° 97. — 21 novembre 1901.

Grossissement : 240 diam.

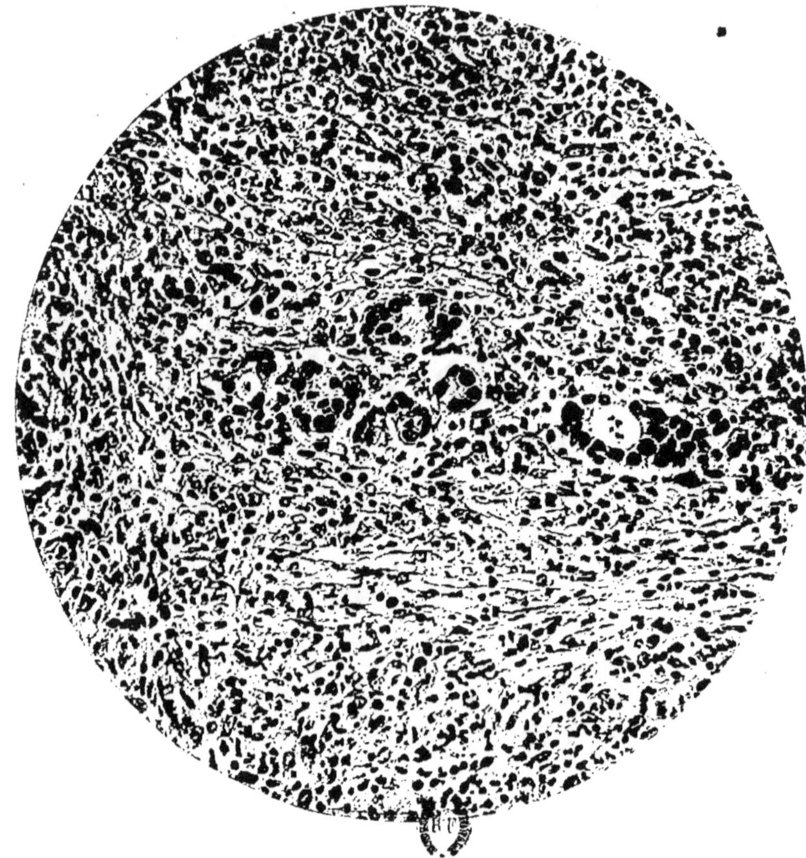

Fig. 132. — Même cas.

Cancer de l'estomac. — Noyau cancéreux massif de la surface de l'épiploon. — Abondance
de leucocytes polynucléaires. — Les épithéliums sont en petit nombre. — Le processus
inflammatoire simple est ici plus intense que le processus néoplasique, qu'il précède.

N° 97. — 21 novembre 1901.

Grossissement : 300 diam.

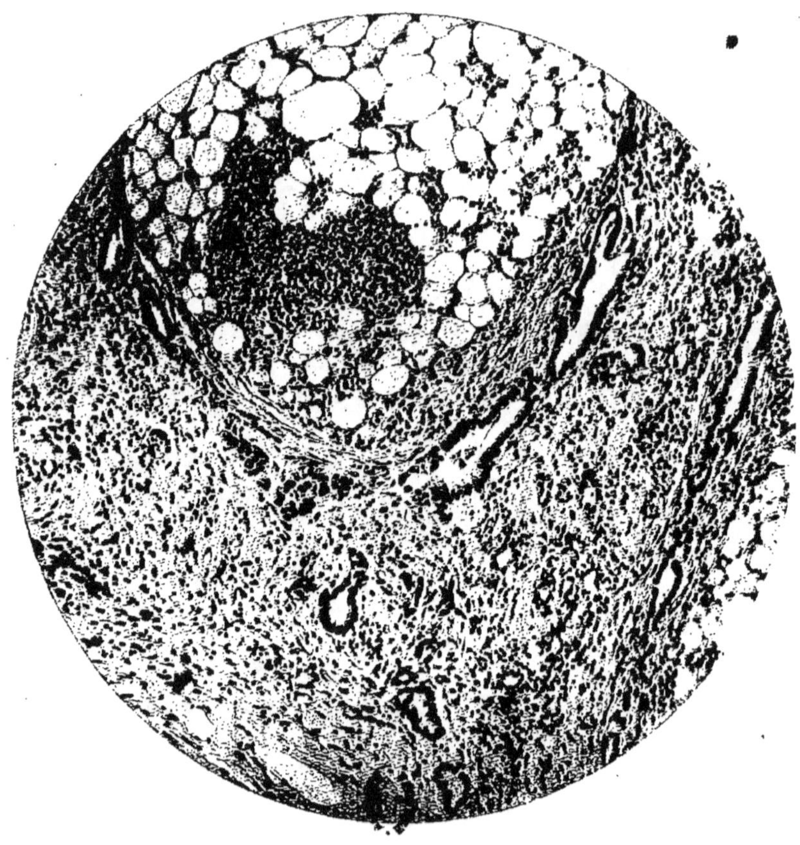

Fig. 133. — Cancer de l'estomac.

Généralisation à l'épiploon. — On remarque qu'au niveau du lobule adipeux, en haut de la figure, le processus inflammatoire précède l'invasion du processus néoplasique.

N° 789. — 27 décembre 1900.

Grossissement : 120 diam.

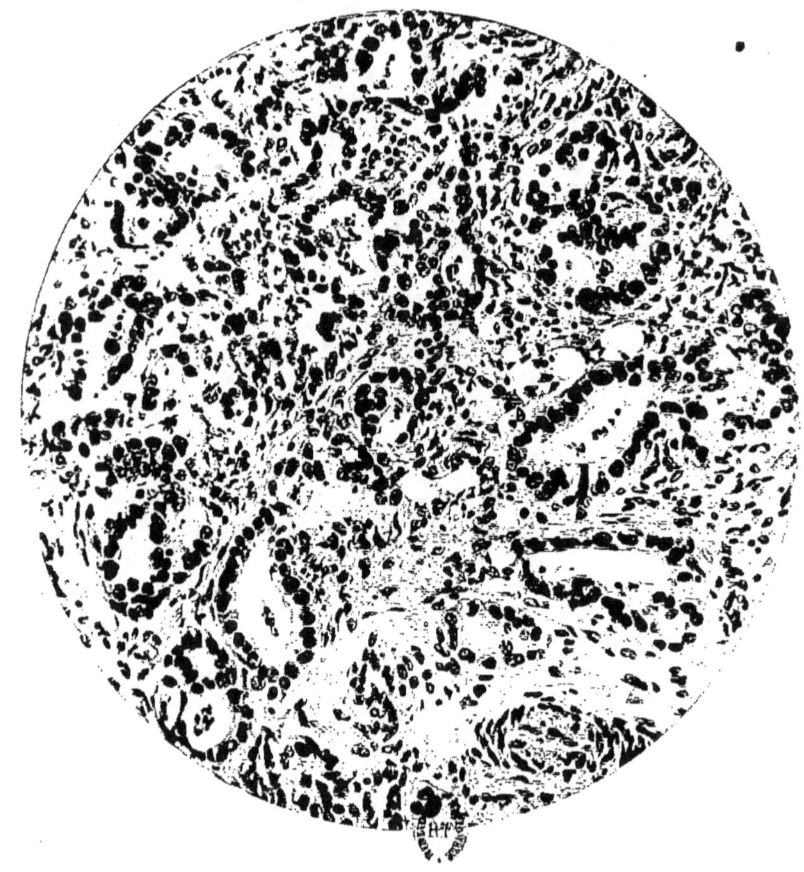

Fig. 134. — Même cas.

Cancer de l'estomac. Généralisation à l'épiploon. — Noyau cancéreux massif. — Il y a eu néoformation concomitante de tissu fibreux et des cellules épithéliales.

N° 789. — 27 décembre 1900.

Grossissement : 270 diam.

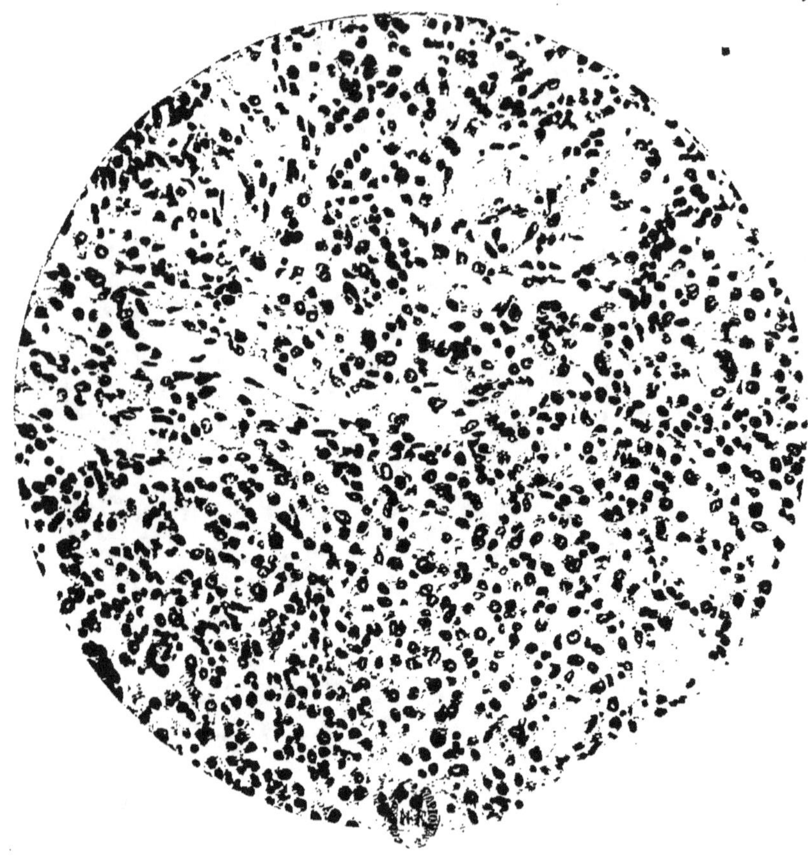

FIG. 135. — CANCER DE L'OVAIRE.

Très petit noyau secondaire de l'épiploon. — Contrairement à ce que l'on observe dans la fig. 134, qui est un point atteint de cancer confirmé, on ne voit fig. 135 aucune différenciation de tissus pouvant permettre de soupçonner que la tumeur originale est un cancer de l'ovaire.

N° 602. — 11 novembre 1902.

Grossissement : 300 diam.

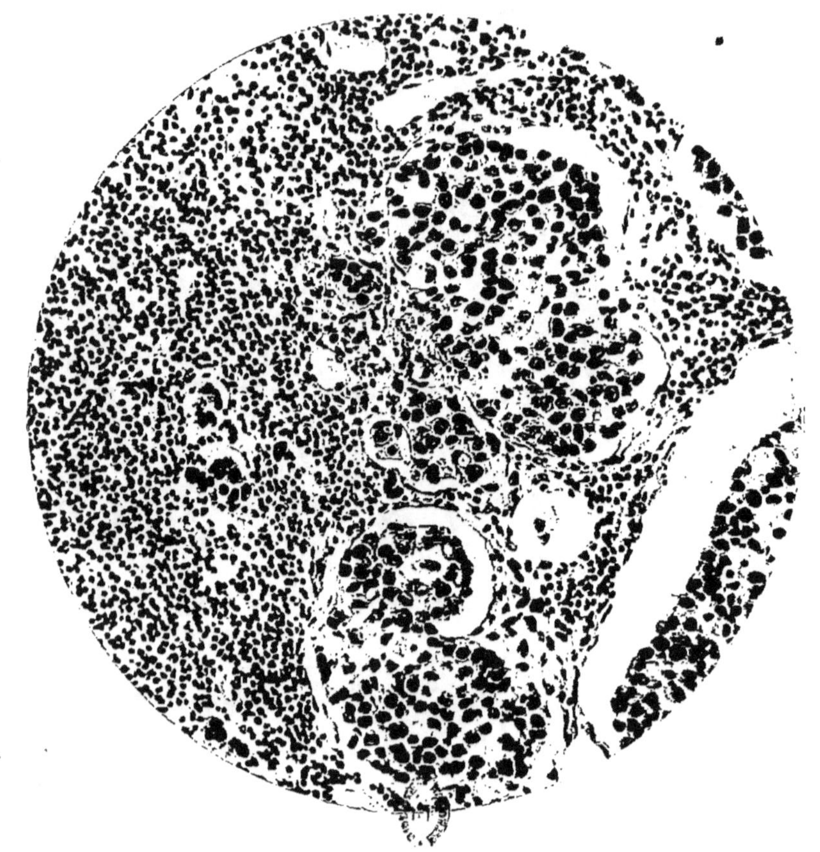

Ganglion lymphatique de l'épiploon au début de l'infiltration néoplasique.

N° 318. — 26 janvier 1904.

Grossissement : 250 diam.

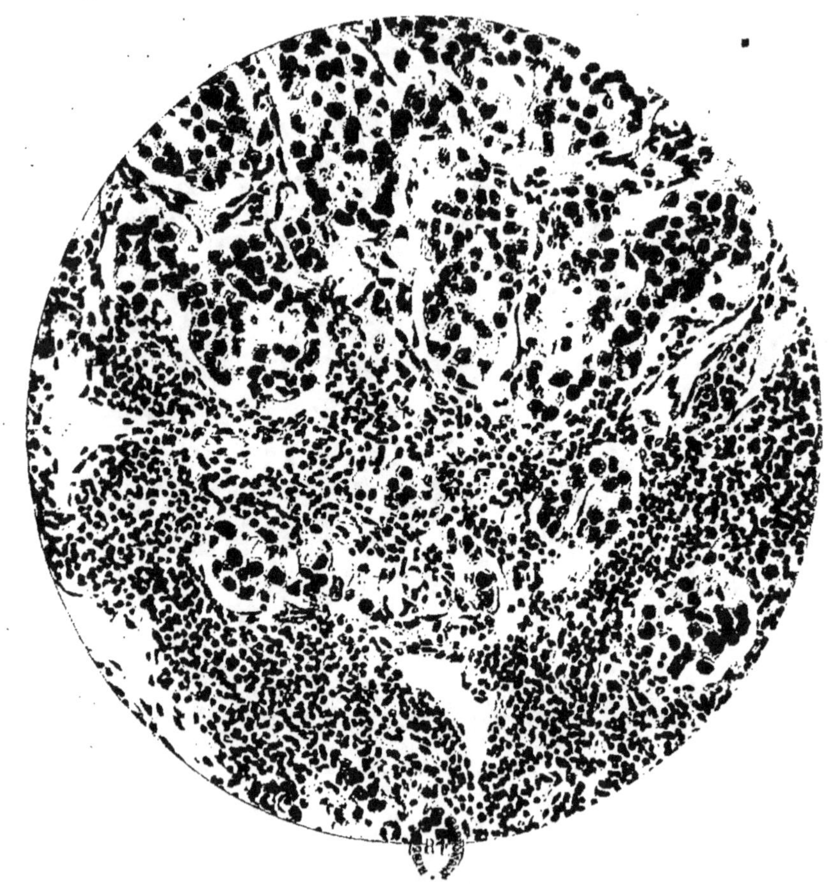

Fig. 137. — Même cas.

Cancer de l'estomac. — Ganglion lymphatique de l'épiploon
au début de l'infiltration néoplasique.

N° 318. — 26 janvier 1904.

Grossissement : 270 diam.

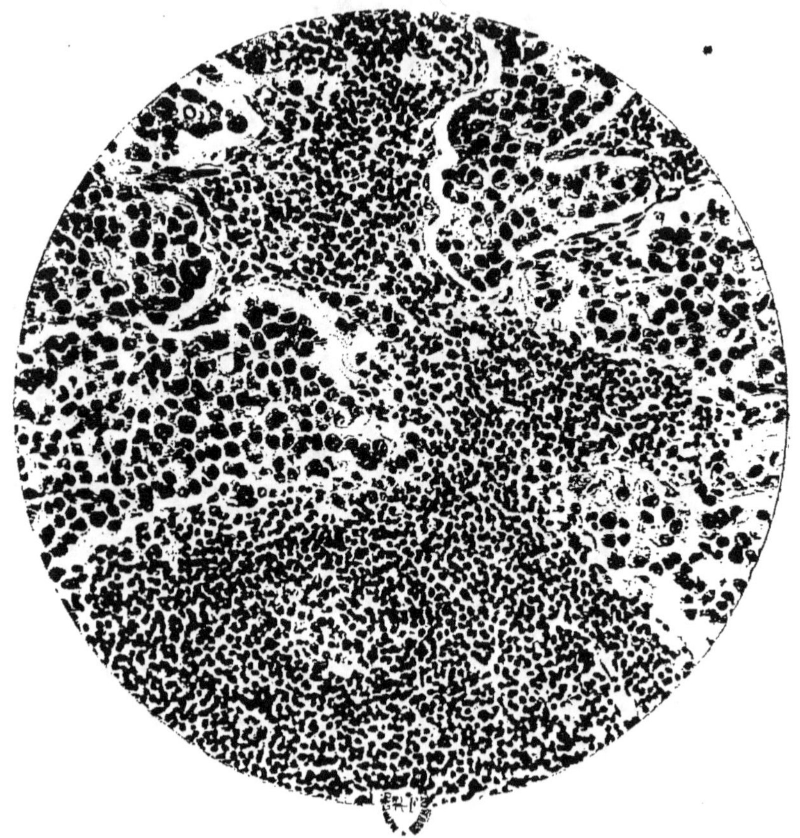

Fig. 138. — Même cas.

Cancer de l'estomac. — Ganglion lymphatique de l'épiploon
au début de l'infiltration néoplasique.

N° 318. — 26 janvier 1904.

Grossissement : 270 diam.

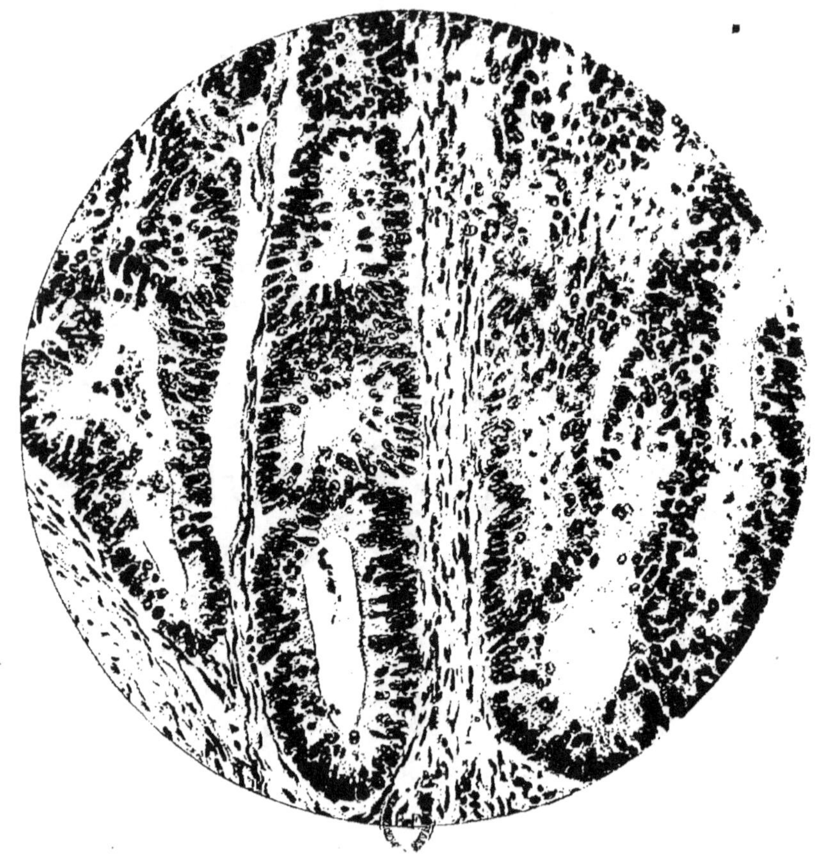

Fig. 139. — Cancer du rectum.

Épithélioma cylindrique. — Couche profonde de la muqueuse, prolifération
des épithéliums dans les culs-de-sac glandulaires.

N° 981. — 8 août 1901.

Grossissement : 250 diam.

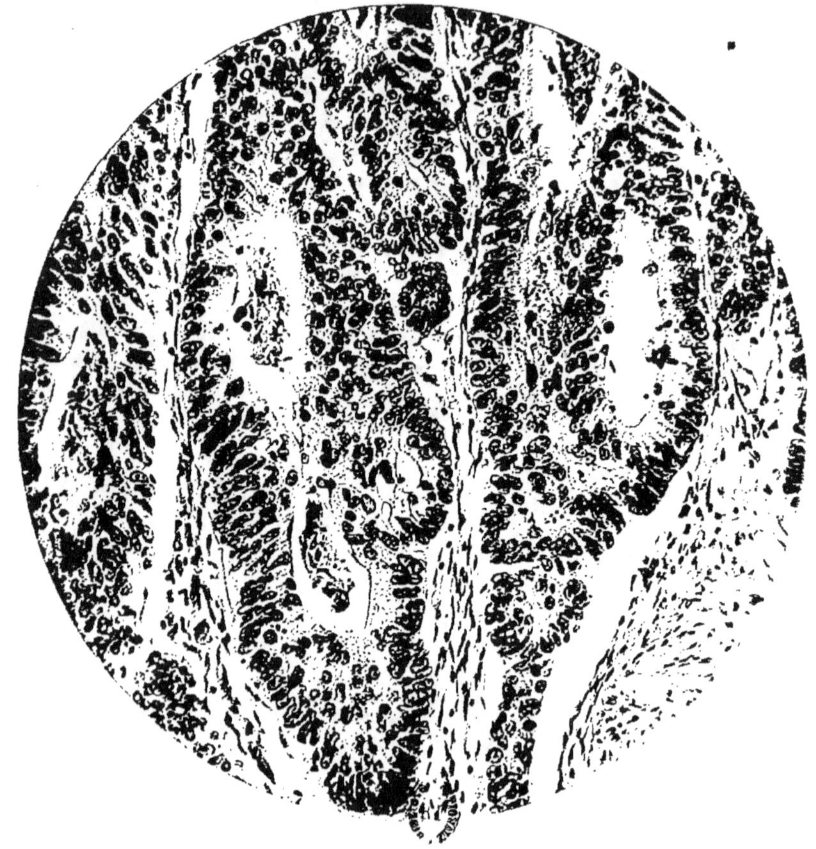

Fig. 140. — Même pièce que la fig. 139.

Cancer du rectum. — Épithélioma cylindrique. — Couche profonde de la muqueuse.
Degré plus avancé d'altération des culs-de-sac glandulaires.

N° 981. — 8 août 1901.

Grossissement : 250 diam.

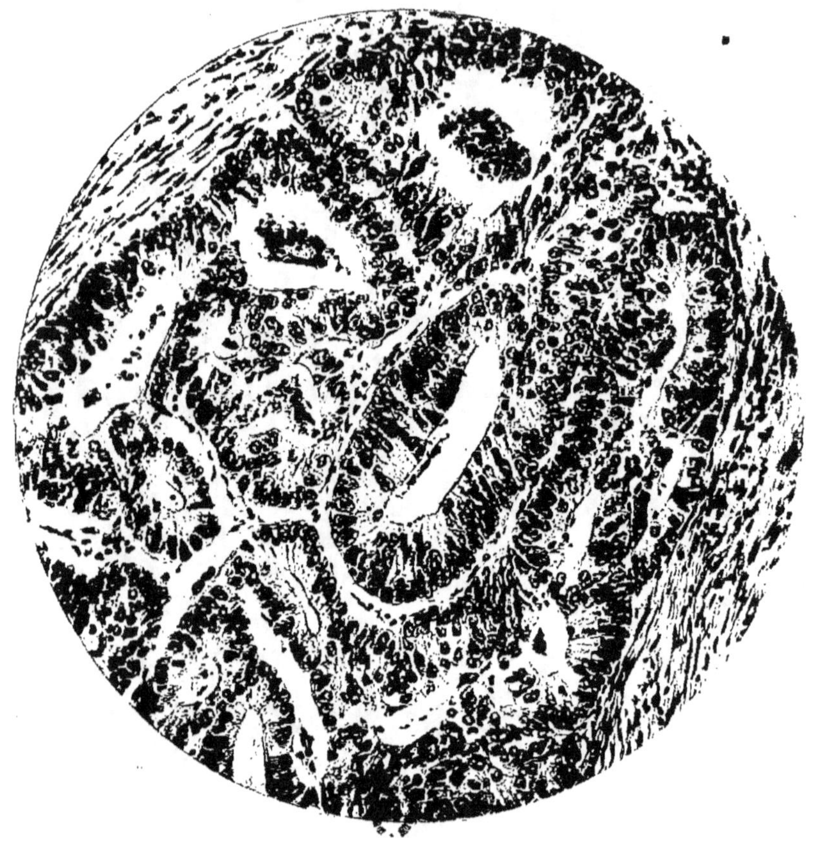

Cancer du rectum, épithélioma cylindrique. Point cancéreux typique où les cellules épithéliales s'infiltrent en boyaux sinueux dans le tissu ambiant.

N° 981. — 8 août 1901.

Grossissement : 250 diam.

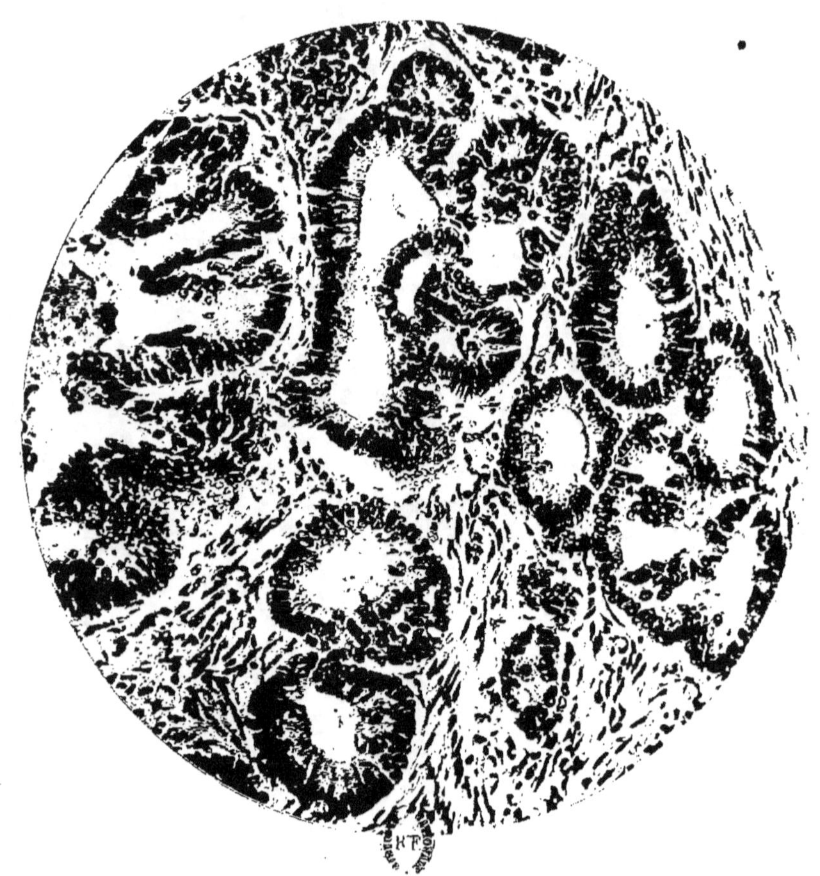

Fig. 142. — Cancer du rectum.

Épithélioma cylindrique.
Envahissement de la musculeuse qui est œdématiée et épaissie.

N° 702. — 10 décembre 1900.

Grossissement : 250 diam.

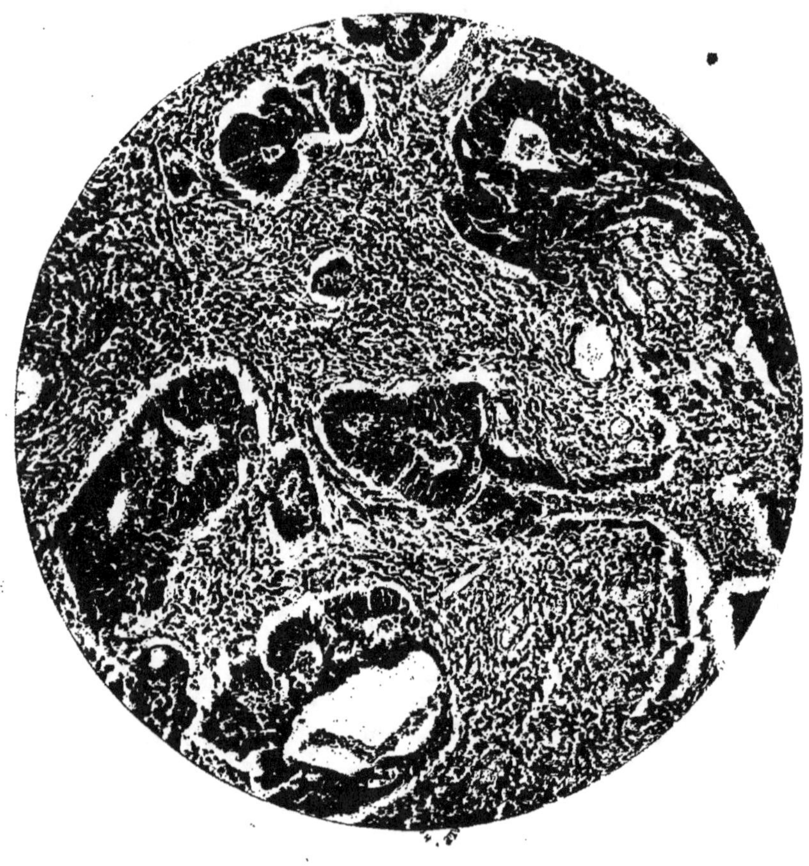

Fig. 143. — Cancer du rectum.

Épithélioma cylindrique. — Tumeur volumineuse et à forme scléreuse. — Point éloigné du foyer primitif; on remarquera que le processus inflammatoire simple et la néoformation du tissu conjonctif l'emportent sur la néoformation épithéliale.

Nº 351. — 12 février 1904.

Grossissement : 140 diam.

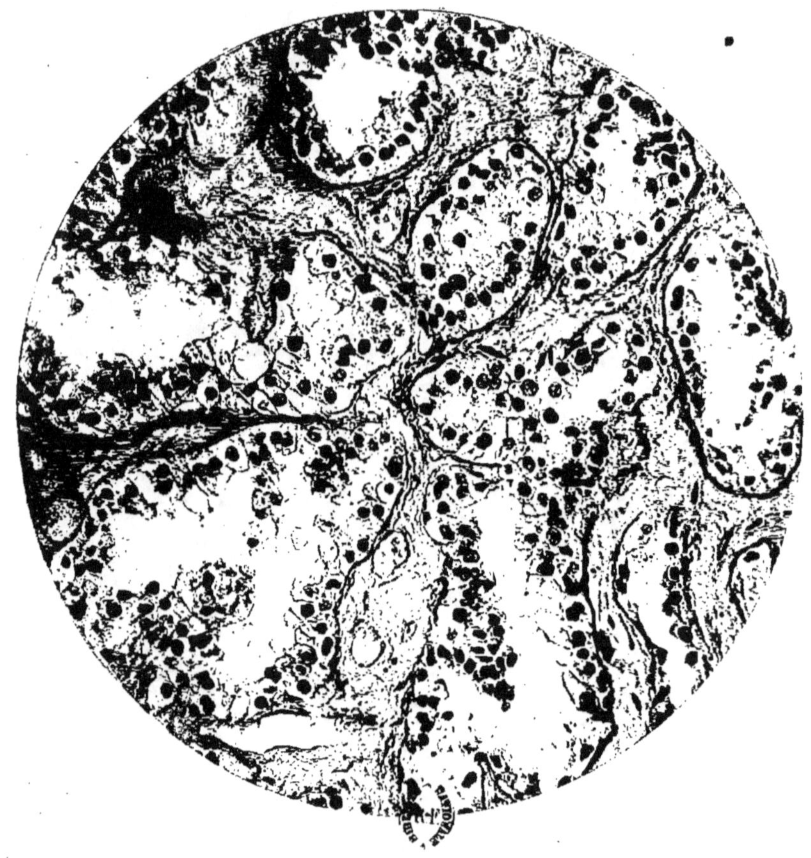

Fig. 144. — Cancer de l'ovaire.

Cas généralisé à tout le péritoine. — Coupe du péritoine cancéreux.
Alvéoles épithéliaux à parois fibreuses bien délimitées.

N° 345. — 16 février 1904.

Grossissement : 250 diam.

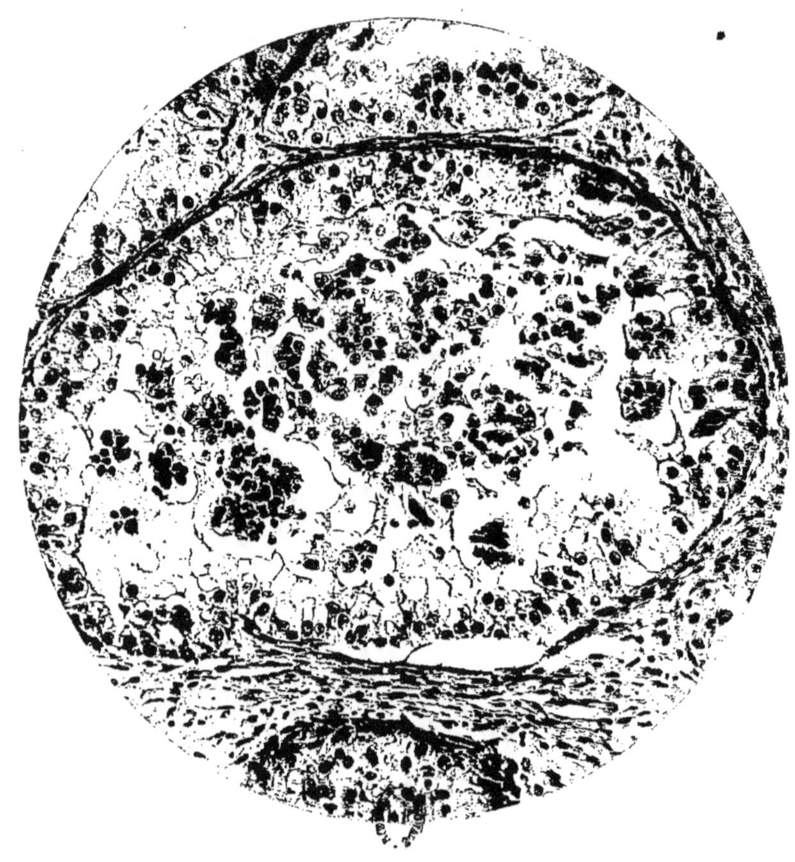

Fig. 145. — Même cas.

Cancer de l'ovaire généralisé à tout le péritoine.
Grands alvéoles à contenu mucoïde, avec groupes de cellules épithéliales agglomérées
et libres dans le centre des alvéoles.

N° 345. — 16 février 1904.

Grossissement : 250 diam.

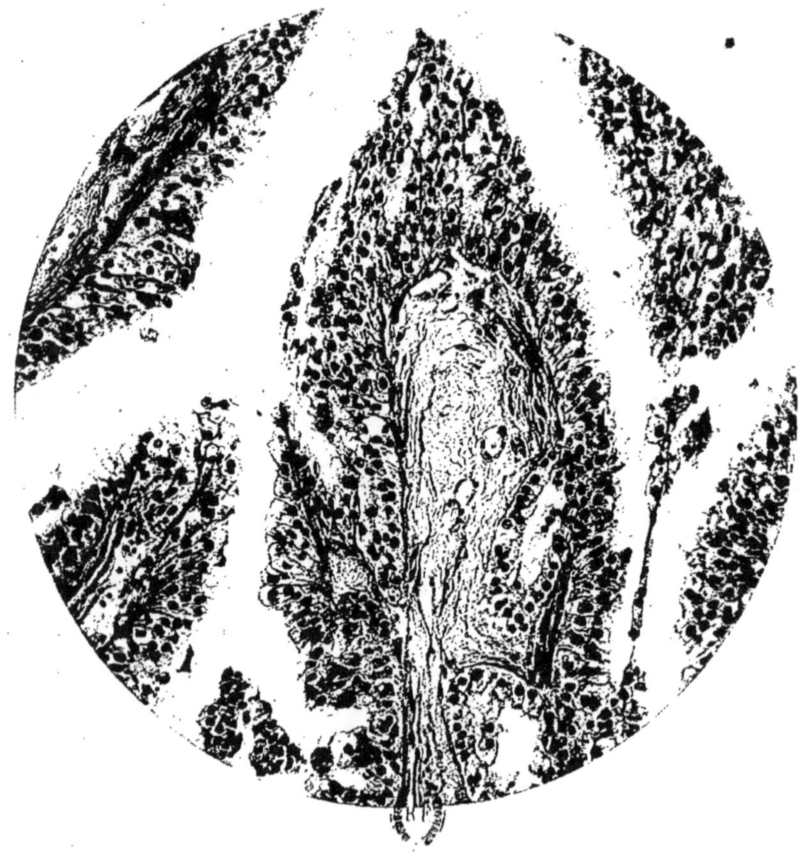

Fig. 146. — Même cas.

Cancer de l'ovaire, généralisé à tout le péritoine. — Villosité du péritoine pariétal revêtue
d'épithélium cylindrique stratifié. — Il faut comparer les fig. 144, 145, 146 et 147
pour bien juger du polymorphisme de ce néoplasme.

N° 345. — 16 février 1904.

Grossissement : 170 diam.

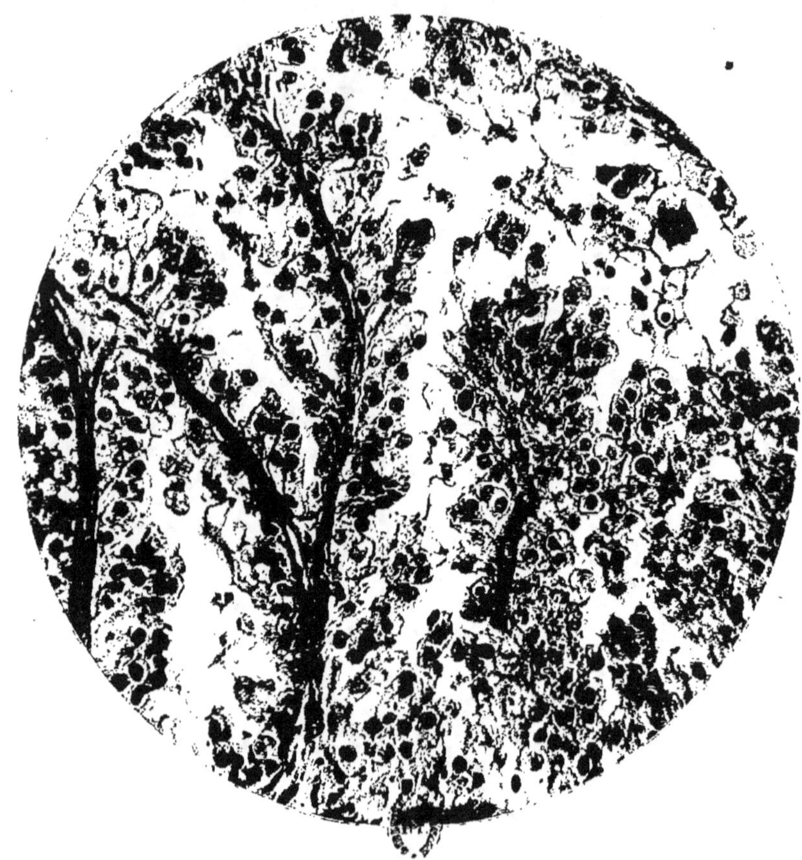

Cancer de l'ovaire généralisé à tout le péritoine. — Végétations villeuses microscopiques
et arborescentes. (Voir fig. 144. 145 et 146.)

N° 345. — 16 février 1904.

Grossissement : 240 diam.

Petit anévrysme faux consécutif d'une branche perforante de l'artère mammaire interne
chez un homme, d'origine traumatique. — La structure ne diffère pas
de celle des fibromes angiomateux et des lymphangiomes.

N° 349. — 12 février 1904.

Grossissement : 16 diam.

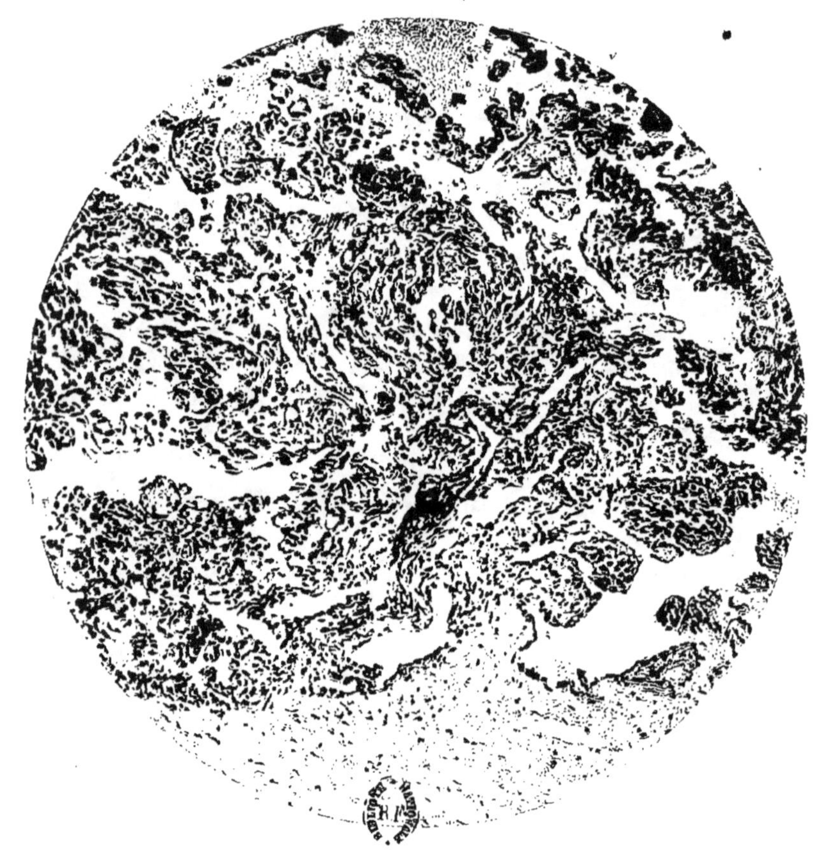

Anévrysme thoracique sous-cutané faux consécutif. — Travées fibreuses
divisant le sac anévrysmal.

N° 349.   12 février 1903.

Grossissement : 140 diam.

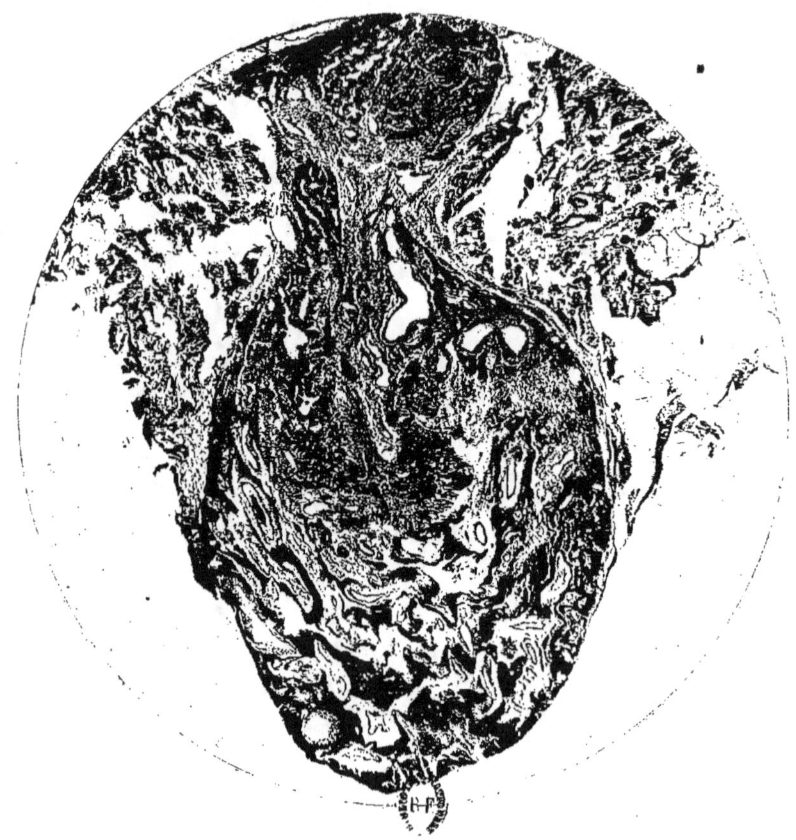

Fig. 150.

Fibrome douloureux sous-cutané du poignet d'origine traumatique.
Vue d'ensemble.

Consultation externe. — 22 décembre 1903.

Grossissement : 25 diam.

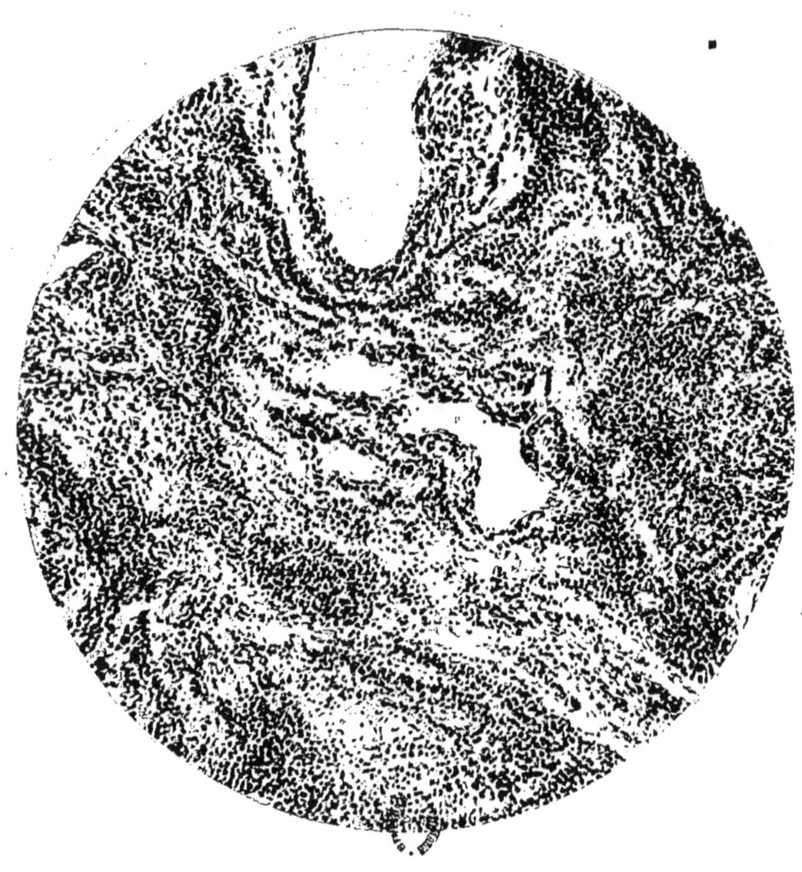

Fig. 151. — Même pièce que la fig. 150.

Fibrome douloureux sous-cutané du poignet (région antérieure).
La figure ne montre que du tissu inflammatoire sans aucune particularité
permettant une différenciation.

Consultation externe. — 22 décembre 1903.

Grossissement : 150 diam.

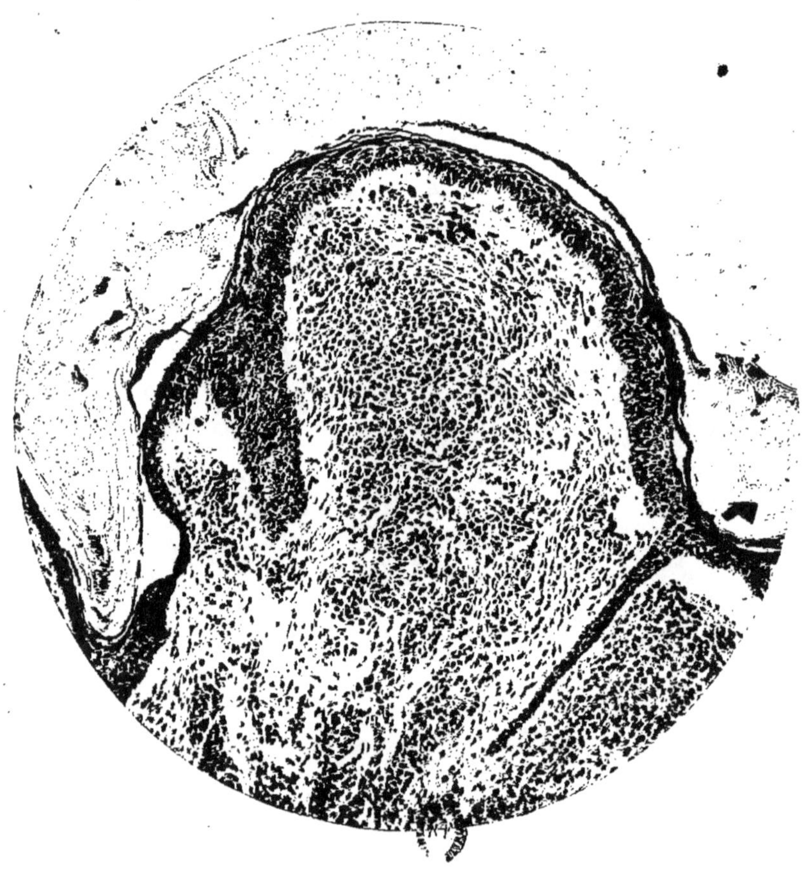

Fig. 152.

Dermite pigmentaire envahissante et hypertrophique de la nuque, d'une surface de près
d'un décimètre carré, chez un enfant. Papille cutanée hypertrophiée.
On voit près de l'épiderme des grains irréguliers de pigment noirâtre.

N° 400. — 18 mars 1904.

Grossissement : 125 diam.

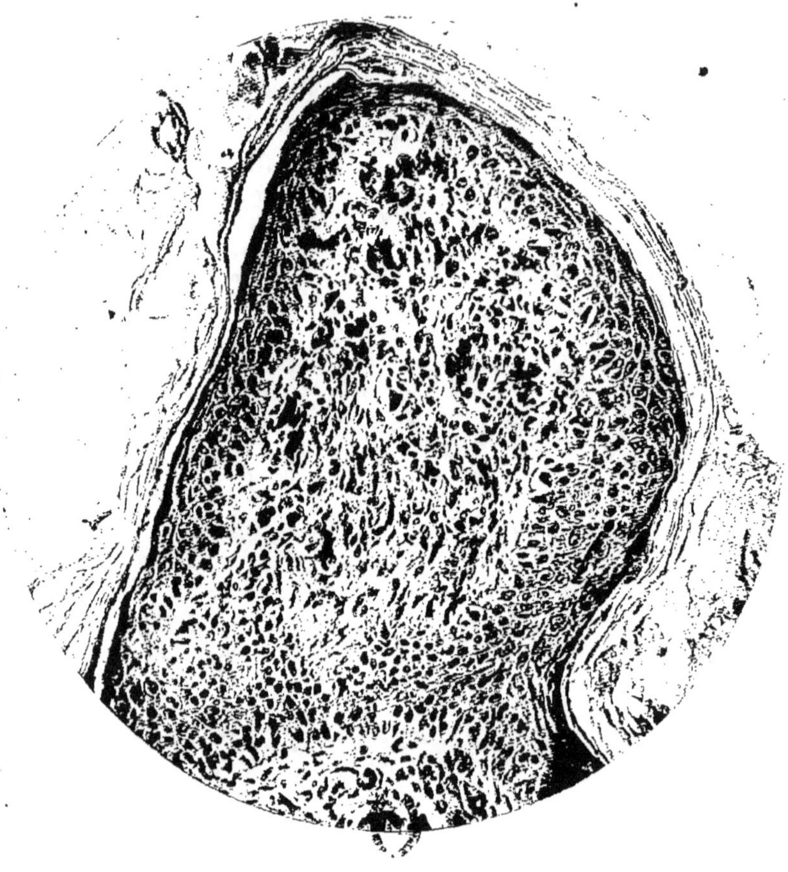

Fig. 153. — Même cas.

Dermite pigmentaire envahissante hypertrophique de la nuque.
Nombreux grains de pigments.

N° 400. — 18 mars 1904.

Grossissement : 250 diam.

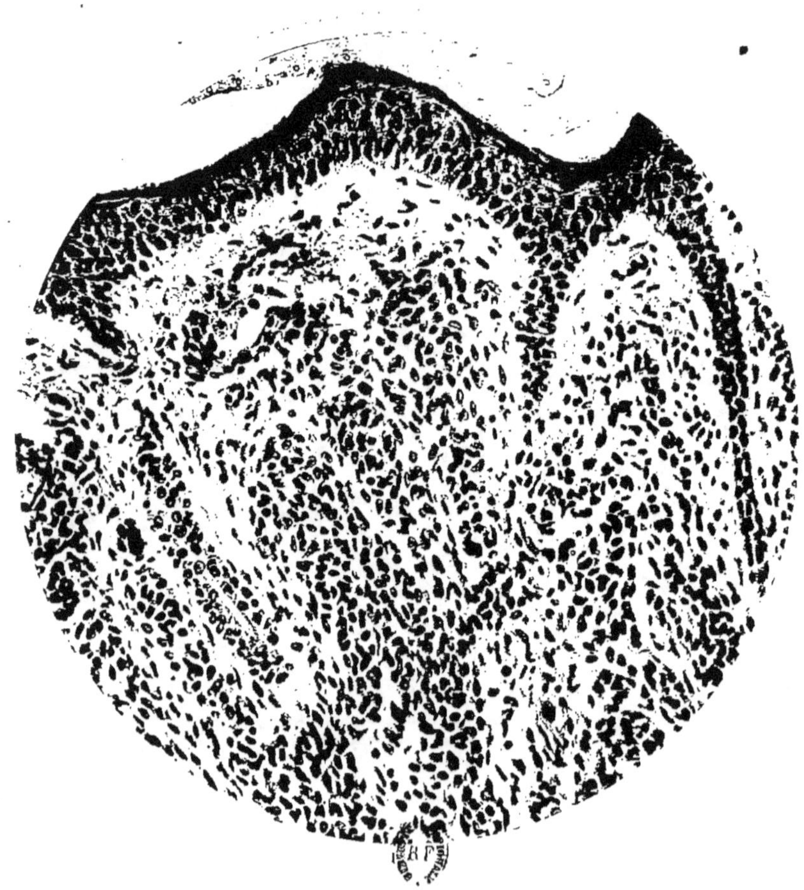

Fig. 154. — Même cas.

Dermite pigmentaire envahissante hypertrophique de la nuque.
Grains de pigment superficiel.
Le derme présente le même aspect que s'il était infiltré par un néoplasme malin.

N° 400. — 18 mars 1904.

Grossissement : 270 diam.

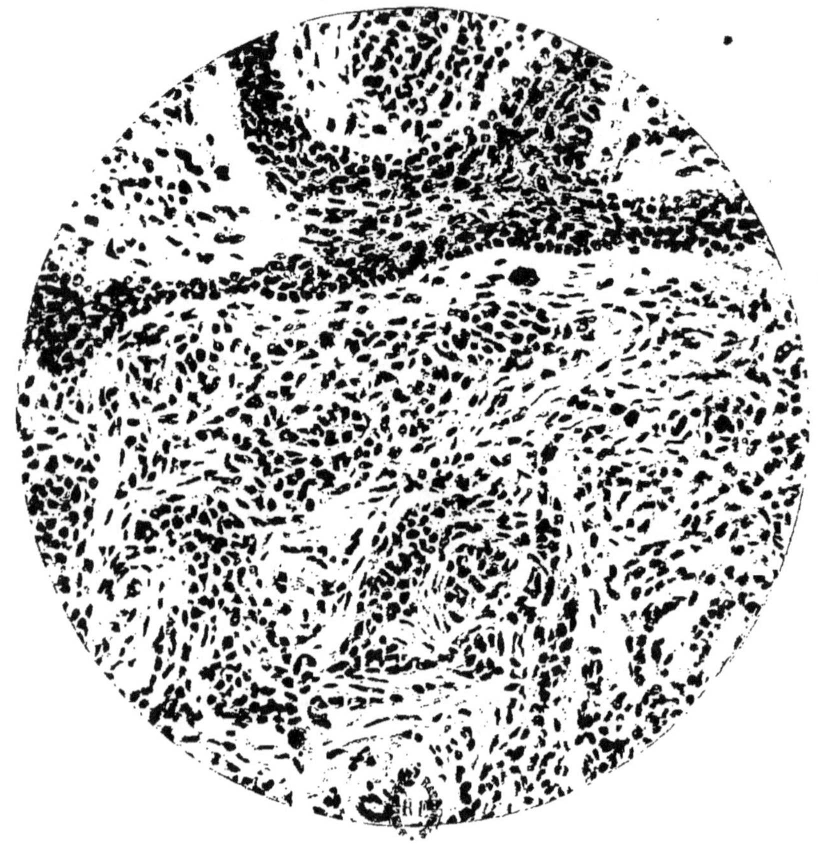

Fig. 155. — Même cas.

Dermite pigmentaire envahissante hypertrophique de la nuque. — Couche sous-épithéliale.
Quelques grains de pigment profonds. — La partie profonde du derme présente le
même aspect que dans le cas d'envahissement par une tumeur maligne.

N° 400. — 18 mars 1904.

Grossissement ; 270 diam.

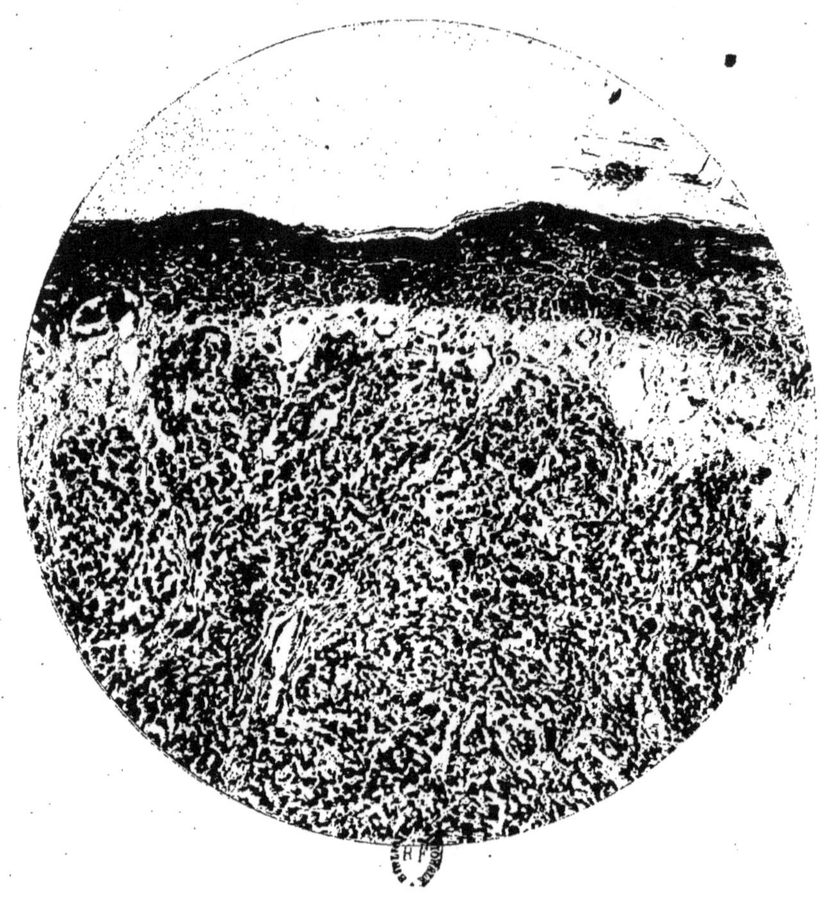

Fig. 156.

Sarcome mélanique sous-cutané de l'abdomen en voie de généralisation.
Grains pigmentaires superficiels.
Le tissu sarcomateux s'étend au voisinage de l'épiderme.

N° 402. — 18 mars 1904.

Grossissement : 170 diam.

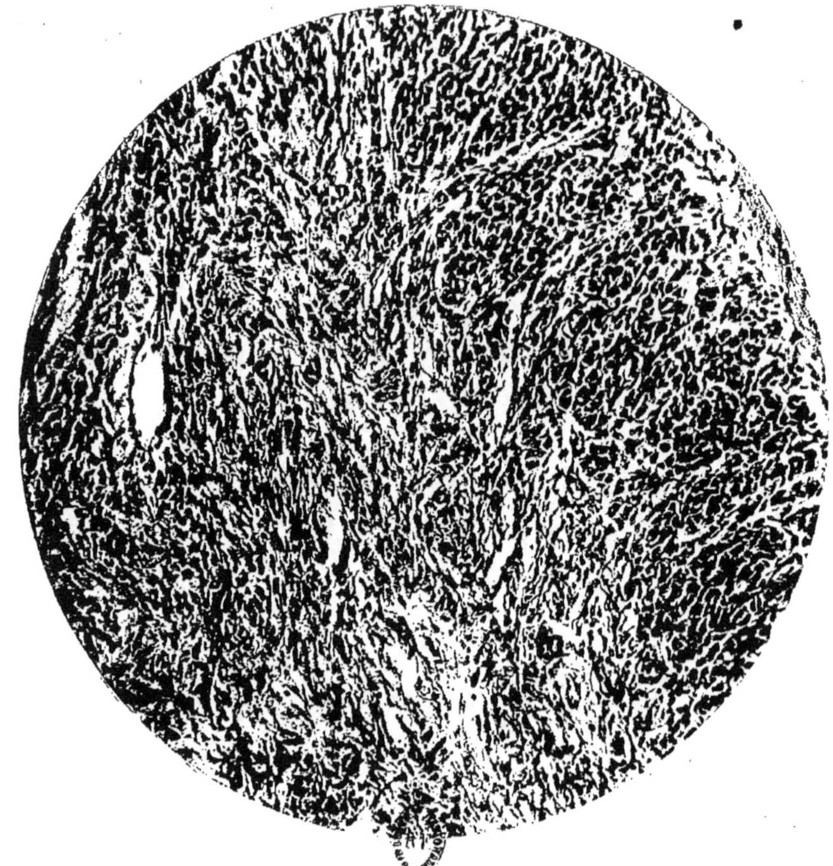

Fig. 157. — Même cas.

Sarcome mélanique sous-cutané de l'abdomen en voie de généralisation.
Couche sous-cutanée.
Tissu sarcomateux à disposition irrégulière.

N° 402. — 18 mars 1904.

Grossissement : 170 diam.

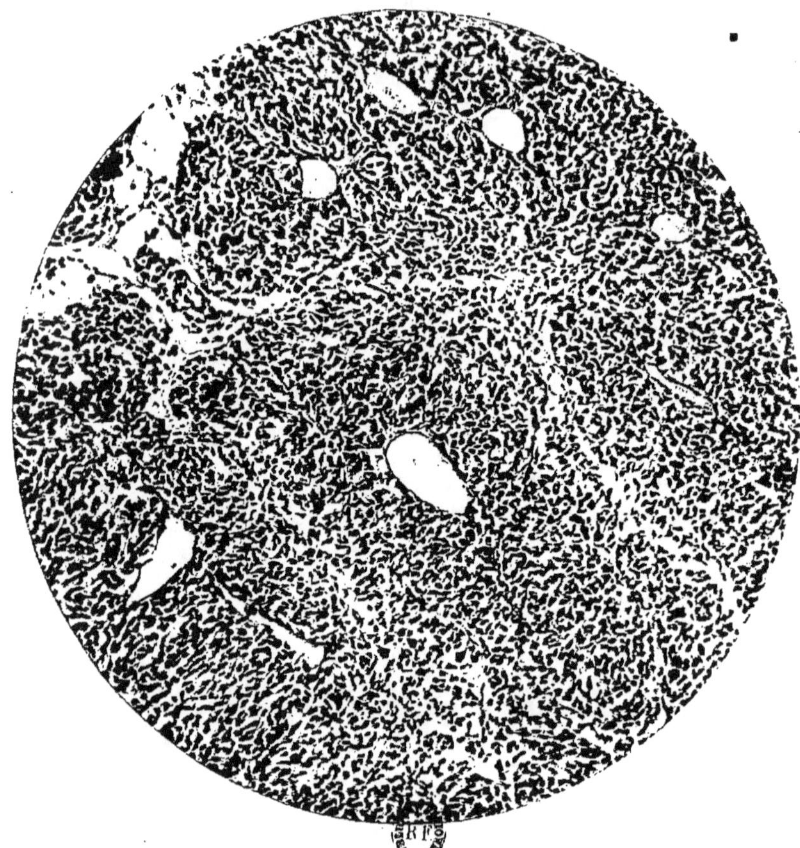

Fig. 158. — Même cas.

Sarcome mélanique sous-cutané de l'abdomen. — Ganglion infecté. — Tissu sarcomateux dont le groupement est analogue à celui des lobules glandulaires du foie.

N° 402. — 18 mars 1904.

Grossissement : 160 diam.

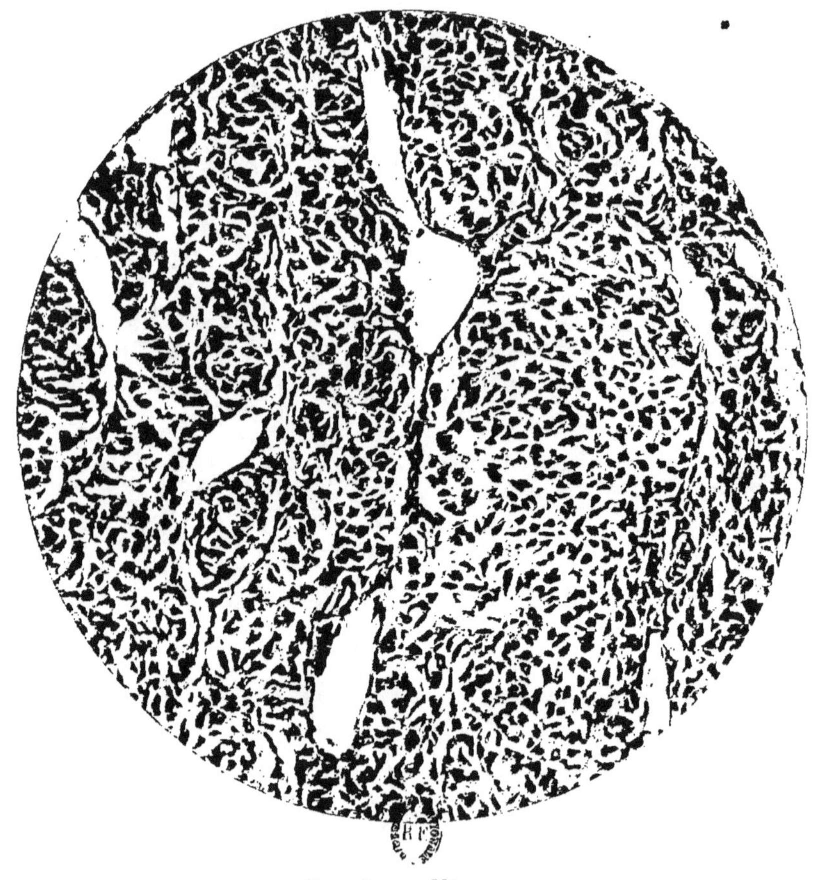

Fig. 159. — Même cas.

Sarcome mélanique sous-cutané de l'abdomen. — Cellules étoilées de type myxomateux.

Nº 402. — 18 mars 1904.

Grossissement : 300 diam.

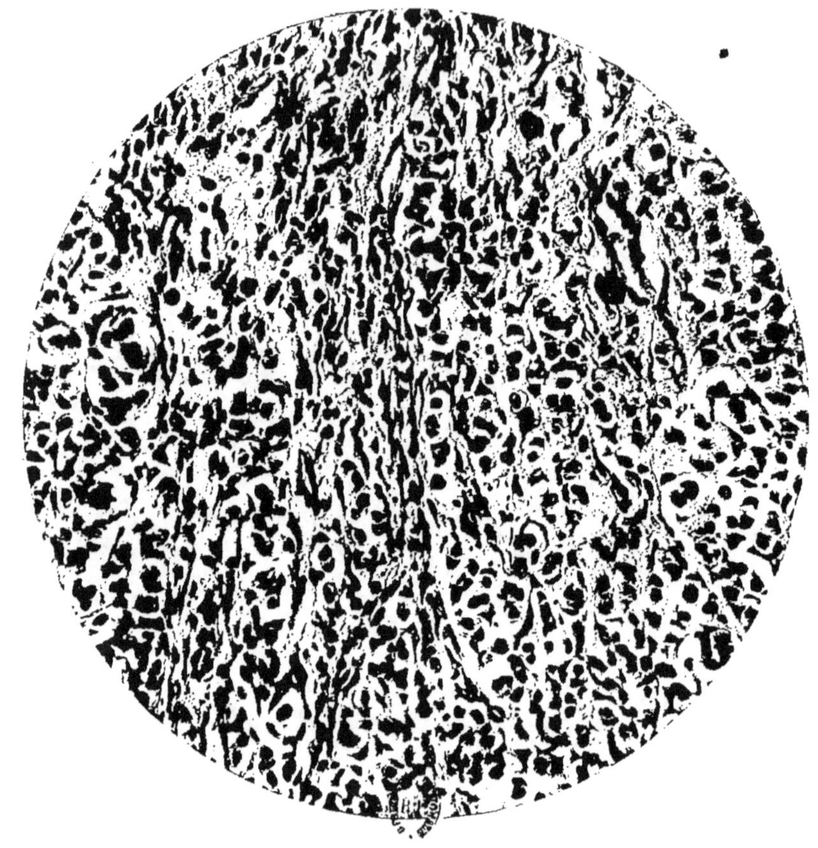

FIG. 160. — MÊME CAS.

Sarcome mélanique sous-cutané de l'abdomen. — Groupement de cellules
se rapprochant du type carcinomateux.

N° 402. — 18 mars 1904.

Grossissement : 300 diam.

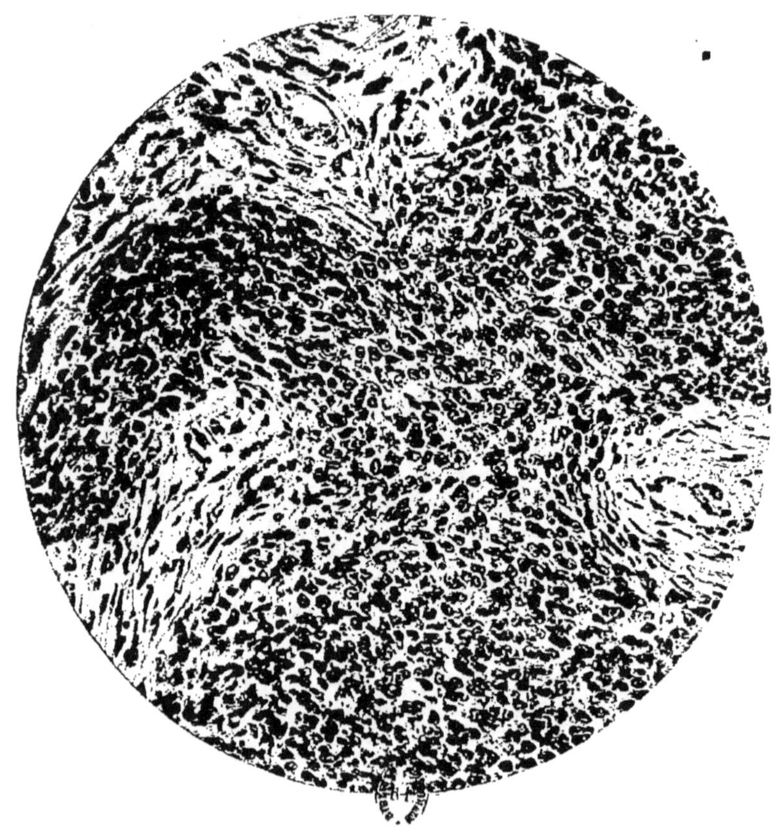

Fig. 161.

Sarcome musculaire du triceps brachial. — Deuxième récidive aiguë. — Lobules de petites cellules infiltrant des travées fibreuses.

N° 753. — 12 mars 1903.

Grossissement : 300 diam.

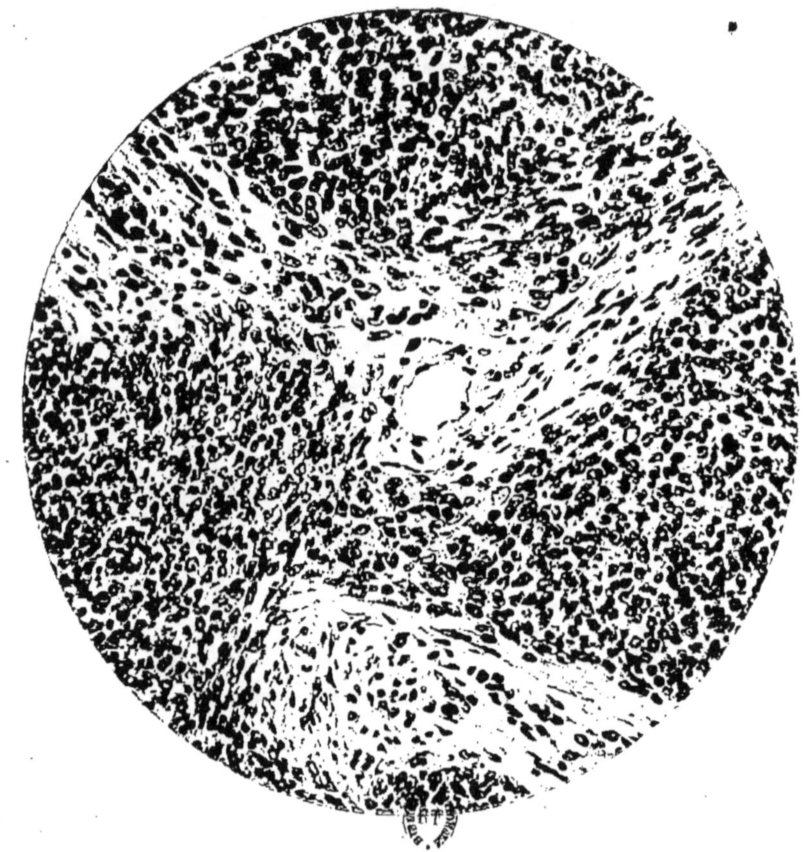

Fig. 162. — Même pièce.

Sarcome musculaire du triceps brachial. — Deuxième récidive aiguë.
Foyer sous-cutané.

N° 753. — 12 mars 1903.

Grossissement : 3oo diam.

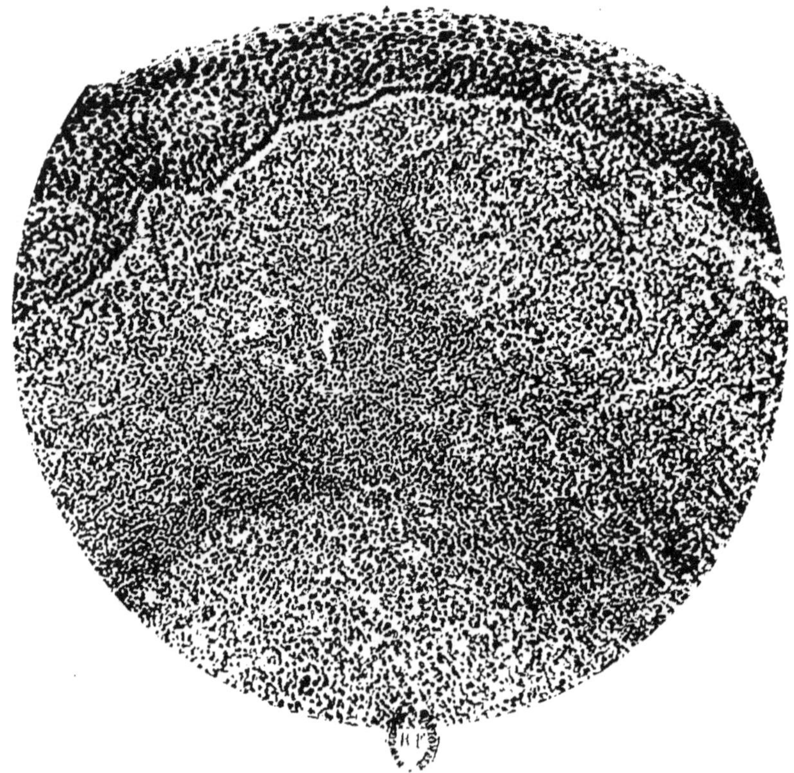

Fig. 163.

Lymphosarcome de l'amygdale avec infection ganglionnaire.
Partie saine de la surface de l'amygdale.

N° 642. — 10 décembre 1902.

Grossissement : 160 diam.

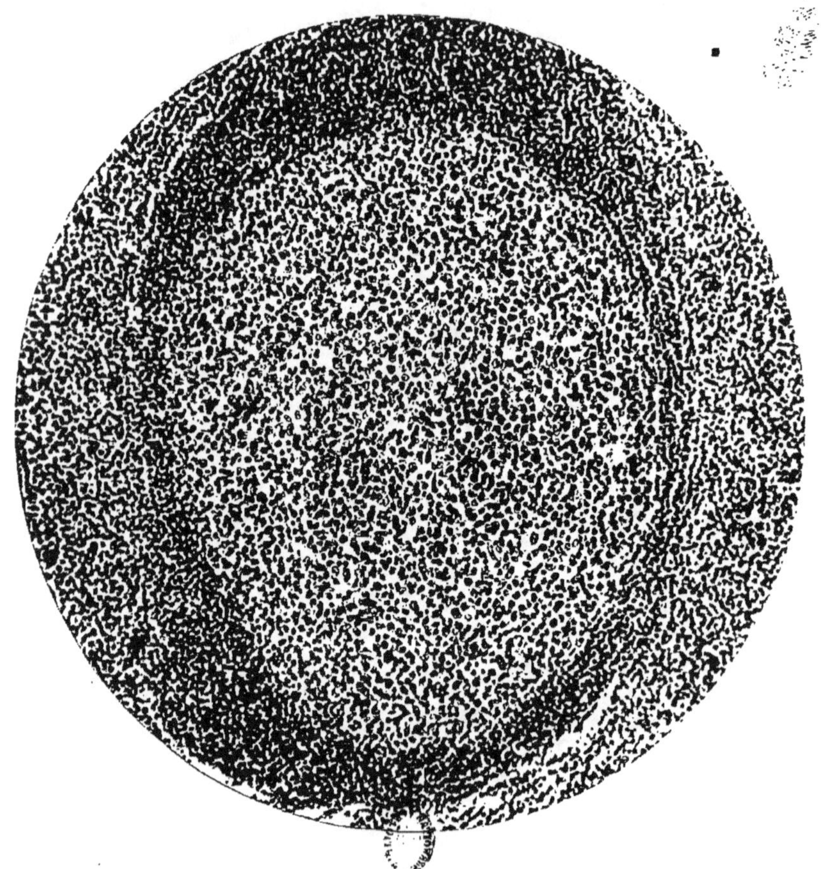

Fig. 164.   Même pièce.

Lymphosarcome de l'amygdale avec infection ganglionnaire.
Partie saine de l'amygdale. — Follicule lymphatique demeuré intact dans le voisinage
du foyer sarcomateux (Voir fig. 165).

N° 642. — 10 décembre 1902.

Grossissement : 200 diam.

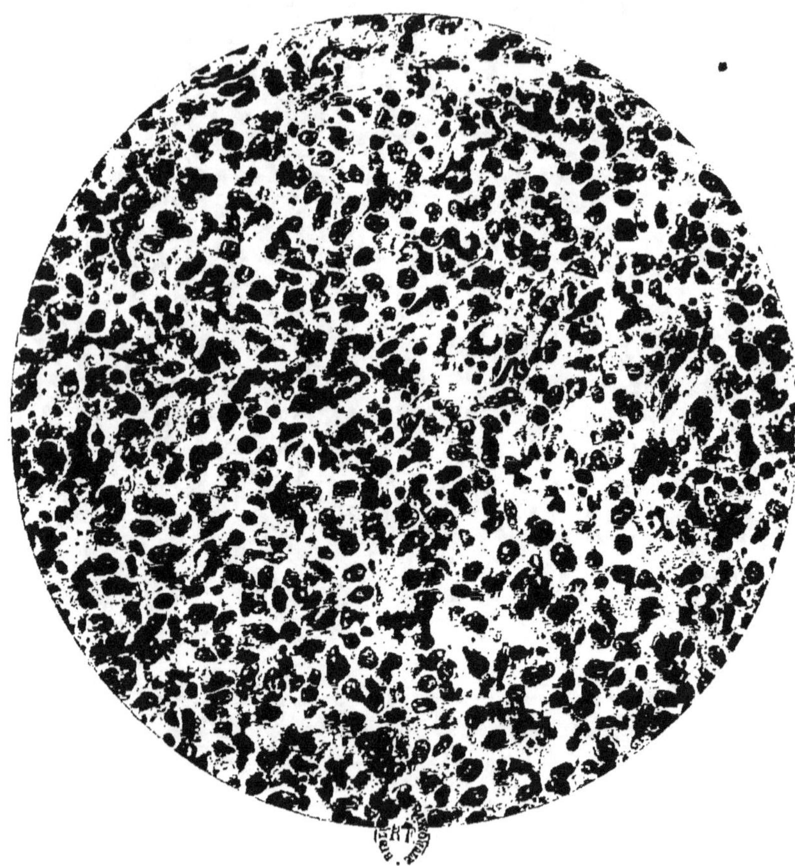

Fig. 165. — Même pièce.

Cancer de l'amygdale avec généralisation ganglionnaire. — Lymphosarcome. — Coupe
de la tumeur en un point voisin du follicule sain représenté fig. 164.

N° 642. — 10 décembre 1902.

Grossissement : 500 diam.

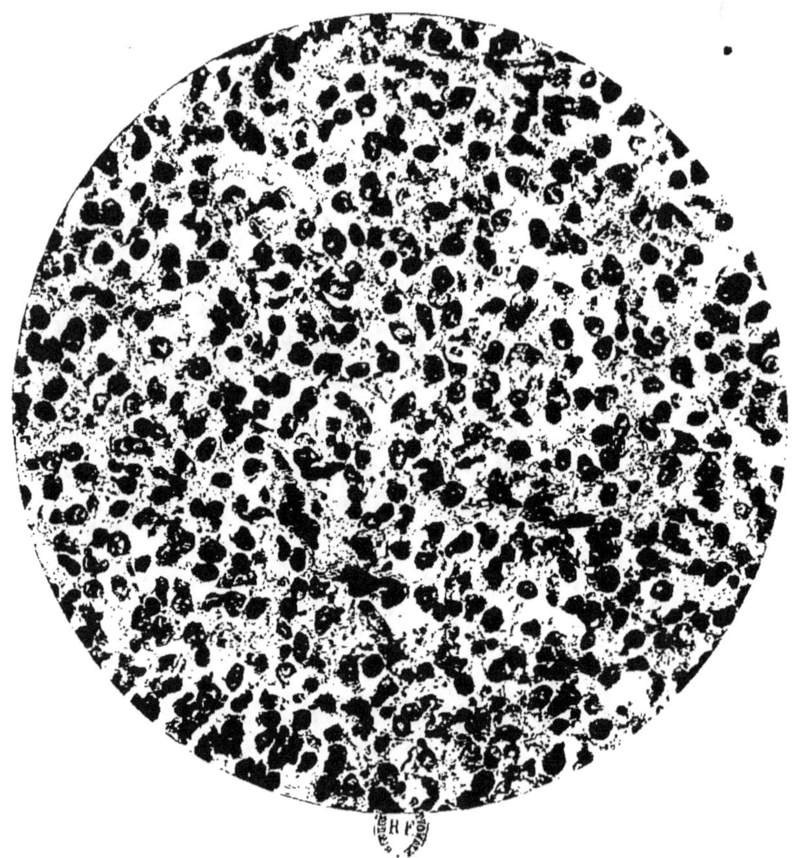

Fig. 166.   Même cas.

Cancer de l'amygdale avec généralisation ganglionnaire. — Lymphosarcome. — Coupe d'un
des ganglions dégénérés, montrant que le néoplasme y affecte le même type
que dans la tumeur primitive (Voir fig. 165).

N° 642. — 10 décembre 1902.

Grossissement : 500 diam.

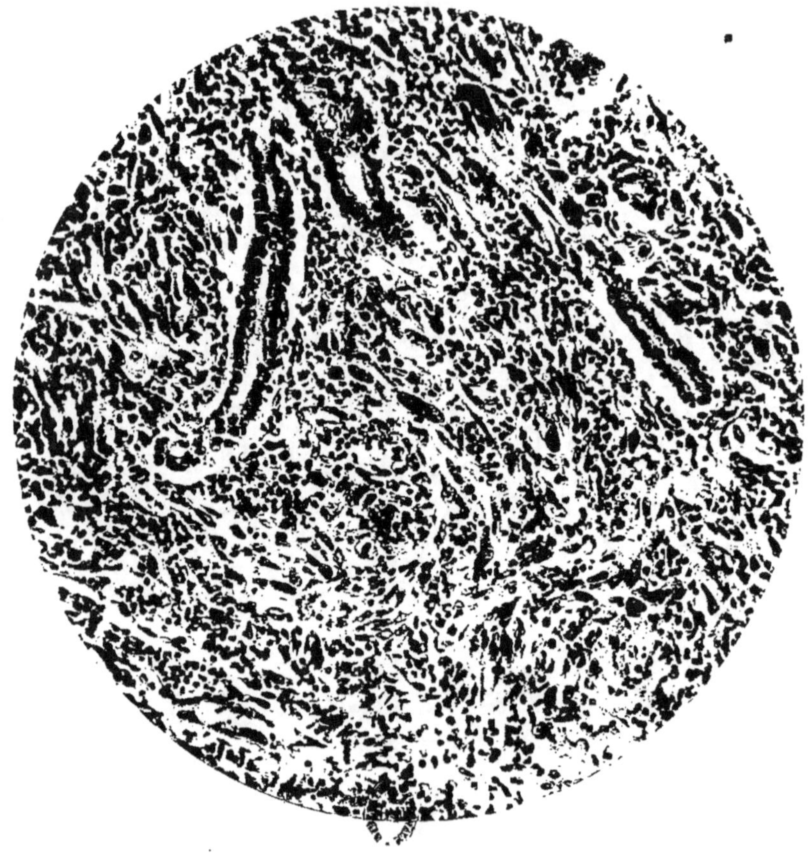

FIG. 167.

Sarcome primitif de l'estomac généralisé, avec noyaux secondaires exclusivement
sarcomateux et sans trace d'éléments épithéliaux.
Envahissement de la muqueuse par le tissu sarcomateux.

N° 743. — 3 novembre 1903.

Grossissement : 250 diam.

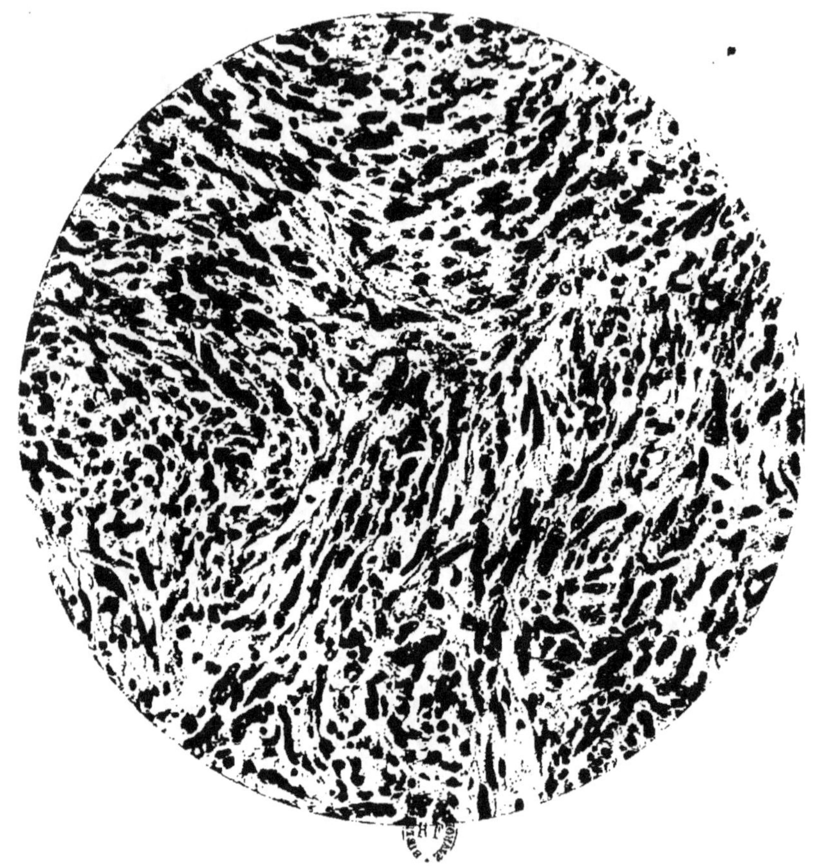

Fig. 168.   Même coupe.

Sarcome primitif de l'estomac. Pylorectomie. Point franchement sarcomateux,
distant de quelques millimètres du point représenté fig. 167.

N° 743.   3 novembre 1903.

Grossissement : 300 diam.

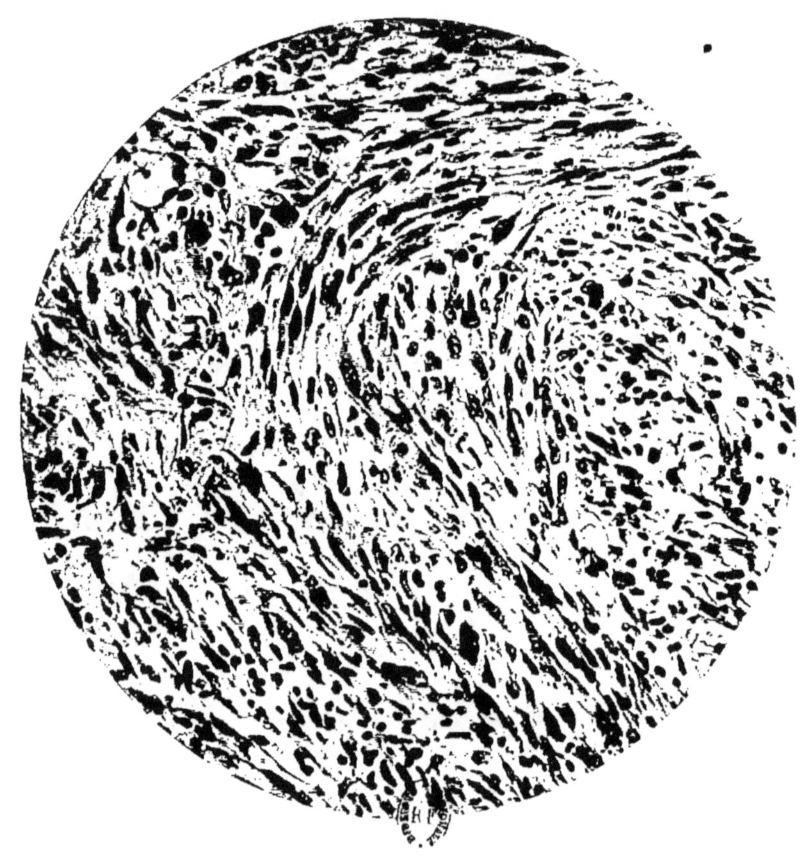

Fig. 169. — Même cas.

Sarcome primitif de l'estomac. — Pylorectomie. — Coupe de la tumeur
en un point assez éloigné du précédent.

N° 743. — 3 novembre 1903.

Grossissement : 300 diam.

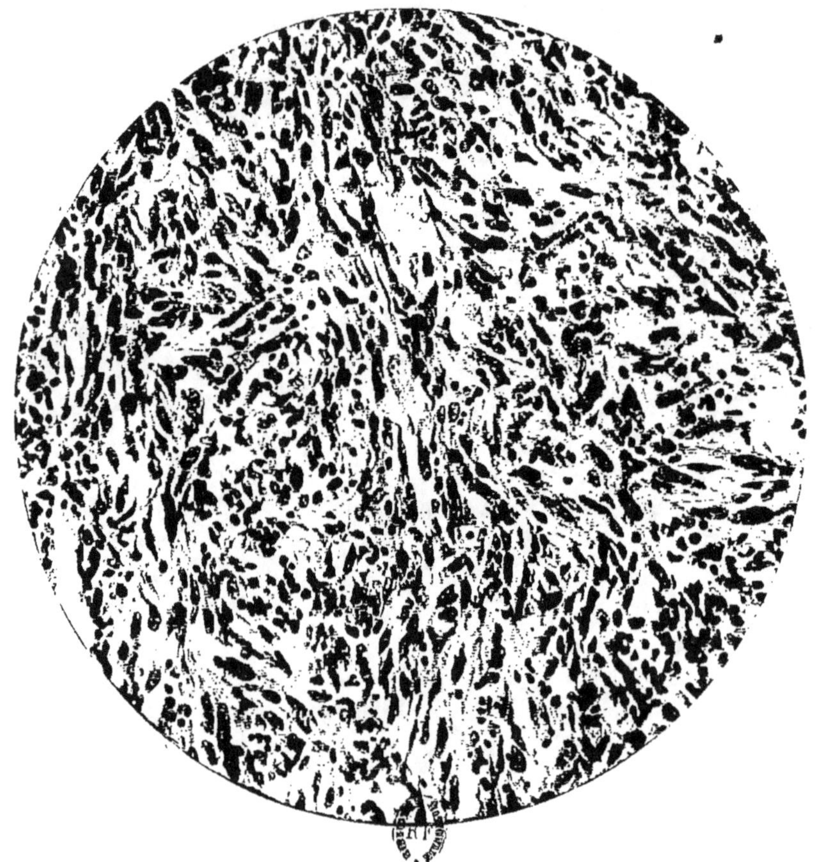

Fig. 170. — Même cas.

Sarcome primitif de l'estomac. — Récidive dans la cicatrice de l'incision cutanée.
Coupe d'un fragment prélevé avec anesthésie locale pour l'examen histologique.
La coupe représente un sarcome typique.

N° 234, ancien 743.

Grossissement : 300 diam.

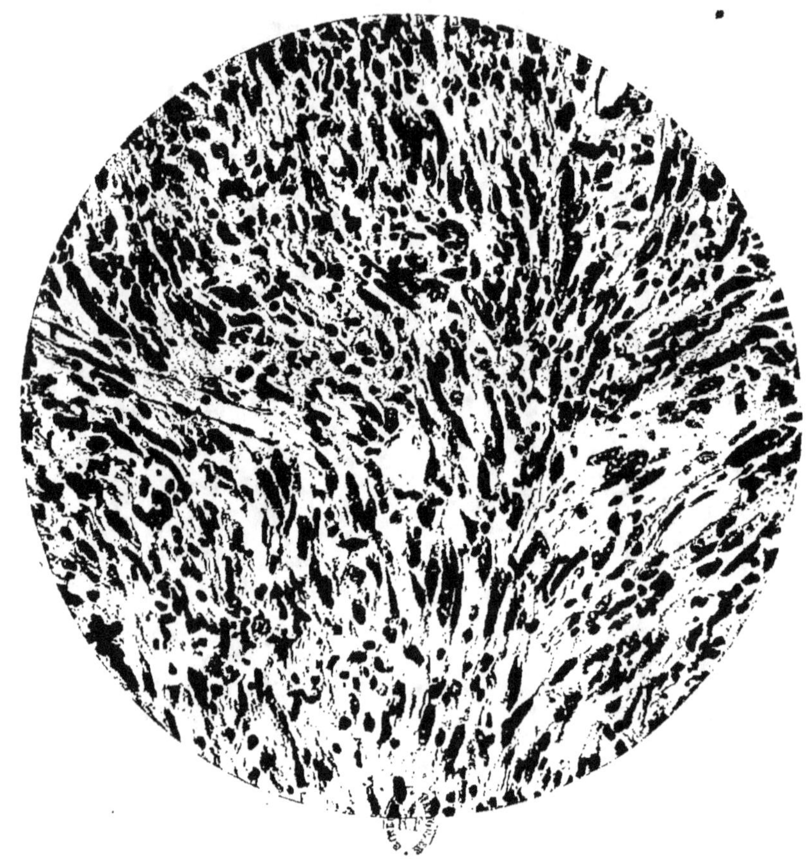

Fig. 171. — Même cas. (Voir fig. 168 à 170.)

Sarcome primitif de l'estomac récidivé localement et dans la paroi abdominale.
Deuxième opération. — Sarcome typique.

N° 329, anciennement 234 et 743. — 11 février 1903.

Grossissement : 300 diam.

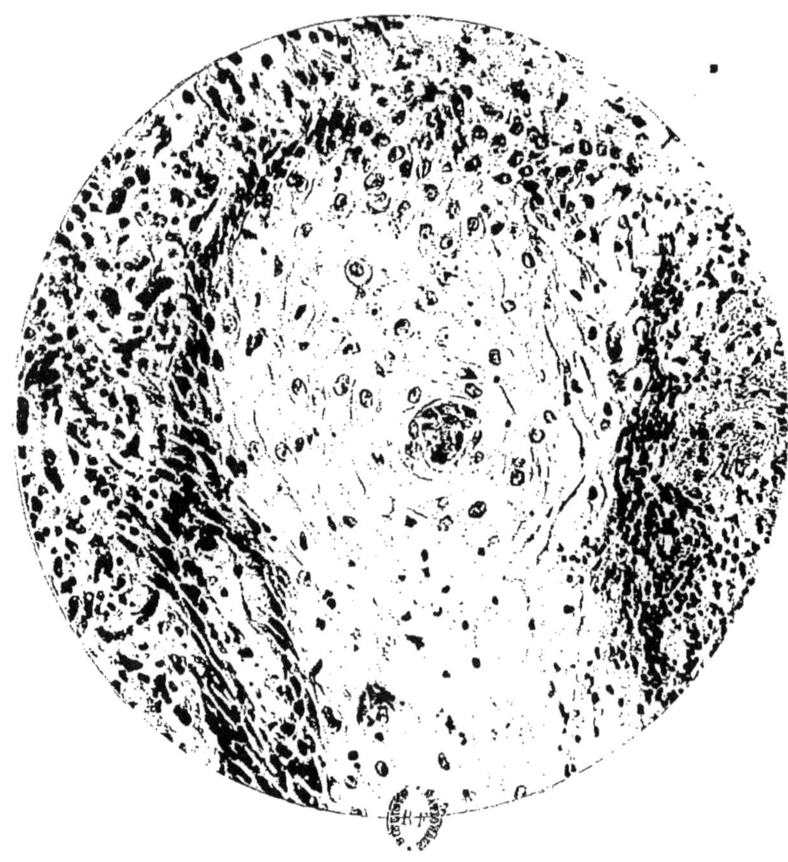

Fig. 172. — Même pièce que fig. 171.

Sarcome primitif de l'estomac, généralisé après opération de pylorectomie.
Seconde intervention. Néoformation épidermique cicatricielle au point où avait été
réséqué le fragment dont la coupe est représentée fig. 170.
On voit que l'irritation néoplasique a provoqué la formation, dans ce tissu épithélial
cicatriciel et néoformé, d'un véritable globe épidermique.

N° 329, anciennement 234 et 743. — 11 février 1904.

Grossissement : 300 diam.

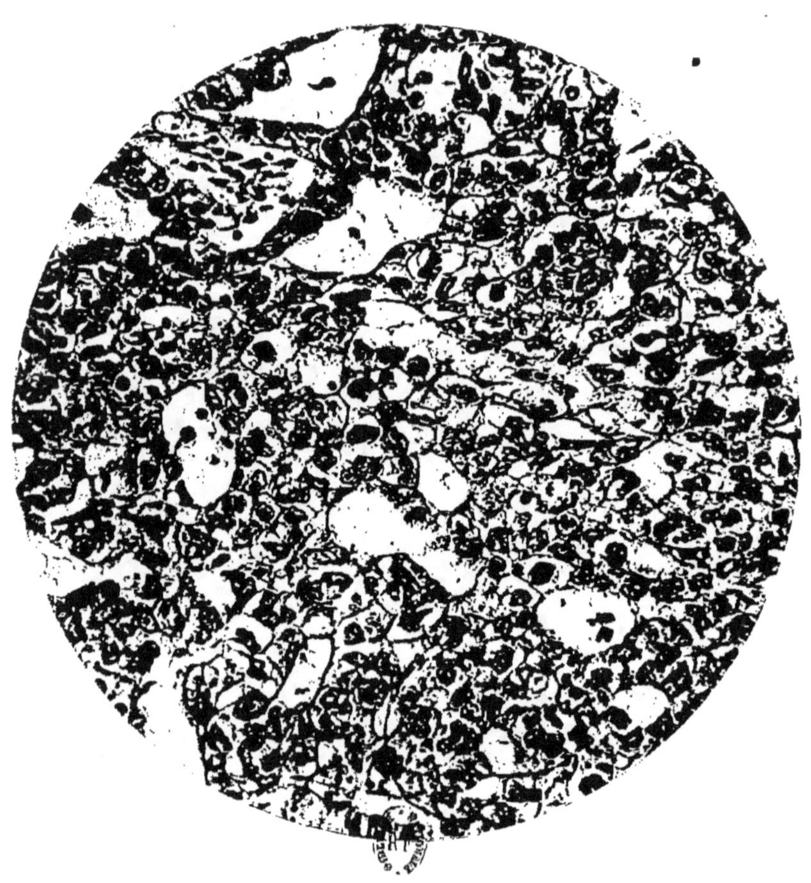

Fig. 173. — Cancer du testicule.

Lymphosarcome primitif du testicule, récidivé dans le canal inguinal. — Troisième récidive.

N° 793. — 2 janvier 1901.

Grossissement : 300 diam.

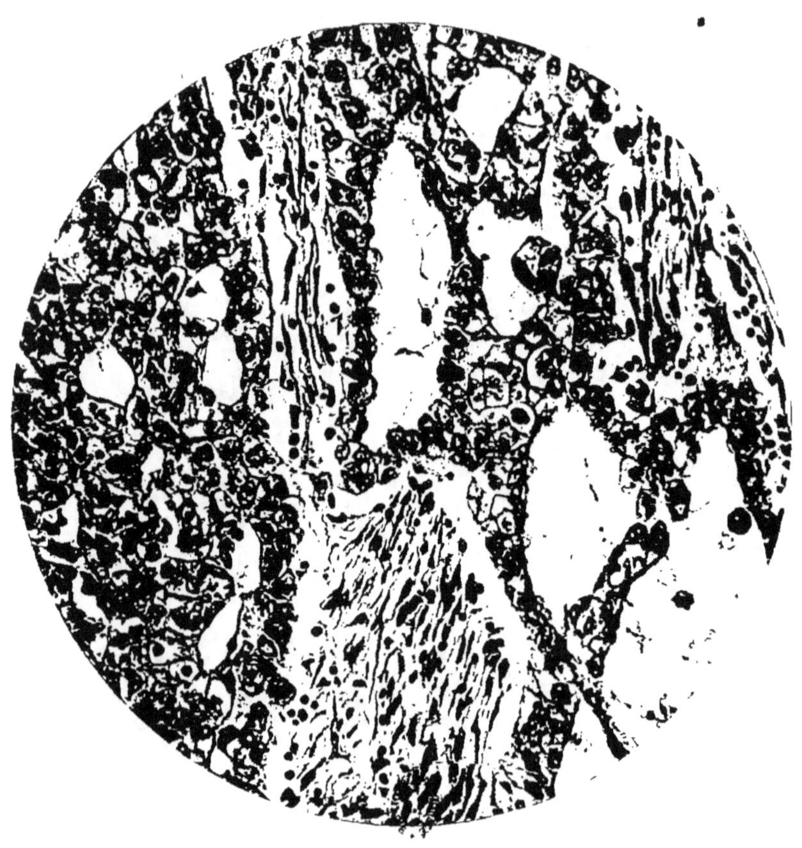

Fig. 174. — Même cas.

Cancer du testicule. Lymphosarcome primitif, récidivé pour la 4ᵉ fois. — 3ᵉ opération.
Coupe d'un petit noyau de la partie interne et supérieure de la cicatrice.

Nᵒ 793 *bis*. — 18 février 1901.

Grossissement : 300 diam.

IMPRIMÉ

PAR

PHILIPPE RENOUARD

19, rue des Saints-Pères

PARIS